国家卫生健康委员会"十三五"规划教材

全国高等学历继续教育（专科）规划教材

供护理学类专业用

儿科护理学

第4版

主　编　仰曙芬

副主编　高　凤　薛松梅

人民卫生出版社

图书在版编目（CIP）数据

儿科护理学 / 仰曙芬主编 . —4 版 . —北京：人民卫生出版社，2018

全国高等学历继续教育"十三五"（护理专科）规划教材

ISBN 978-7-117-26978-0

I.①儿⋯　Ⅱ.①仰⋯　Ⅲ.①儿科学 – 护理学 – 成人高等教育 – 教材　Ⅳ.①R473.72

中国版本图书馆 CIP 数据核字（2018）第 221985 号

| 人卫智网 | www.ipmph.com | 医学教育、学术、考试、健康，购书智慧智能综合服务平台 |
| 人卫官网 | www.pmph.com | 人卫官方资讯发布平台 |

儿科护理学
第 4 版

主　　编：仰曙芬

出版发行：人民卫生出版社（中继线 010-59780011）

地　　址：北京市朝阳区潘家园南里 19 号

邮　　编：100021

E - mail：pmph @ pmph.com

购书热线：010-59787592　010-59787584　010-65264830

印　　刷：北京盛通商印快线网络科技有限公司

经　　销：新华书店

开　　本：850 × 1168　1/16　印张：18

字　　数：531 千字

版　　次：2000 年 7 月第 1 版　　2018 年 11 月第 4 版
　　　　　2021 年 12 月第 4 版第 4 次印刷（总第 34 次印刷）

标准书号：ISBN 978-7-117-26978-0

定　　价：45.00 元

打击盗版举报电话：010-59787491　E-mail：WQ @ pmph.com
（凡属印装质量问题请与本社市场营销中心联系退换）

数字负责人　仰曙芬

编　　者（以姓氏笔画为序）

王玉香 / 山西医科大学汾阳学院

仰曙芬 / 哈尔滨医科大学护理学院

刘　迎 / 大庆医学高等专科学校

杨　凡 / 中国医科大学附属盛京医院

吴心琦 / 哈尔滨医科大学护理学院

林晓云 / 福建医科大学护理学院

高　凤 / 济南护理职业学院

崔　洁 / 天津中医药大学护理学院

崔　璀 / 重庆医科大学附属儿童医院

薛松梅 / 新乡医学院护理学院

编 写 秘 书　吴心琦 / 哈尔滨医科大学护理学院

第四轮修订说明

随着我国医疗卫生体制改革和医学教育改革的深入推进,我国高等学历继续教育迎来了前所未有的发展和机遇。为了全面贯彻党的十九大报告中提到的"健康中国战略""人才强国战略"和中共中央、国务院发布的《"健康中国 2030"规划纲要》,深入实施《国家中长期教育改革和发展规划纲要(2010-2020 年)》《中共中央国务院关于深化医药卫生体制改革的意见》,贯彻教育部等六部门联合印发《关于医教协同深化临床医学人才培养改革的意见》等相关文件精神,推进高等学历继续教育的专业课程体系及教材体系的改革和创新,探索高等学历继续教育教材建设新模式,经全国高等学历继续教育规划教材评审委员会、人民卫生出版社共同决定,于 2017 年 3 月正式启动本套教材护理学专业(专科)第四轮修订工作,确定修订原则和要求。

为了深入解读《国家教育事业发展"十三五"规划》中"大力发展继续教育"的精神,创新教学课程、教材编写方法,并贯彻教育部印发《高等学历继续教育专业设置管理办法》文件,经评审委员会讨论决定,将"成人学历教育"的名称更替为"高等学历继续教育",并且就相关联盟的更新和定位、多渠道教学模式、融合教材的具体制作和实施等重要问题进行了探讨并达成共识。

本次修订和编写的特点如下:

1. 坚持国家级规划教材顶层设计、全程规划、全程质控和"三基、五性、三特定"的编写原则。

2. 教材体现了高等学历继续教育的专业培养目标和专业特点。坚持了高等学历继续教育的非零起点性、学历需求性、职业需求性、模式多样性的特点,教材的编写贴近了高等学历继续教育的教学实际,适应了高等学历继续教育的社会需要,满足了高等学历继续教育的岗位胜任力需求,达到了教师好教、学生好学、实践好用的"三好"教材目标。

3. 本轮教材从内容和形式上进行了创新。内容上增加案例及解析,突出临床思维及技能的培养。形式上采用纸数一体的融合编写模式,在传统纸质版教材的基础上配数字化内容,以一书一码的形式展现,包括PPT、同步练习、图片等。

4. 整体优化。不仅优化教材品种,还注意不同教材内容的联系与衔接,避免遗漏、矛盾和不必要的重复。

本次修订全国高等学历继续教育"十三五"规划教材护理学专业专科教材13种,于2018年出版。

第四轮教材目录

序号	教材品种	主编	副主编
1	护理学导论（第3版）	张金华	夏立平　张涌静　沈海文
2	护理管理学（第4版）	郑翠红　张俊娥	韩　琳　马秀梅
3	护理心理学（第4版）	曹枫林	曹卫洁　张殿君
4	健康评估（第3版）	桂庆军	王丽敏　刘　蕾　李玉翠
5	内科护理学（第4版）	魏秀红　任华蓉	杨雪梅　李红梅　罗　玲
6	外科护理学（第4版）	芦桂芝　韩斌如	崔丽君　郑思琳　于亚平
7	妇产科护理学（第4版）	柳韦华　郭洪花	刘立新　吴筱婷
8	儿科护理学（第4版）	仰曙芬	高　凤　薛松梅
9	急危重症护理学（第3版）	刘雪松	王欣然　谭玲玲
10	临床营养学（第3版）	史琳娜	李永华　谭荣韶　葛　声　张片红
11*	基础护理学（第2版）	杨立群　高国贞	崔慧霞　龙　霖
12*	社区护理学（第3版）	涂　英　沈翠珍	张小燕　刘国莲
13*	临床护理技能实训	李　丹	李保刚　朱雪梅　谢培豪

注：1. * 为护理学专业专科、专科起点升本科共用教材

2. ▲ 为配有在线课程，激活教材增值服务，通过内附的人卫慕课平台课程链接或二维码免费观看学习

前　言

为适应高等学历继续教育教学改革的有关精神以及护理事业发展要求,进一步落实《中国护理事业发展规划纲要(2011-2015 年)》提出的"坚持以岗位需求为导向""大力培养临床实用型人才""注重护理实践能力的提高""增强人文关怀意识"的要求,切实满足培养从事临床护理应用型人才的需求,转变重理论而轻实践、重医学而轻人文的传统观念,坚持理论与实践相结合、人文社科及护理与医学相结合,强化培养学生动手实践能力、独立分析问题和解决问题的评判性思维能力。

本教材根据护理专科生的特点编写而成。在编写中遵循教材规律,既注重课程"三基"的培养,又注重"思想性、科学性、先进性、启发性、适用性"。内容紧扣教学大纲,注重护理学专业特色,既包括深入浅出的理论知识,又与护理临床实践相结合。更加注重儿童心理、情感发育问题的干预和护理,强调人文知识向专业知识的渗透,体现了以儿童及其家庭为中心的护理理念和整体护理观。

在编写体例方面,在第 3 版教材基础上,本教材完善了护理诊断的应用,护理措施有依据、重点突出、具有可操作性、实用性强的特点。重点疾病护理采用案例引入、提出问题等方式,按照发病机制、护理评估、护理诊断、护理措施、护理评价的完整护理程序进行论述,引导学生建立临床思维,提高临床观察、分析、判断问题和解决问题的能力,适应培养应用型护理学人才的需要。

在编写结构方面,适应我国社会经济发展和人群健康需求的变化,适应医学科技及临床实际工作的发展。本教材注重知识更新,创新了编写模式,正文中设置了"相关链接""问题与思考""理论与实践"等模块,引导学生对学科前沿趋势、相关领域研究热点和最新研究成果进行思考,培养学生从事科研的兴趣。每章设置了"学习目标",使学生能更全面、系统地掌握儿科护理学的基本理论、基本知识和基本技能,提高临床观察、分析和解决问题的能力。充实专科护理的具体内容,减少护理部分的空泛;大幅度增添图表,章后设置"学习小结"和"复习参考题"供学生回顾本节重点内容及课后思考。本教材在传统纸质版教材的基础上配有数字化内容,包括 PPT、同步练习等多种形式,扫描二维码即可查看。

本教材在编写过程中得到了各参编院校及同仁的帮助和支持,在此谨致真诚的感谢!

由于能力和水平有限,难免存在缺点和不当之处,敬请各位同仁和广大读者批评、指正。

仰曙芬

2018 年 6 月

目 录

第六章　儿科常用护理技术操作

第七章　营养与营养障碍性疾病患儿的护理

第一章 绪 论

1

第一节　儿科护理学概述

儿科护理学（pediatric nursing）是研究儿童生长发育规律、卫生保健、疾病防治和护理的一门科学。护理的对象为胎儿期至青春期的儿童。

一、儿科护理学任务与范畴

（一）儿科护理学的任务

儿科护理学的任务是对儿童生长特点、疾病防治和保健规律进行研究，以儿童各年龄阶段的特点为根据，提供以"儿童及其家庭为中心"的全方位整体护理，促进儿童的体格、智能、心理、行为各方面正常发展，增强儿童体质，降低发病率和死亡率，提高疾病的治愈率，保障和促进儿童的身心健康。

（二）儿科护理学的范畴

儿科护理学与临床儿科学同属于儿科医学的范畴。从胎儿期至青春期整个儿童时期健康和卫生问题，包括儿童生长发育、儿童营养与喂养、儿童身心方面的保健，儿童疾病的预防、治疗与护理。

随着医学和护理学研究的进展，儿科护理学的任务、范围不断拓展。儿科护理已由单纯的疾病护理转变为"以儿童及其家庭为中心"的身心整体护理；由单纯的患儿护理扩展为对所有儿童的生长发育、疾病防治与护理及促进儿童身心健康的全面服务；由单纯的医疗保健机构承担任务逐渐发展为全社会都参与并承担儿童疾病的预防、保健和护理。因此，儿科护理工作者应树立整体护理理念，不断学习新理论、新知识、新技术，将科学育儿知识普及到社区、家庭，并取得社会各方面的支持，以适应儿科护理学的飞速发展。

二、儿科护理特点

儿科护理学研究及服务的对象是身心处于不断发育的儿童，其年龄及发展的程度是影响护理的重要因素。因此儿科护理人员应根据儿童的特点提供相对应的护理。

（一）基础特点

1. 解剖特点　儿童在生长发育过程中，体格不断发生变化，各器官的发育也遵循一定的规律，如体重、身长、头围、胸围、臀围等的增长，身体各个部位的比例与成人有明显的差别。骨骼发育未完善，如新生儿骨缝及囟门未闭合；头部相对较重，颈部肌肉和颈椎发育相对滞后，缺少保护，需做好头部防护；儿童髋关节附近的韧带较松弛，臼窝较浅，易发生脱臼及损伤，护理时动作应轻柔。

2. 生理生化特点　儿童年龄越小，生长发育越快，所需营养物质相对比成人高，但胃肠消化功能未成熟，易出现营养障碍及电解质紊乱；小儿神经系统功能不成熟，受刺激后神经传导易于扩散兴奋，故高热易引起惊厥。此外，不同年龄阶段儿童的生理、生化正常值，如呼吸、脉搏、血压及体液等相关生化指标随年龄的增长而发生变化。

3. 免疫特点　儿童体液免疫及细胞免疫功能不完善，防御能力不成熟。经胎盘从母体获得的 IgG 出生后 3~5 个月逐渐消失，一般要到 6~7 岁时主动免疫合成的 IgG 才能达到成人水平，所以易发生感染性疾病。母体 IgM 不能通过胎盘，新生儿期血清 IgM 浓度低，易患革兰氏阴性菌感染。另外，由于分泌型 IgA 缺乏，婴儿期易患呼吸道及消化道感染性疾病，故护理应特别注意消毒及隔离。

4. 病理特点　由于儿童各脏器发育不成熟，故对相同病因引起的机体反应表现与成人有很大差异。如肺炎链球菌所致的肺部感染，婴幼儿多为支气管肺炎的病理变化，而年长儿和成人则表现为大叶性肺炎；如维生素 D 缺乏时，婴儿表现为佝偻病，成人则为软骨病。

（二）临床特点

1. 疾病特点　儿童疾病种类与成人有所不同,不同年龄儿童的疾病种类也有差异。如新生儿疾病常与先天遗传和围生期因素有关,婴幼儿疾病中以感染性疾病占多数;儿童白血病以急性淋巴细胞白血病占多数,而成人以粒细胞白血病为多;心血管疾病中,儿童先天性心脏病多见,而成人则以冠状动脉粥样硬化性心脏病多见。婴幼儿患感染性疾病时往往起病急、来势凶,感染易扩散甚至发展成败血症;婴幼儿病情严重时可表现为各种反应低下,如表情淡漠、体温不升、不吃不哭等,而缺乏典型临床表现。此外,儿童病情发展过程易反复、波动,变化及表现多样。故应密切观察才能及时发现问题、及时处理。

2. 诊治特点　不同年龄的儿童患病的临床表现不同,诊断时应重视年龄因素。如惊厥,在新生儿时多考虑产伤、窒息、颅内出血引起;6 个月以内的婴儿应考虑是否患婴儿手足搐搦症和中枢神经系统感染;6 个月~6 岁的儿童要考虑是否患高热惊厥或中枢神经系统感染。儿童不能自己诉说病情,除向家长详细询问病史外,还应密切观察病情及结合病情作快速的辅助检查,及早发现问题,及早作出正确的诊断和处理。

3. 预防与预后特点　许多儿童疾病是可以预防的,如开展计划免疫和加强传染病的管理;重视儿童保健工作,合理营养;及早筛查和发现先天性、遗传性疾病以及视觉、听觉和智力障碍,并尽快干预和矫治,防止发展为严重伤残;注意营养平衡,积极参加体育运动,可防止儿童肥胖,也可预防成年后出现高血压、冠状动脉粥样硬化性心脏病。儿童患病时起病急、变化快,若能及时有效的诊断、治疗和护理,好转恢复也快。由于儿童各脏器组织修复和再生能力强,后遗症也比成人少。但新生儿、危重患儿病情变化迅速,应严密监护,积极抢救,降低死亡率。

（三）心理护理特点

儿童期是心理行为发育和个性发展的重要时期。儿童的每一年龄阶段都表现出不同的心理特征,且易受家庭、学校和社会等因素的影响。表现为情绪不稳定、容易冲动、依赖性强、适应能力差等,因此,护理人员应以儿童及其家庭为中心,与儿童父母、幼教工作者、学校教师等共同合作,根据儿童不同心理发育特征,满足儿童的心理需求,以促进儿童心理健康发展。

第二节　儿童年龄分期及各期特点

儿童在各年龄阶段都处于不断生长发育的动态过程中,根据各年龄阶段儿童生长发育的特点,将儿童年龄阶段划分为 7 个时期。

（一）胎儿期

从受精卵形成至胎儿娩出前为胎儿期(fetal period),约 40 周。临床上将整个妊娠过程分为 3 个时期:①妊娠早期:从受精卵形成至满 12 周。受精卵从输卵管移行到宫腔着床,细胞不断分裂增长,迅速完成各系统组织器官的形成。此期是胎儿发育关键期,如受感染、药物、放射线、化学物质或遗传等不利因素的影响,可导致流产或先天畸形,甚至胎儿夭折。②妊娠中期:自满 13 周至 28 周。此期胎儿各器官迅速生长,功能逐渐成熟。但肺发育不成熟,若早产则存活率较低。③妊娠晚期:自满 29 周至胎儿出生。此期以肌肉发育及脂肪积累为主,体重快速增加。

胎儿期是儿童生长发育的重要时期,孕母的营养、健康、心理状况及生活习性都会对胎儿生长发育产生极大影响,应重视孕期保健。

（二）新生儿期

从胎儿娩出脐带结扎至出生后 28 天之前称新生儿期(neonatal period)。由于新生儿刚脱离母体转为独立生活,体内外环境发生巨大变化,而其适应外界环境的能力及生理调节功能还不够成熟,这一阶段发病率高,死亡率亦高。因此新生儿期特别需要加强保暖、合理喂养、环境适宜、睡眠充足、消毒隔离及预防疾病等护理。

（三）婴儿期

从出生至1周岁之前为婴儿期（infant period），又称乳儿期。是儿童生长发育最迅速的时期。此期婴儿对能量和营养素尤其是蛋白质的需要量相对较大，但其消化系统功能尚不完善，易发生消化功能紊乱和营养障碍性疾病，如营养不良、腹泻、贫血等。从母体获得的免疫球蛋白逐渐减少，而自身免疫系统发育尚未完善，易患传染病和感染性疾病。此期保健重点为提倡母乳喂养、及时添加辅食、实施计划免疫、预防感染。

（四）幼儿期

1周岁以后至满3周岁之前为幼儿期（toddler age），是智能发育加快，体格生长速度相对减慢，语言、思维、交往与表达能力日渐增强，自主性和独立性不断发展的时期。此期儿童与外界接触增多，活动范围扩大，对各种危险的识别能力和自我保护能力不足，应注意防止中毒及意外伤害，预防传染病，保证营养，培养良好的饮食习惯和使用餐具的能力。

（五）学龄前期

3周岁后至6~7岁入小学之前为学龄前期（preschool age），是智能发育更趋完善，体格生长速度进一步减慢，达到稳步增长的时期。动作、语言能力进一步提高，活动、游戏、识字、写字的能力进一步加强，自理能力和初步社交能力得到锻炼，好奇、多问、模仿力强，具有较大的可塑性，应加强早期教育，培养其良好的道德品质和生活自理能力，为入学做好准备。此期儿童因活动增加，接触外界更广，易发生意外事故，如中毒、溺水、坠伤等，同时免疫性疾病在此期开始增多，要注意预防。

（六）学龄期

从小学开始（6~7岁）至青春期前为学龄期（school age），是智能发育更趋成熟，体格生长稳步增长，接受科学文化教育的重要时期。应合理安排好学习与体格锻炼，培养良好的学习及卫生习惯，保证足够的睡眠及营养，防治龋齿，保护视力，加强教育，促进儿童德、智、体、美、劳全面发展。

（七）青春期

青春期（adolescence）年龄范围一般为10~20岁，女孩青春期开始年龄和结束年龄都比男孩早2年左右。此期生长发育速度明显加快，出现第二次生长高峰，同时也是生殖器官发育成熟的时期，出现第二性征。此期心理、行为、精神方面的问题开始增多，应重视道德品质教育与生理、心理卫生知识教育，包括性知识教育，加强营养，保证身心健康。

第三节　儿科护士的角色及素质要求

（一）儿科护士的角色

随着护理学的发展，儿科护理人员的角色范围从单一的疾病照顾和医嘱执行者扩展成为具有多功能、多元化的角色。

1. 专业照护者（caregiver）　儿童机体各系统、器官的功能发育尚未完善，生活尚不能自理或不能完全自理。儿科护士最重要的角色是在帮助儿童促进、保持或恢复健康的过程中，为儿童及其家庭提供直接的专业照护，如营养的摄取、感染的预防、药物的给予、心理的支持、健康的指导等，以满足儿童身、心两方面的需要。

2. 护理计划者（planner）　为促进儿童身心健康发展，护士必须运用专业的知识和技能，收集儿童生理、心理、社会状况等方面资料，全面评估儿童的健康状况以及儿童家庭在面临疾病和伤害时所产生的反应，找出健康问题，并根据儿童生长发育不同阶段的特点，制定系统的、全面的、切实可行的护理计划，采取有效的护理措施，以减轻儿童的痛苦，帮助儿童适应医院、社区、家庭的生活。

3. 健康教育者（educator） 在护理儿童的过程中,护士应依据儿童各年龄段智力发展的水平,向他们及其家长有效地解释疾病治疗和护理的过程,帮助他们建立自我保健意识,培养他们良好的生活习惯。同时,还应向儿童家长宣传科学的育儿知识,使他们采取健康的态度和健康的行为,以达到预防疾病、促进健康的目的。

4. 健康咨询者（consultant） 健康咨询是另一种形式的健康教育,包括鼓励、支持、教育儿童表达情感和想法,帮助家庭应对危机和压力。因此,应积极向儿童及家长提供有关治疗的信息,解答与疾病和健康有关的问题,给予健康指导,使他们能够以有效的方法去应对压力,找到满足生理、心理、社会需要的最习惯和最适宜方法。

5. 健康协调者（coordinator） 护士需协调与诊断、治疗、救助有关的人员和机构之间的关系,以保证儿童获得最适宜的整体性医护照顾,如与医生的联络,与检验师、营养师等的联系,与家长的沟通等。

6. 患儿及其家庭的代言人（advocate） 儿科护士是儿童权益的维护者,在儿童不会表达或表达不清自己的要求和意愿时,护士有责任解释,并维护儿童的权益不受侵犯或损害。护士还需评估有伤害儿童健康的问题和事件,建议医院行政部门改进,或提供给卫生行政单位作为拟定卫生政策和计划的参考。

7. 护理研究者（researcher） 护士应积极进行护理研究工作,开展护理新技术,指导和改进护理工作,提高儿科护理质量,促进儿科护理专业发展。

（二）儿科护士的素质要求

1. 高尚的职业道德素质

（1）热爱护理事业,热爱儿童,有爱心、同情心,有高度的责任心和献身儿童健康事业的精神。

（2）有高尚的道德品质,以真诚、友好、热情、和蔼的心态为儿童提供优质服务。

（3）全心全意为儿童服务,能为儿童及家庭保守秘密和隐私。

2. 综合的科学文化素质

（1）具有较全面的基础护理理论和专业护理知识、精湛的护理实践技能,操作准确,动作规范。

（2）具有社会科学、自然科学、人文科学等多学科知识,并运用于护理实践。

（3）具有细致敏锐的观察能力、综合分析的判断能力、快速敏捷的反应能力,准确、有效、及时地解决问题。

（4）具有熟练运用护理程序对患儿实施整体护理的能力。

3. 健康的身心素质

（1）具有健康的心理,乐观、开朗、稳定的情绪,宽容豁达的胸怀。有健康的身体和良好的言行举止。

（2）具有较强的适应能力,良好的忍耐力及自我控制力,善于应变,灵活敏捷。

（3）具有强烈的进取心,不断求取知识,丰富和完善自己。

（4）具有与儿童成为好朋友、与儿童家长建立良好人际关系的能力,同仁间相互尊重,团结协作。

第四节　儿科护理学的发展与展望

在祖国丰富的医学典籍和历代名医的传记中,常见许多有关儿童保健、疾病预防等方面的记载,如我国最早的一部医学经典《黄帝内经》中,阐述了有关儿童生理和病理现象、治疗和护理原则;唐代著名医学家孙思邈(公元 581~682 年)所著的《备急千金方》中,比较系统地解释了儿童的生长发育过程,提出了护理原则。

19 世纪下半叶,西方医学传入我国并逐渐发展,西方传教士在我国开办了教会医院并附设了护士学校,医院设立了妇产科、儿科等病房、门诊。1835 年美国传教士在广州开设了我国第一所医院,两年后开设了护士训练班。1888 年美国人在福州成立了我国第一所护理学校等。

新中国成立以后,党和政府高度重视儿童健康事业,制定并实施了《母婴保健法》《中国儿童发展纲要》,将保障儿童健康作为重大战略和重点任务,努力维护和促进儿童健康。儿科护理工作不断发展,从加强孕产期保健、广泛推行科学接生、实行计划免疫、大力开展城乡儿童保健、提倡科学育儿、推广普及妇幼卫生适宜技术,直至形成和发展了儿科监护病房(PICU)和新生儿监护病房(NICU)等专科护理。儿科护理范围、护理水平有了很大的拓展和提高。儿童传染病发病率大幅度下降,儿童常见病、多发病的发病率、病死率亦迅速降低,儿童死亡率持续显著降低,儿童体格发育水平不断提高,儿童健康状况显著改善,儿童生命质量不断提高。根据我国卫生计生委 2016 年中国卫生统计提要的数字显示,我国婴儿死亡率从 2000 年的 32.2‰下降到 2015 年的 8.1‰;5 岁以下儿童死亡率从 2000 年的 39.7‰下降到 2015 年的 10.7‰。2011 年国务院颁发了《中国儿童发展纲要(2011~2020 年)》,提出了改善儿童卫生保健服务,提高儿童健康水平的更明确要求。

儿科护理教育体系日趋完善。20 世纪 50 年代,儿科护理教育列入中等专业教育。在停办 30 年后,80 年代初,恢复并开设了高等护理教育。1983 年天津医学院开办了护理系,目前开办本科护理教育和专科护理教育的院校分别达到 132 所和 199 所,为我国培养了一批高等儿科护理人才。90 年代初,开设了儿科护理硕士、博士教育项目,促进儿科护理教育专业向更高层次、水平迈进。

儿科护理学作为一门年轻的学科,必须适应人类社会发展的需要,在变革中发展,在发展中走向成熟。21 世纪是生命科学时代,儿科疾病谱将继续发生变化,新时期儿童健康将面临新的机遇与挑战,主要表现为以下方面。

1. 感染性疾病是威胁儿童健康的主要杀手。

2. 儿童精神卫生成为人们越来越重视的问题。

3. 成人疾病的儿童期预防成为儿科工作者在新时期面临的一项新任务。

4. 儿童期意外伤害将成为 21 世纪儿科学和儿童保健领域的一个前沿课题。

5. 环境卫生污染对儿童健康造成危害。

6. 儿科疾病的基因诊断和治疗将得到普及和发展。

7. 青春医学等多学科对儿科学的渗透将是 21 世纪的热门话题等。

同时,儿科护理的范围也将得到扩展,以家庭为中心的照护和社区保健已成为一种必然趋势。儿科护理手段、护理过程将增加更多的科技含量。儿科护士将用现代化的护理手段为儿童服务。

总之,儿科护理工作者应不断学习先进的科学技术和护理手段,发扬开拓进取、勇于创新的精神,推动儿科护理事业和儿科护理学的发展。

问题与思考

在当代的临床护理工作中,整体的、人性化的护理服务体系越来越受到人们的重视。尊重被护理患者的个性需求,提供人性化的护理服务水平,将人性化的护理理念贯穿于整个护理的过程当中,既是当代护理工作发展的必然趋势,也是提高护理质量的必然选择。儿科护理工作有其护理对象的特殊性,因此更需要在护理中体现人文关怀。

当代儿科护理的重要意义在于? 如何进一步加强儿科护理的人性化服务?

(仰曙芬)

儿科护理学是研究儿童生长发育规律、卫生保健、疾病防治和护理的医学学科。研究及服务的对象是身心处于不断发育的胎儿期至青春期的儿童,在解剖、生理、病理、疾病诊治、预防、护理等方面具有其学科特点。根据不同年龄的发育特点,将儿童划分为胎儿期、新生儿期、婴儿期、幼儿期、学龄前期、学龄期和青春期。各期具有较突出的生理特点、疾病谱和保健重点,如婴儿期和青春期体格生长最快,幼儿期和学龄前期智能发育最快,生殖系统在青春期发育加速并成熟。儿科护士承担着专业照护者、护理计划者、健康教育者、健康咨询者、儿童及家庭代言人等多元角色。

1. 儿童各年龄阶段是如何划分的? 各年龄段有何特点?

2. 儿科护理的特点有哪些?

第二章　生长发育

2

学习目标	
掌握	儿童体格生长发育规律、常用指标和测量方法以及骨骼和牙齿的发育规律。
熟悉	儿童生长发育规律及影响因素和体格生长的评估。
了解	儿童神经心理行为发育及评估。

第一节　生长发育规律及影响因素

生长(growth)是指儿童身体各器官、系统的逐步形成和长大,属于量的变化。发育(development)是指细胞、组织、器官的分化和成熟,为质的变化。生长是发育的物质基础,两者紧密相连。生长发育的过程相当复杂,但其发展也遵循一定的规律。

一、生长发育的规律

(一)生长发育的连续性和阶段性

儿童的生长发育是不断进行的,但各年龄阶段的生长速度不同。一般年龄越小,体格增长越快。出生后儿童会出现两次生长高峰,第一个生长高峰,是在出生后6个月以内,尤其是头3个月;青春期生长速度又加快,出现第二个生长高峰。

(二)各系统器官发育的不平衡性

人体各系统器官的发育有先有后、快慢不一。有的系统发育较早,如神经系统;有的系统发育较晚,如生殖系统;有的系统发育先快后慢,如淋巴系统;有的系统发育先慢而后快,如肌肉组织;有的系统增长基本与体格生长平行,如心、肝、肾等器官(图2-1)。

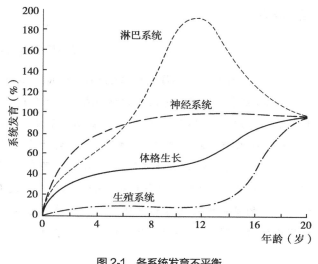

图2-1　各系统发育不平衡

(三)生长发育的顺序性

生长发育通常遵循一定的顺序,即由上到下、由近到远、由粗到细、由低级到高级、由简单到复杂。如出生后运动发育的规律是:先抬头、后抬胸,再会坐、爬、立、行(自上而下);先抬肩、伸臂,再双手握物,先会控制腿再控制脚(由近到远);先会用手掌握持物品,以后又发展到能用手指端摘取物品(由粗到细);先会画直线,进而能画图、画人(由简单到复杂);先会看、听和感觉事物、认识事物,再发展到记忆、思维、分析、判断(由低级到高级)。

(四)生长发育的个体差异性

儿童生长发育在一定的范围内受遗传和环境的影响存在着个体差异。因此,在判断一个儿童的发育是否正常时,必须考虑各种因素的影响,只有对儿童生长发育的全过程连续、动态的观察,才能做出正确的判断。

二、影响生长发育的因素

遗传因素和环境因素是影响儿童生长发育的两个基本因素。遗传因素对儿童生长发育潜力起着决定性作用,这种潜力又受到环境因素的影响,两者相互作用,决定了每个儿童的生长发育水平。

(一)遗传因素

儿童的生长发育受父母遗传因素的影响,包括特征、潜力、趋向、限度等。许多身体方面的特征,如体型、体格、个性特征、肤色、头发的颜色、性成熟的早晚等都与遗传有关。遗传性疾病无论是染色体畸变或代谢缺陷对生长发育均有影响。

(二) 环境因素

1. 孕母因素 孕母的生活环境、生活方式、营养状况、健康状况、情绪等都会影响胎儿的生长发育。如病毒感染可导致胎儿先天性畸形，TORCH 即弓形虫（toxoplasma）、风疹病毒（rubella virus）、巨细胞病毒（cytomegalo virus）、单纯疱疹病毒（herpes simplex virus）感染可致流产、早产、死胎或胎儿生长迟缓；孕母的严重营养不良可导致流产、早产和胎儿体格生长及脑的发育迟缓；孕母接受放射线辐射、环境毒物污染、精神创伤等，均可能使胎儿生长发育受阻。

2. 营养因素 营养状况是影响儿童生长最重要的因素。合理的营养能提供充足的、平衡的必需营养素。儿童对营养的需求随年龄、活动度、环境条件的不同而变化。胎儿期在宫内营养不良，就会造成体格生长落后、脑的发育迟缓；出生后长期营养不良导致体重下降，最终也会影响身高的增长，使机体的免疫、内分泌、神经调节功能低下，影响智力、心理和社会适应能力的发展。儿童过多地摄取热量会导致肥胖，对其生长发育造成严重影响。宫内营养不良和超重儿童成年后发生胰岛素抵抗、糖尿病、动脉粥样硬化、高血压等的概率将增加。

相关链接

健康与疾病发育起源学说

"健康与疾病发育起源（Developmental Origins of Health and Disease，DOHaD，音译'都哈'）"学说是生物医学近 20 年来的突破性进展。该学说指出：除了遗传和环境因素，如果生命在发育过程的早期（包括胎儿和婴幼儿时期）经历不利因素（子宫胎盘功能不良，营养不良等），将会增加其成年后患肥胖、糖尿病、心血管疾病等慢性疾病的发病概率，这种影响甚至会持续几代人。

最新 DOHaD 的相关研究显示，母亲营养不良可以编制儿童在成年期发生心血管疾病、肥胖症和代谢综合征的程序，即孕期营养会直接影响胎儿的早期发育，从而影响成年后的健康和疾病易感性；祖母的饮食对孙代的患病风险也具有重要意义。这些研究，更为我们提供了加强孕期营养教育的理论依据。在关键窗口期的合理营养，不但对宝宝的成年健康有着很重要的意义，而且可能影响几代人。

3. 疾病 疾病对儿童生长发育会造成严重的影响。急性感染会使体重减轻；慢性疾病会影响体重和身高的发育；内分泌疾病常引起骨骼和神经系统发育障碍；先天性疾病和遗传代谢性疾病对体格和神经系统的发育影响明显。

4. 生活环境 儿童的生活环境是由一定的自然环境（包括空气、阳光、水、食物、土壤等）和社会环境（包括人际关系、经济条件、生活方式等）组成。健康的生活方式、科学的护理、正确的教养、和谐的家庭氛围、父母的关爱、优越的学习环境、适当的运动和完善的医疗保健服务等因素，都是促进儿童生长发育达到最佳状态的重要外部条件。

(三) 性别因素

男女儿童之间的生长发育存在差异。女孩青春期开始较男孩早约 2 年，此期体格增长较快，骨骼较轻，骨盆较宽，肩距较窄，皮下脂肪丰满。但至青春末期，女孩平均身高、体重较同年龄的男孩小。男孩尽管青春期开始较晚，但延续的时间较长，故体格发育最终超过女孩，肌肉也比同年龄女孩发达。因此，在评价儿童生长发育时，应按男女标准分别进行。

第二节　儿童体格生长发育及评估

一、体格生长的常用指标及测量方法

（一）体重

体重（weight）为身体各器官、组织和体液的总重量，是反映儿童体格生长，尤其是营养状况的重要指标，也是儿科临床给药量、输液量、热量的计算依据。

新生儿出生的体重与胎次、胎龄、性别以及宫内营养状况有关。2005 年九省市城区调查统计结果显示，男婴出生时平均体重为 3.3kg±0.4kg，女婴为 3.2kg±0.4kg。生后 1 周可有暂时性的生理性体重下降。

体重增长的速度与年龄有关。0~3 个月婴儿体重平均每月增长 600~1000g，6 个月平均体重是 7.26kg，是生长发育的第一个高峰。7~12 个月体重增长减缓，每月平均增长 300~400g。3~5 个月时体重约为出生时的 2 倍，1 岁约为出生时的 3 倍，2 岁时体重为出生时的 4 倍，2 岁以后至青春期前增长速度减慢，并趋于稳定，一般每年增加 2~3kg，直至青春期。为了便于应用，推算公式如下：

1~6 个月：体重（kg）= 出生体重（kg）+ 月龄 ×0.7

7~12 个月：体重（kg）=6（kg）+ 月龄 ×0.25

2 岁至青春期前：体重（kg）= 年龄 ×2+7（或 8）（kg）

进入青春期，体重增长较快，不能用上述公式计算。评估儿童的发育状况时，应连续定期监测其体重，方能做出正确的判断。

测量方法：空腹、排大小便后，脱去衣裤、鞋袜后进行称量。小婴儿用盘式杠杆秤测量，精确读数到 10g；1~3 岁幼儿用坐式杠杆秤测量，精确读数到 50g；3 岁以上儿童用站式杠杆秤测量，精确读数到 50g。称量时儿童不可摇晃或接触其他物体，计算时应准确减除衣物的重量。

（二）身高（长）

身高（height）为头、脊柱和下肢的总长度。3 岁以下儿童应仰卧位测量，称身长（length）。儿童出生时的平均身长为 50cm。生后第一年身长增长速度最快，平均增长约 25cm，1 岁时达到 75cm。2 周岁增长速度减慢，平均为 10cm，身长约为 85cm。2 岁以后身高（长）每年增长 5~7.5cm。2 岁至青春期前按下列公式推算身高（长）。

身高（长）（cm）= 年龄 ×7+77（cm）

身高（长）由头、躯干和下肢的长度构成。三部分发育的速度并不一致，头部生长最快，躯干次之，而青春期身高增长则以下肢为主。临床上通过测量上部量和下部量，以判断头、脊柱、下肢所占身长的比例。上部量为头顶至耻骨联合上缘的距离，反映头和脊柱的长度的指标；下部量为耻骨联合上缘至足底距离，反映下肢的长度的指标。新生儿的上部量占身长的 60%，中点在脐上，2 岁时中点在脐下，6 岁时中点移至脐与耻骨联合上缘之间，12 岁时上、下部量相等，中点在耻骨联合上缘（图 2-2）。

测量方法：3 岁以下用量板卧位测身长，儿童脱帽、鞋袜及外衣，仰卧于量板中线上，头顶接触头板，测量者一手按直儿童的膝部，使两下肢紧贴底板，一手移动足板紧贴儿童足底，并与足底相互垂直，精确读数至 0.1cm。3 岁以上可采用身高计或固定在墙上的软尺进行测量，儿童脱帽、鞋，直立，两眼直视前方，足跟靠拢，足尖分开约 60°，臀部和两肩都接触立柱或墙壁，测量者移动身高计使头顶板与儿童的头顶接触，板呈水平位时，精确读数至 0.1cm。

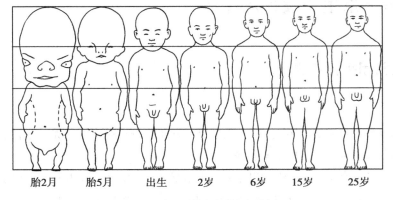

图 2-2 胎儿至成人身体各部比例

胎2月　　胎5月　　出生　　2岁　　6岁　　15岁　　25岁

相关链接

我国发布第五次全国儿童体格发育调查结果

2016年6月8日,国家卫生和计划生育委员会举行了第五次儿童体格发育调查报告发布会。

10年来儿童体格发育水平进一步提高。调查结果显示,7岁以下儿童的体格发育水平较10年前有不同程度的提高。以5~5.5岁年龄组为例,2015年男童体重、身高分别为20.17kg、113.6cm,较10年前分别增长0.99kg、1.7cm;女童体重、身高分别为19.29kg、112.5cm,较10年前分别增长0.89kg和1.8cm。

40年间儿童体格发育状况变化显著。除出生组和1个月组外,其他各年龄组身高体重均有明显增长,且男童、女童趋势一致。同时,城乡儿童身高体重差别也在逐渐缩小。城区儿童前3个10年体格发育水平呈快速增长趋势,近10年来逐渐进入缓慢增长阶段。农村儿童前3个10年体格发育变化趋势与城区一致,第4个10年虽然增幅略有下降,但依然保持较大幅度增长。

儿童体格发育平均水平明显超过WHO标准。2015年我国九市城乡7岁以下各年龄组儿童体格发育平均水平均已明显超过了WHO颁布的儿童生长标准。其中,城区儿童体重超出0.1~1.2kg,身高超出0.5~2.1cm。农村儿童体重超出0.3~0.9kg,身高超出0.3~2.1cm。

(三) 头围

头围(head circumference,HC)为自眉弓上缘经枕骨结节绕头一周的长度,是反映脑发育的重要指标。出生时头围相对较大,33~34cm。1岁时为46cm。1岁以后头围增长明显减慢,2岁时为48cm。5岁时为50cm。15岁时为54~58cm(接近成人)。测量头围在2岁以内最有价值,如头围过大常提示脑积水,头围过小常提示脑发育不良等。

测量方法:测量者将软尺零点固定于头部一侧眉弓上缘,使软尺紧贴头皮绕枕骨最高点及另一侧眉弓上缘回零点,精确读数至0.1cm。

(四) 胸围

胸围(chest circumference,CC)为沿乳头下缘水平经肩胛骨角下绕胸一周的长度,反映肺和胸廓的发育。出生时胸围比头围小1~2cm,约32cm。1岁时头围和胸围相等。1岁至青春期前胸围应大于头围,约为头围 + 年龄 −1(cm)。

测量方法:取卧位或立位,两手自然平放或下垂,测量者一手将软尺零点固定于一侧乳头下缘(乳腺已发育的女孩,固定于胸骨线第4肋间),一手将软尺紧贴皮肤,经两肩胛骨下缘回至零点。取平静呼气和吸气时的平均值,精确读数至0.1cm。

（五）上臂围

上臂围(upper arm circumference,UAC)为沿肩峰与尺骨鹰嘴连线中点绕上臂一周的长度。反映上臂骨骼、肌肉、皮下脂肪和皮肤的发育。生后第1年内增长迅速,1~5岁期间增长缓慢。上臂围可用于5岁以下儿童营养状况的筛查。评估标准:>13.5cm为营养良好,12.5~13.5cm为营养中等,<12.5cm为营养不良。

测量方法:儿童两上肢自然平放或下垂,用软尺零点固定上臂外侧沿肩峰至尺骨鹰嘴连线中点的水平绕上臂一周,回至零点,精确读数至0.1cm。

二、骨骼和牙齿的发育

（一）骨骼的发育

1. **颅骨的发育**　根据头围的大小、骨缝和前、后囟闭合的迟早来评价颅骨的发育。前囟是由额骨和顶骨形成的菱形间隙,在出生时为1.5~2cm(对边中点连线长度),后随颅骨发育而增大,6个月后逐渐骨化而变小,2岁时96%的儿童前囟闭合。前囟早闭或过小见于小头畸形;前囟迟闭、过大见于佝偻病、脑积水、先天性甲状腺功能低下症等;前囟饱满提示颅内压增高;前囟凹陷则多见于脱水或极度消瘦者。后囟由顶骨和枕骨构成,生后已闭合或生后6~8周闭合。颅骨缝出生时尚分离,3~4个月闭合(图2-3)。

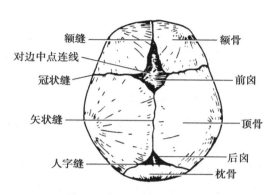

图2-3　颅骨骨缝、前囟与后囟

（图中标注：额缝、对边中点连线、冠状缝、矢状缝、人字缝、额骨、前囟、顶骨、后囟、枕骨）

2. **脊柱的发育**　脊柱的增长反映脊椎骨的发育。生后第一年快于四肢,以后四肢增长快于脊柱。脊柱在发育过程中会形成3个脊柱自然弯曲:新生儿出生时脊柱仅轻微后凸,3个月左右随着抬头动作的发育出现颈椎前凸,6个月能坐时出现胸椎后凸,1岁左右开始行走时出现腰椎前凸,至6~7岁时3个脊柱自然弯曲才为韧带所固定。

3. **长骨的发育**　长骨干骺端的骨化中心按一定的顺序和部位有规律地出现。用X线检查测定不同年龄儿童长骨干骺端骨化中心出现的时间、数目、形态及干骺端融合的情况,可判断骨骼发育年龄即骨龄。观察腕部骨化中心出现的顺序及数目,是评价骨龄的简单方法。采用左腕部X线摄片。出生时腕部无骨化中心,生后的出现顺序为:头状骨、钩骨(3~4个月);下桡骨骺(约1岁);三角骨(2~2.5岁);月骨(3岁左右);大、小多角骨(3.5~5岁);舟骨(5~6岁);下尺骨骺(6~8岁);豆状骨(9~10岁)。10岁时出齐,共10个(1~9岁腕部骨化中心数目约为其年龄加1)。骨龄落后,应考虑甲状腺功能减低症、生长激素缺乏症等;骨龄超前可见于中枢性性早熟、先天性肾上腺皮质增生症等。

（二）牙齿的发育

人一生有两副牙齿,即乳牙(共20个)和恒牙(共32个)。一般在儿童4~10个月乳牙开始萌出,平均为6个月,2~2.5岁出齐,2岁以内乳牙的数目约为月龄减4~6。儿童乳牙萌出顺序见图2-4。13个月龄后仍未萌牙称为萌牙延迟。恒牙的骨化从新生儿开始,6岁左右开始萌出第一颗恒牙(第一磨牙),12岁左右出现第二磨牙,18岁以后出现第三磨牙,又名智齿,但也有人终生不出。

出牙为生理现象,会伴有一些不适,如低热、短暂的睡眠不安、流涎、过分吮指、喜咬硬物等。

三、生殖系统的发育

生殖系统在青春期才开始迅速发育。青春期一般可划分为3个阶段:①青春期前期:女孩9~11岁,男孩11~13岁,体格生长明显加速,第二性征出现,此期历经2~3年;②青春成熟期:体格生长开始减速,第二

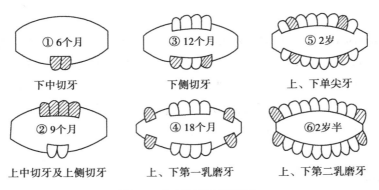

①6个月	③12个月	⑤2岁
下中切牙	下侧切牙	上、下单尖牙
②9个月	④18个月	⑥2岁半
上中切牙及上侧切牙	上、下第一乳磨牙	上、下第二乳磨牙

图 2-4 儿童乳牙的出牙顺序

性征全部出现,性器官在解剖和生理上已成熟,出现初潮、首次遗精,此期历经 3~4 年;③青春期后期:生殖系统完全成熟,生长发育停止,第二性征发育完成,此期历经 3~4 年。青春期的开始和持续的时间受多种因素的影响,个体差异较大。

（一）女性生殖系统的发育

女孩自出生时卵巢发育已较完善,但其卵泡处于原始状态。进入青春期后,在垂体前叶促性腺激素的作用下,卵巢内滤泡发育,乳房出现硬结,随着卵巢的不断增长;雌激素水平不断升高,女孩第二性征出现较早。9~10 岁骨盆开始加宽,乳头发育,子宫体随年龄而增大,10 岁以后增长加快,15 岁左右达到成人大小。12 岁后臀部变丰满,外生殖器增大,阴道上皮角化,分泌物变酸,随之乳房迅速增大发育,出现腋毛、阴毛、月经初潮。

（二）男性生殖系统的发育

男孩自出生时睾丸大多数已降至阴囊,约有 10% 尚未下降,一般 1 岁内都下降至阴囊,但到成人仍有 0.2% 未降,称隐睾。自出生到 10 岁前这一段时间性器官发育较慢,到青春期开始进一步发育,分泌的雄激素促进第二性征的出现。10~11 岁阴茎开始增大,12~13 岁时出现阴毛,13~16 岁时出现腋毛,声音变粗,开始长胡须、痤疮和喉结。

四、体格生长的评估

为充分了解儿童生长发育的规律和特点,准确地评价儿童生长发育情况,客观和正确地评价个体或群体儿童生长发育现状及今后发展趋势,选择一个合适的正常儿童体格标准参考值作为比较,并采用适当的体格生长评价方法是十分必要的。我国现有的儿童体格生长标准是依据 2005 年中国九大城市儿童的体格生长发育调查的数据为参照值,以此制订我国儿童生长发育曲线和比较儿童的营养、生长状况。

（一）体格生长评估常用方法

1. **均值离差法** 适用于正态分布状况。以均值($\bar{x}$)为基值,标准差(SD)为离散距,一般认为在均值 ± 两个标准差(含 95% 的受检总体)的范围内儿童为正常。

2. **中位数、百分位法** 适用于正态和非正态分布状况。以第 50 百分位(P_{50})为中位数,与均值离差法的均值($\bar{x}$)相当,其余的百分数为离散距,常用 P_3、P_{10}、P_{25}、P_{50}、P_{75}、P_{90}、P_{97}。一般以 P_3~P_{97} 百分位(包含 94% 的总体)范围内的儿童为正常。

3. **指数法** 根据机体各部分的比例关系,制定出特定的指数来评价生长发育。常用的有 BMI 指数(body mass index):体重(kg)/ 身高 ^{2}(m^2),实际含义是单位面积中所含的体重数。BMI 是判断肥胖的常用指标。

4. **生长曲线图评价法** 将儿童的各项指标按不同性别、年龄绘成生长曲线图(均值离差法或百分位数法),将定期连续测量的数据每月或每年标记于图上作比较,能直观快速地了解儿童生长情况、发展趋势,及时发现偏差,分析原因,采取适当措施给予干预(图 2-5)。

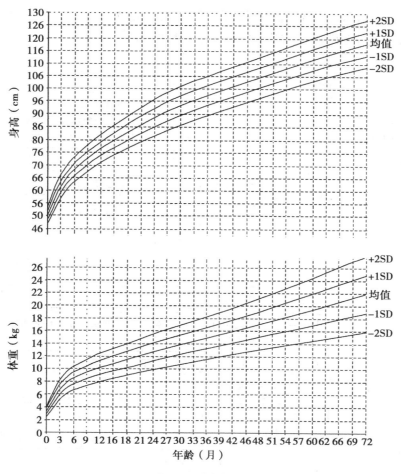

图 2-5　生长曲线

（二）体格生长评估内容

1. 生长水平　包括各单项体格生长发育指标,如体重、身长、头围、胸围、上臂围等。将某一年龄时的单项体格生长指标测量值与参考人群值比较,即可得知该儿童生长的现实水平,并能预示其生长趋势。

2. 生长速度　定期连续地监测儿童某一年龄时的单项体格生长指标,即可得知该儿童在该年龄的生长速度。可发现个体儿童自身的"生长轨迹",预示其生长趋势,与参照人群值比较,可及时发现生长偏离。以生长曲线图观察儿童生长速度最简单、直观。建议常规测量的时间和频率为:6 个月内的婴儿每月 1 次,6~12 个月每 2 月 1 次,1~2 岁每 3 月 1 次,3~6 岁每半年 1 次,6 岁以上每年 1 次。高危儿适当增加观察次数。

3. 匀称程度　评估体格生长发育各指标之间的比例关系,如体型、身材是否匀称等。

（三）体格生长评估注意事项

1. 采用规范的测量工具及正确的测量方法,获取准确的体格指标测量数据进行统计分析。

2. 根据不同的个体儿童,选用合适的正常儿童体格生长标准参照值进行比较。

3. 要了解儿童的生长发展趋势,必须定期连续的详细纵向观察,不可单凭一次检查结果就下结论。

4. 对早产儿进行生长水平评价时,应矫正胎龄至 40 周(足月)后再评价。一般头围至 18 月龄、体重至 24 月龄、身长至 40 月龄不再矫正。

5. 采用多种指标综合评价,以防单一指标评价的局限性。

6. 体格测量的评价结果应结合全面体格检查、实验室数据、生活状况及健康史综合分析。

（四）体格生长评估流程

儿童体格生长评估是一个比较复杂的临床问题。按照 2015 年《中国儿童体格生长评价建议》的评估流程为:①体格生长测量;②采用参数生长水平评估;③发现高危儿童;④生长速度与匀称度评估、临床资料(病史和体格检查);⑤初步诊断;⑥选择实验室检查或转诊(图2-6)。

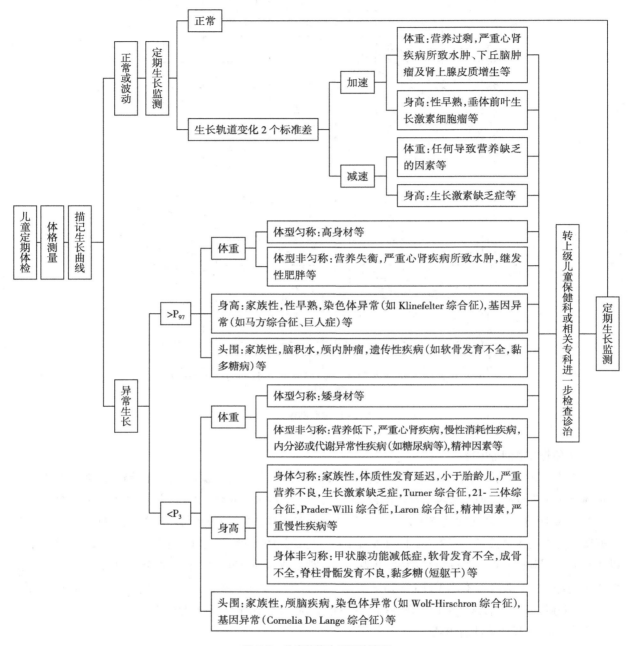

图2-6　儿童体格生长评估流程

第三节　儿童神经心理发育及评估

一、儿童神经心理发育

(一)神经系统的发育

神经系统在胎儿期发育迅速。出生时脑重约370g,为体重的1/9~1/8。出生后第一年脑生长发育迅速,

6 个月达 600~700g，1 岁时 900g，10 岁时已达成人脑重（约 1500g）的 90%。出生时脑表面已有了主要的沟回，但大脑皮质较薄，沟回较浅，神经细胞分化较差，3 岁时细胞分化基本完成，8 岁时接近成人。神经纤维髓鞘化在 4 岁时完成，所以婴儿时期的各种刺激引起的神经冲动传导慢，易于泛化。出生时脊髓已基本发育成熟，2 岁时接近成人。儿童脊髓相对比成人长，新生儿脊髓下端位于第二腰椎的下缘，4 岁时位于第一腰椎，所以对婴幼儿腰椎穿刺时位置应偏低，避免损伤脊髓。

（二）感知觉的发育

感知是通过各种感觉器官从环境中选择性地获取信息的能力。感知觉的发育能促进儿童运动、语言、心理社会适应能力的发育。

1. 听感知发育 新生儿在出生时鼓室无空气，听力差。出生 3~7 天听力增强，低调的声音能使新生儿安静，如催眠曲等。3~4 个月时出现定向反应，头可转向声源，听到悦耳的声音时会笑。6~7 个月时能区别父母声音，唤其名有反应意识。1 岁左右能听懂自己的名字。2 岁时能听懂简单的吩咐。3 岁后对声音的区分更精细。4 岁时听觉发育完善。新生儿听力筛查（neonatal hearing screening，NHS）是早期发现听力障碍的有效办法，纳入常规新生儿筛查。

2. 视感知发育 新生儿已有视觉感应功能，但视觉不敏锐，在 15~20cm 距离处视觉最清晰。新生儿期后视感知发育迅速。2 个月起有头眼协调。3~4 个月头眼协调能力增强，可追寻活动的人和物。5~7 个月开始认母亲及常见的物品，如奶瓶等，对鲜艳明亮的色彩很喜欢。8~9 个月，开始出现视觉深度，能注视非常小的物体。1 岁半至 2 岁视力为 0.5；5 岁视力为 0.6~0.7，能区别颜色；6 岁视力为 1.0。

3. 味觉和嗅觉的发育 儿童出生时味觉和嗅觉已发育完善。新生儿对甜、酸、苦等不同的味道会产生不同的反应，对乳香尤为敏感。3~4 个月时能区别好闻与难闻的气味。4~5 个月的婴儿对食物的微小差异能敏锐感觉到，故应合理添加各类辅食，使之适应不同的味道。

4. 皮肤感觉的发育 皮肤感觉包括触觉、痛觉、温度觉及深感觉。新生儿的触觉反应很灵敏，特别以眼、口周、手掌、足底等部位最敏感，触之即有反应，而前臂、大腿、躯干部触觉较迟缓。新生儿痛觉已形成，但不敏锐，随年龄的增长逐步改善。新生儿出生时温度觉灵敏，尤其是对寒冷的反应强烈，如出生时遇冷则啼哭。2~3 岁时幼儿通过接触能区分物体的软、硬、冷、热等属性。5~6 岁时能分辨体积和重量不同的物体。

5. 知觉的发育 知觉是人对事物所有属性的综合反映。与听、视、触等感觉的发育密切相关。生后 5~6 个月时已有眼手协调动作，通过看、摸、闻、咬、敲击等，逐步感知物体各方面的属性。随着语言的发展，儿童的知觉迅速发展。1 岁末空间感和时间感开始萌芽。3 岁能辨上下。4 岁能区分前后。5 岁能以自身为中心辨认左右。4~5 岁后有时间的概念，5~6 岁时逐渐掌握周内时序、四季等概念。

（三）运动的发育

1. 平衡与大运动的发育

（1）抬头：新生儿由于颈肌无力，俯卧时偶可抬头 1~2 秒；3 个月抬头较稳。

（2）坐：6 个月双手向前撑时能独坐。

（3）爬：7~8 个月可用手或肘撑胸腹在原地打转；8~9 个月能用双手向前爬；1 岁左右能手膝并用"四脚爬"。

（4）站立、行走与跳：10 个月可扶走；1 岁可独站片刻；15 个月能独自走稳；24 个月能双腿并跳；2.5 岁能独脚站立；2~3 岁能登楼梯；4~5 岁能快跑。

2. 精细运动的发育 新生儿时期存在握持反射，约 2~3 个月握持反射消失，开始抓扒物品。6~7 个月出现换手及捏、敲等动作。9~10 个月可用拇、食指取物。15 个月能用蜡笔涂画。18~23 个月能乱划线条、叠 3~4 块积木。3 岁能画垂直线、用积木搭桥。4 岁基本上能自己脱、穿简单的衣服。5 岁能学习写字。

（四）语言的发育

儿童语言发育经历发音、理解和表达三个阶段。

1. **发音阶段（出生~1 岁）** 新生儿已会哭叫，并且饥饿、疼痛等不同刺激所反映出来的哭叫声的音调、响度也不同。婴儿 1~2 个月开始发喉音，2 个月发"咿""啊""呜"等元音，6 个月出现辅音，10 个月能有意识地叫"爸爸""妈妈"等亲人的称呼。

2. **理解阶段（1 岁~1 岁半）** 婴儿在发音的过程中逐步理解语言，通过视觉、触觉、体位觉与听觉的联系，逐步理解一些日常用品，如奶瓶、电灯等名称。提供积极的语言联系环境，儿童可逐渐理解这些音节的含义。

3. **表达阶段（1 岁半~3 岁）** 语言在理解的基础上发展，儿童学会了表达语言。12 个月左右能说简单的词、句，以后逐步到复杂的句子，辨别肯定性与疑问性语气，6 岁以前是关键期，尤以 2~4 岁为语言发育的最重要时期。

（五）心理发展活动的发展

儿童出生时不具有心理现象，待条件反射形成即标志着心理活动的发育开始，并随年龄增长，心理活动不断发展。

1. **注意的发展** 人对某一部分或某一方面环境的选择性警觉，或对某一刺激的选择性反应称为注意。注意可分无意注意和有意注意，前者为自然发生的，不需要任何努力；后者为自觉的、有目的的行为。婴儿期以无意注意为主，随年龄的增长，儿童逐渐出现有意注意。5~6 岁后儿童才能较好地控制自己的注意。

2. **记忆的发展** 记忆是将学得的信息贮存和"读出"的神经活动。幼儿只按事物的表面性质记忆信息，即以机械记忆为主；随年龄增长和理解、语言、思维能力的加强，儿童有意识的抽象逻辑记忆开始逐渐发展。

3. **思维的发展** 思维是运用理解、记忆、综合分析能力来认识事物的本质和掌握其发展规律的一种精神活动。思维有具体形象思维和逻辑思维。1 岁以后儿童开始产生思维，婴幼儿的思维为直觉的具体的活动思维，其特点是思维与客观事物及行动分开。随着年龄的增大，儿童逐渐学会并运用综合、分析、分类、比较等抽象思维方法，使思维在更高层次上得到发展，在此基础上进一步发展独立思考的能力。

4. **想象的发展** 想象是人感知客观事物后在脑中创造出新的思维活动。新生儿无想象能力，3 岁后儿童开始初步的有意想象，学龄期儿童有意想象和创造性想象迅速发展。

5. **情绪、情感的发展** 情绪是人们对事物情景或观念所产生的主观体现和客观表达，情感则是在情绪的基础之上产生的对人、物的关系体验。新生儿因不适应宫外环境表现为不安、啼哭等消极情绪，而哺乳、抱、摇、抚摸等则可使其情绪愉快。婴幼儿情绪的表现具有时间短暂、易冲动、易变化、外露而真实等特点。随着年龄增长，儿童能有意识地控制自己情绪的能力增强，情绪渐趋稳定。

6. **个性和性格的发展** 个性是个人所表现出来的与他人不同的习惯行为和倾向性。性格是人的个性特征的一个重要标志。婴儿期一切生理需求完全依赖亲人，建立了对亲人的依赖性和信任感。幼儿期产生一种自主感，但并没有完全脱离对亲人的依赖，任性、依赖行为交替出现。学龄前期儿童主动性增强，一旦主动性行为失败，易产生失望与内疚。学龄期儿童开始正规学习生活，对自己的评判能力很差，成人对其评价会对其个性的发展起重大影响，此期可塑性很大，家庭及学校的引导教育非常重要。性格一旦形成即相对稳定。

7. **社会行为的发展** 儿童的社会行为是各年龄阶段心理行为发展的综合表现。新生儿醒觉时间短，对周围环境反应少，饥渴时会哭叫，吃饱即安静。2 个月对鲜艳的玩具会表现出惊讶、微笑。3~4 个月注意妈妈与熟悉的东西，高兴时会笑出声。6~7 个月能辨出陌生人，对鲜艳的物品或声音会转头寻找。9~12 个月是认生的高峰，会模仿别人的动作，呼其全名会转头。1 岁后独立性增强，能较正确地表达喜、怒、哀、乐等感情。2 岁左右不再认生，会表现自己，吸引别人注意，喜欢听故事、看动画片，能执行简单命令。3 岁时人际交往更熟练，能遵守游戏规则。随着年龄的增长，对周围人和环境的反应能力更趋完善。儿童动作语言和适应性能力的发育过程见表 2-1。

表 2-1　儿童神经精神发育过程

年龄	精细动作	语言	适应周围人物能力与行为
新生儿	无规律,不协调动作,紧握拳	能哭叫	铃声使全身活动减少
2 月	直立位及俯卧位时能抬头	发出和谐的喉音	能微笑,有面部表情,眼随物转动
3 月	仰卧位变为侧卧位,用手摸东西	咿呀发音	头可随着到的物品或听到的声音转动 180°,注意自己的手
4 月	扶着髋部时能坐,或在俯卧位时用两手支持抬起胸部,手能握持玩具	笑出声	抓面前物体,自己玩手,见食物表示喜悦,较有意识地哭笑
5 月	扶腋下能站得直,两手各握一玩具	能喃喃地发出单调音节	伸手取物,能辨别人声,望镜中人笑
6 月	能独坐一会,用手摇玩具	发"不、呐"等辅音	能辨别熟人和陌生人,自拉衣服,自握玩具玩
7 月	会翻身,自己独坐很久,将玩具从一手换入另一手	能发"爸爸、妈妈"等复音,但无意识	能听懂自己的名字,自握饼干吃
8 月	会爬,会自己坐起来,躺下去,会扶着栏杆站起来,会拍手	重复大人所发简单音节	注意观察大人的行动,开始认识物体,两手会传递玩具
9 月	试独站,会从抽屉中取出玩具	能听懂几个复杂的词句,如"再见"等	看见熟人会伸手出来要抱,或会与人合作游戏
10~11 月	能独站片刻,扶椅或推车能走几步,拇、示指对指拿东西	开始用单词,一个单词表示很多意义	能模仿成人的动作,招手"再见",抱奶瓶自食
12 月	独走,弯腰拾东西,会将圆圈套在木棍上	能叫出物品名字,如灯、碗,指出自己的手、眼	对人和事物有喜憎之分,穿衣能合作,会自己用杯喝水
15 月	走得好,能蹲着玩,能叠一块方木	能说出几个词和自己的名字	能表示同意、不同意
18 月	能爬台阶,有目标地扔皮球	能认识并指出自己身体的各个部位	会表示大小便,懂命令,会自己进食
2 岁	能双脚跳,手的动作更准确,会用勺子吃饭	能说出 2~3 个字构成的句子	能完成简单的动作,如拾起地上的物品,能表达喜、怒、怕、懂
3 岁	能跑,会骑三轮车,会洗手、洗脸、脱、穿简单衣服	能说短歌谣,数几个数	能认识画上的东西,认识男女,自称"我",表现自尊心、同情心,怕羞
4 岁	能爬梯子,会穿鞋	能唱歌	能画人像,初步思考问题,记忆力强,好发问
5 岁	能单腿跳,会系鞋带	开始识字	能分辨颜色,数 10 个数,知道物品用途及性能
6~7 岁	参加简单劳动,如扫地、擦桌子、剪纸、泥塑、结绳等	能讲故事,开始写字	能数几十个数,会简单加减运算,喜独立自主,形成性格

问题与思考

　　儿童进行早期教育是历史上许多思想家、哲学家、教育家和心理学家的主张,从古代的柏拉图、亚里士多德等到 17 至 19 世纪的夸美纽斯、福禄贝尔等,已开始注重符合孩子年龄特点,强调自然的、快乐的、以身体、道德、语言、游戏等为重点的早期教育。儿童早期综合发展(IECD)包括卫生、营养、教育、环境和保护 5 个方面,IECD 是一个整体概念,产前和 / 或产后卫生保健、营养、智力开发、学前教育、生活技能、父母科学育儿能力、饮食和卫生、情爱关怀等因素均能影响儿童的发展。

　　儿童在生长发育阶段,作为儿科医护工作者在儿童早期发展中扮演怎样的角色?

　　8. 儿童睡眠　睡眠是生命中的一个重要生理过程,人的一生中有三分之一的时间在睡眠中度过。在儿童,睡眠是早期发育中脑的基本活动,在生命的早期所需睡眠时间更长。

　　新生儿总睡眠时间在各期儿童中最长,每天 16~20 小时,昼夜睡眠时间基本相等。婴儿 1~2 个月时,开始随光线强度变化调整睡眠；2~3 个月是建立昼夜睡眠规律的关键期；2~12 个月每天总睡眠时间 12~13 小时，其中夜间睡眠 9~10 小时，日间睡眠 3~4 小时；2~5 岁儿童，夜间睡眠约 9~11 小时，多有 1 次日间小睡。高质量睡眠有助于儿童的智力发育，与儿童的认知功能、学习和注意力密切相关并能促进体格生长。

二、儿童神经心理发育的评估

（一）能力测验

评估儿童神经心理发育的水平通常采取心理测验的方法。目前国内外采用的心理测验方法主要包括筛查性测验和诊断性测验两大类。

1. 筛查性测验

（1）丹佛发育筛查测验（Denver developmental screening test, DDST）：测量儿童心理发育最常用的方法。主要用于 6 岁以下儿童智能筛查，共 104 个项目（原著有 105 项），各以横条代表，分布于应人能、细动作 - 应物能、语言能、粗动作能 4 个能区，检查时逐项检测并评定其通过或不通过，最后评定结果为正常、可疑、异常、无法判断 4 种。对可疑或异常者应进一步检查。

（2）图片词汇试验（Peabody picture vocabulary test, PPVT）：适用于 4~9 岁儿童，尤其适用于语言或运动障碍者。共有 175 张图片，每张有 4 幅图。检查时测试者讲一个词语，要求儿童指出与其相对应的画来。以此评估儿童智力水平。

（3）绘人试验（good enough draw-a-person test）：适用于 5~9.5 岁儿童。测验要求儿童根据自己的想象在一张白纸上用铅笔画一全身人像，然后根据所画人像身体部位、各部比例和表达方式的合理性进行评分。

2. 诊断性测验

（1）贝利婴儿发育量表（Bayley Scales of Infant Development, BSID）：适用于 2~30 个月的婴幼儿。包括精神发育量表、运动量表和婴儿行为记录。

（2）格塞尔发育量表（Gesell Development Scales, GDDS）：适用于 4 周 ~3 岁的婴幼儿，从大运动、精细动作、个人 - 社会、语言能力、适应性行为 5 个方面进行检查，测得结果以发育商数（DQ）表示。

（3）斯坦福 - 比奈智能量表（Standford-Binet Intelligence Scale, S-B）：适用于 2~18 岁的儿童及青少年，测试内容包括幼儿的具体智能如感知、认知和记忆，年长儿的抽象智能如思维、逻辑、数量和词汇等，结果以智商（IQ）表示。

（4）韦茨勒学前儿童智能量表（Wechsler Preschool and Primary Scale of Intelligence, WPPSI）：适用于 4~6.5 岁儿童，测试内容包括词语类及操作类两大部分，得分综合后可了解儿童的全面智力才能，客观反映学前儿童的智能水平。

（5）韦茨勒儿童智能量表修订版（Wechsler Intelligence Scale for Children-revised, WISC-R）：适用于 6~16 岁儿童，内容与评分方法同 WPPSI。

（二）适应性行为测试

智力低下的诊断和分级必须结合适应性行为评定结果。国内现多采用日本 SM 社会生活能力检查，即"婴儿初中学生社会生活能力量表"。此表适用于 6 个月 ~15 岁儿童社会生活能力的评定。

（仰曙芬）

儿童生长发育遵循一定规律,包括连续性和阶段性、不平衡性、一般规律性(由上到下,由近到远、由粗到细、由低级到高级、由简单到复杂)及个体差异性,受遗传、环境(孕母、营养、疾病)及性别等因素的影响。评价儿童体格生长发育的指标有体重、身高(长)、头围、胸围、上臂围等,重点掌握各项指标的测量方法及生长规律,上述指标均遵循着先快、后慢、再次加速的特点,特别是体重和身高生后第一年生长最快,尤其前6个月,为生长发育第一个高峰,以后减慢,稳定增长,到青春期又出现第2个生长高峰。两岁以内儿童应注意前囟与牙齿的评估。通过均值离差法、中位数百分位法指数法、生长曲线图等对儿童体格生长发育与健康状况做出评估。

1. 儿童生长发育的规律及其影响因素有哪些?

2. 试述体重、身高(长)、头围、胸围、上臂围的生长规律测量方法以及关键年龄点的正常值。

3. 试述前囟和牙齿的发育规律和临床意义。

4. 试述儿童平衡与大运动的发育规律。

第三章　　儿童健康指导

3

第一节 各年龄期儿童的护理

（一）新生儿期的护理

新生儿出生后,需经历一系列重要的调整和复杂变化,才能适应宫外的环境。新生儿期,特别是出生后1周内的新生儿发病率和死亡率极高,出生后1周内新生儿死亡数占新生儿死亡数的70%左右,故新生儿保健是儿童保健的重点,出生后1周内新生儿的保健是重中之重。

1. 新生儿访视　正常足月新生儿访视次数不少于2次。首次访视在出院后7日之内进行。第二次访视在出生后28~30日进行。高危新生儿根据具体情况酌情增加访视次数,首次访视应在得到高危新生儿出院报告后3日内进行。

（1）问诊:①孕期及出生情况:如母亲妊娠期患病及药物使用情况,孕周、分娩方式,是否双（多）胎,有无窒息、产伤和畸形,出生体重、身长,是否已做新生儿听力筛查和新生儿遗传代谢性疾病筛查等;②一般情况:睡眠、有无呕吐、惊厥,大小便次数、性状及预防接种情况;③喂养情况:喂养方式、吃奶次数、奶量及其他存在问题。

（2）测量:测量头围、体重、体温等。

（3）体格检查:①一般状况:精神状态,面色,吸吮,哭声;②皮肤黏膜:有无黄染、发绀或苍白（口唇、指趾甲床）、皮疹、出血点、糜烂、脓疱、硬肿、水肿;③头颈部、眼、耳、鼻、口腔、胸部、腹部、外生殖器及肛门、脊柱四肢、神经系统等。

（4）指导:有针对性地给予居住环境、母乳喂养、护理、疾病预防、伤害预防、促进母婴交流等方面的具体指导和示范。

（5）转诊:在检查中,发现任何不能处理的情况,均应转诊。

2. 合理喂养　宣传母乳喂养的优点,教授哺乳的方法和技巧。若无母乳或母乳不足,则指导母亲采取科学的部分母乳喂养或人工喂养。

3. 日常护理

（1）保暖:房间应阳光充足,通风良好,室温22~24℃,相对湿度55%~65%。应按气温的变化适时调节环境温度,随时增减衣、被。保持新生儿体温恒定。

（2）清洁卫生:新生儿应每日沐浴,水温以略高于体温为宜,用中性的婴儿沐浴露或肥皂,介绍正确的眼睛、口腔黏膜、鼻腔、外耳道、臀部和脐部的护理方法。

（3）衣着:选用质地柔软、浅色、吸水性强的棉布制作衣服、被褥和尿布。衣服式样简单、宽松、易穿脱,保持双下肢屈曲位,利于髋关节发育。应勤换尿布,以防尿布皮炎。

（4）睡眠:新生儿每日睡眠14~20小时,平均14小时。

（5）预防感染:定时开窗通风,保持室内空气清新。新生儿用品专用,食具用后消毒。哺乳和护理新生儿前应洗手,家人患有呼吸道感染时要戴口罩。尽量减少探视,避免交叉感染。凡患有皮肤病、呼吸道和消化道感染及其传染病者,不能接触新生儿。保持衣服、被褥和尿布的清洁。

4. 预防疾病　按时接种卡介苗和乙肝疫苗,出生后应及时补充维生素D,预防佝偻病。对新生儿遗传代谢缺陷病应早期筛查,及时处理。有吸氧治疗史的早产儿,遵医嘱进行眼底病变筛查。

5. 预防伤害　注意防止包被蒙头过严、哺乳姿势不当及乳房堵塞新生儿口、鼻等引起新生儿窒息。保暖时避免烫伤,预防意外伤害的发生。

6. 促进母婴交流　母亲及家人多与新生儿说话、微笑和皮肤接触,促进新生儿感知觉发展。

（二）婴儿期的护理

婴儿生长发育最为迅速,需要的能量和营养素较高,但婴儿的消化功能尚未成熟,易出现消化紊乱和营养缺乏性疾病。免疫功能低下,易患各种感染性疾病和传染病。

1. **合理喂养** 6个月内的婴儿宜母乳喂养,部分母乳喂养或人工喂养婴儿则应选择配方奶粉。6个月以上婴儿要及时引入辅助食品,向家长介绍辅助食品引入的原则与顺序、食物的选择和制作方法等,并指导适时断奶。

2. **日常护理** 每日早晚应给婴儿部分擦拭,有条件者每日沐浴。沐浴后要注意皮肤、口腔黏膜的护理。衣着简单、宽松、少接缝,衣领采用和尚领或圆领,不使用纽扣。裤子采用连衣裤或背带裤。尿布清洁干燥,按季节随时增减衣服和被褥,以婴儿两足暖和为宜。婴儿所需的睡眠时间个体差异较大。6个月前每天睡眠15~20小时,1岁时每日睡眠15~16小时。4~10个月是乳牙萌出时期,应注意口腔护理。每日带婴儿进行户外活动,呼吸新鲜空气和晒太阳,有条件者可进行空气浴和日光浴,以增强体质和预防佝偻病的发生,还可以进行皮肤抚触、被动体操、温水浴。

3. **预防疾病及意外** 按计划免疫程序完成基础免疫。定期体格检查次数不少于4次,有条件的地区6个月内可以每月1次,7~12个月每2~3个月检查一次,进行生长发育监测,及早发现佝偻病、营养不良、肥胖症和营养性缺铁性贫血等疾病并予以及时的干预和治疗。预防异物吸入、窒息、中毒、烧伤和烫伤等婴儿常见的意外事故。

4. **早期教育**

(1) 排便训练:婴儿3个月以后可以培养定时排尿,5~6个月可以练习大小便坐盆,8~9个月能坐便盆排便。

(2) 视听觉训练:该期是感知觉发育的重要阶段,通过游戏、沟通和有意识(有计划)的训练促进视觉、听觉、动作和语言的发展。

(3) 动作发展。

(4) 语言培养。

(三) 幼儿期的护理

幼儿期是社会心理发育最为迅速的时期,与外界环境接触机会增多,免疫功能仍不健全,识别危险事物的能力差,感染性和传染性疾病发病率及意外伤害发生率仍较高。

1. **合理营养** 幼儿期饮食由乳类为主转为进食固体食物为主,要指导家长掌握合理的喂养方法和技巧,食物种类和制作要多样化,应软、烂、碎。要注意食物的色、香、味、形,以增进幼儿食欲,每天以3餐主食另加2~3次点心为宜。就餐时要保持情绪愉快,不挑食、不偏食。

2. **日常护理** 幼儿衣着应色彩鲜艳便于识别,宽松、保暖、穿脱方便,易于自理。一般每晚睡眠10~12小时,白天小睡1~2小时。2~3岁以后培养自己早晚刷牙,饭后漱口,少吃易致龋齿的食物,并去除不良习惯,定期进行口腔检查。继续进行大小便训练。适时培养良好的卫生和生活习惯,养成不食生水和不洁的食物,不随地吐痰和大小便,不乱扔果皮、纸屑,饭前便后洗手的习惯。

3. **预防疾病及意外** 继续加强预防接种和防病工作,至少每6个月为幼儿做健康检查1次,预防龋齿,进行听、视力异常的筛查及生长发育的系统监测。指导家长防止意外发生,如异物吸入、烫伤、跌伤、中毒、电击伤等。同时注意防治常见的心理行为问题,如违拗、发脾气和破坏性行为等。

4. **早期教育** 指导家长培养幼儿良好的卫生和生活习惯。鼓励和帮助儿童自己进食、洗手。3岁左右学习穿脱衣服、系鞋带、整理自己的用物等。注意品德教育,从培养行为习惯入手,使其在与人分享、诚实友爱、尊敬长辈等行为体验中受到教育。重视与幼儿的语言交流,通过讲故事、唱歌、游戏等促进幼儿语言和动作的发育。

(四) 学龄前期的护理

学龄前期儿童智力发展快,活动范围扩大,自理能力和机体抵抗力增强,也是性格形成的关键时期,应加强此期儿童的教育,培养良好的学习习惯、想象与思维能力,使之具有优良的心理素质。

1. **合理营养** 学龄前儿童饮食接近成人。食品制作要多样化,并做到粗、细、荤、素食品搭配,保证能量和蛋白质的摄入,优质蛋白占总蛋白的1/2。注意培养儿童良好的饮食习惯。

2. 日常护理 学龄前儿童已有部分自理能力,但其动作缓慢、不协调,常需他人帮助,此时应鼓励儿童自理,独立完成。每日保证睡眠时间为11~12小时。

3. 预防疾病及意外 充分利用空气、日光、水,加强体格锻炼。至少每年进行1次体格检查,筛查与矫治近视、龋齿、缺铁性贫血、寄生虫等常见病,继续监测生长发育,按计划免疫程序进行加强免疫。预防外伤、溺水、中毒、交通事故等意外事故发生,开展安全教育。同时注意防治常见的心理行为问题,如吮拇指和咬指甲、遗尿、手淫、攻击性或破坏性行为等。

4. 早期教育 此期是性格形成的关键期,通过激发儿童的兴趣,开展适当的游戏,创造一定的社会交往,有意识增强其思维能力、动手能力、自理能力和社会交往能力。养成良好的学习习惯,培养关心集体、热爱劳动、遵守纪律、团结协作、互助友爱的道德品质。

(五)学龄期的护理

学龄期儿童的机体抵抗力和控制、理解、分析、综合能力增强,认知和心理社会发展非常迅速,同伴、学校和社会环境对其影响较大。应加强体格锻炼;培养良好的品格;加强卫生指导,促进德、智、体全面发展。

1. 合理营养 营养充分而均衡,重视早餐和课间加餐,早餐保证质和量,同时注意补充铁强化食品。学龄儿童的饮食习惯和方式受大众传媒、同伴和家人的影响较大,应加强营养卫生宣教,纠正挑食、偏食、吃零食、暴饮暴食等不良习惯。

2. 日常护理 每天应进行户外活动和体格锻炼,如体操、跑步、游泳、团体游戏等。锻炼因人而异,强度要适当,要循序渐进,不能操之过急。注意口腔卫生,养成早晚刷牙、餐后漱口的习惯,每3个月更换牙刷一次,限制摄入含糖量高的零食,预防龋齿。培养正确的坐、立、行走和读书、写字的姿势,预防近视眼、驼背、脊柱侧弯等。养成不吸烟、不饮酒、不随地吐痰等良好习惯。培养良好的学习习惯,加强素质教育,注重品德教育。每日睡眠9~10小时,夏季应午睡。

3. 预防疾病及意外 继续进行预防接种和定期健康检查,预防屈光不正、龋齿、缺铁性贫血等常见病。学习交通规则和突发意外的防范知识,预防车祸、溺水,以及在活动时发生的擦伤、割伤、挫伤、扭伤或骨折等意外伤害。防治常见的心理行为问题,如学龄儿童不适应上学等问题。

4. 加强教育 提供适宜的学习条件,培养良好的学习兴趣和习惯,培养良好的个性和品格,锻炼独立思考、自己处理问题的能力,提高社会适应性。

(六)青春期的护理

青春期是生长发育的第二高峰期,应保证充足的营养,加强青春期生理和心理卫生教育,形成积极有效的健康生活方式,培养良好的品德。

1. 合理营养 青春期生长发育突飞猛进,应供给充足的营养,增加蛋白质、维生素及矿物质(如铁、钙、碘)等营养物质的摄入。

2. 日常护理 睡眠时间8小时以上。应养成早睡、早起的良好睡眠习惯。应加强少女的经期卫生指导,如保持有规律的生活,避免受凉、剧烈运动及重体力劳动,注意会阴部清洁卫生,避免坐浴等。

3. 预防疾病及意外 进行体育锻炼,定期进行体格检查,防治急、慢性传染病、风湿病、沙眼、屈光不正、龋齿、神经性厌食、月经不调及脊柱弯曲等。进行安全教育,预防运动创伤、车祸、溺水、打架斗殴、自杀等意外事故的发生。防治常见的心理行为问题,如离家出走、自杀等。

4. 加强教育 进行正确的性教育以使其在生理、心理方面健康发展。应加强正面教育,强调青少年应对自己的生活方式和健康负责,从而建立健康的生活方式,不吸烟、不饮酒、不吸毒等。接受系统的法制教育,树立正确的人生观、价值观,学习助人为乐、勇于上进的道德风尚。

第二节 儿童体格锻炼与游戏

一、体格锻炼

体格锻炼是促进儿童生长发育、增强体质的重要措施,通过体格锻炼可培养儿童坚强的意志,促进德、智、体、美全面发展。体格锻炼应从小开始,根据儿童的年龄、体质和环境等特点,选择合适的锻炼方式,由简单到复杂,循序渐进。锻炼前做好准备工作,锻炼过程中注意观察反应,避免过度劳累和发生意外。

(一)户外活动

一年四季均可进行,可增强儿童体温调节功能及对外界气温变化的适应能力,促进儿童生长发育及预防佝偻病的发生。婴儿出生后应尽早进行户外活动,接受日光照射,呼吸新鲜空气。户外活动时间由开始每日 1~2 次,每次 10~15 分钟,逐渐延长到 1~2 小时。冬季户外活动时仅暴露面、手部,注意身体保暖。年长儿除恶劣气候外,应鼓励多在户外玩耍。户外活动时应按气温变化,随时增减衣服。

(二)皮肤锻炼

1. 婴儿抚触 抚触可以从新生儿期开始,一般在婴儿洗澡后进行。抚触时可用少量婴儿润肤霜使皮肤润滑,每日 2 次,早、晚进行,每次 5~10 分钟以上,房间温度要适宜。皮肤按摩可刺激皮肤,有益于循环、呼吸、消化功能及肢体肌肉的放松与活动;同时也是父母与婴儿之间最好的情感交流方式之一。

2. 空气浴 空气浴可促进机体新陈代谢、促进呼吸系统功能,增强心脏的活动。健康儿童从出生时即可进行。接触新鲜空气是锻炼的第一步。每日坚持开窗通气至少半小时,逐渐锻炼开窗睡觉。2~3 个月婴儿开始,逐渐减少衣服至只穿短裤,室温不低于 20℃,习惯后可移至户外。宜从夏季开始,使机体逐步适应。饭后 1~1.5 小时进行,每日 1~2 次,每次 2~3 分钟,逐渐延长至夏季的 2~3 小时,冬季以 20~25 分钟为宜。一般 3 岁以下及体弱儿气温不宜低于 15℃,3~7 岁不低于 12~14℃,学龄期儿童可降至 10~12℃。空气浴可结合儿童游戏或体育活动进行,儿童脱衣后先用干毛巾擦全身皮肤至微红以做准备,空气浴过程中要随时观察儿童反应,同时培养儿童少着衣,冷水洗脸,夜间开窗睡眠等习惯。

3. 日光浴 日光中的紫外线能将皮肤中的 7-脱氢胆固醇转变成胆骨化醇,可预防佝偻病;红外线能透过表皮达到深部组织,使血管扩张,血流加快,血液循环改善;日光中的可见光线,可通过视觉和皮肤对人体有振奋情绪的作用,使人心情舒畅。适于 1 岁以上的儿童。宜在气温 22℃以上且无大风时进行。夏季以早餐后 1~1.5 小时最佳,在上午 8~9 时左右;春、秋季节可在上午 10~12 时进行。儿童应躺在树荫或凉棚下,空气流通又无强风处进行,头戴白帽,眼戴遮阳镜。先晒背部,再晒身体两侧,最后晒胸腹部。开始时每侧晒半分钟,以后逐渐增加,每次日光浴时间不超过 30 分钟。不满 5 岁的儿童可以配合安静的游戏如玩积木等。一般日光浴前应进行一段时间的空气浴,日光浴时应避免日光直射,并注意观察儿童的反应,如出现头疼、虚脱感、神经兴奋等情况应限制日光照射量或停止进行。

4. 水浴 利用水的温度及水对肌肤的摩擦力,可刺激皮肤血管收缩或舒张,提高机体的应激能力和调节能力,促进机体的血液循环、新陈代谢及体温调节。水浴的方法有多种,家长可根据孩子的年龄和体质状况进行选择。

(1)温水浴:温水浴可保持皮肤清洁,促进新陈代谢,增加食欲,有利于睡眠和生长发育,有益于抵抗疾病。新生儿脐带脱落后即可进行温水浴,水温在 37~37.5℃。冬春季每日 1 次,夏秋季每日 2 次,在水中时间 7~12 分钟为宜。每次浴毕可用 33~35℃的水冲淋儿童,随即擦干并用预热的温毛巾包裹好,防止受凉。

(2)擦浴:适用于 7~8 个月以上的婴儿。擦浴时室温应保持在 16~18℃,开始水温可为 32~33℃,待婴儿适应后,每隔 2~3 日降 1℃,婴儿可逐渐降至 26℃,幼儿可降至 24℃。先将吸水性好而软硬度适中的毛巾浸入水中,拧至半干,然后在婴儿四肢做向心性擦浴,擦毕再用干毛巾擦至皮肤微红。擦浴时其他不擦部位要用大毛巾包裹好,擦完后让婴儿静卧 10~15 分钟。

(3)淋浴:适用于 3 岁以上的儿童,效果比擦浴好。每日 1 次,每次冲淋 20~40 秒钟,室温保持在 18~20℃,开始时水温 35~36℃。淋浴时,儿童立于有少量温水的盆中,从上肢到胸背、下肢,不可冲淋头部。可每隔 2~3 天降低水温 1℃左右,待儿童适应后,年幼儿可逐渐将水温降至 26~28℃,年长儿可降至 22~24℃。浴后用干毛巾擦磨至全身皮肤微红。淋浴一般在早餐前或午睡后进行。

(4)游泳:有条件者可从小训练,必须有成人看护。浴场水质清洁、无污染。气温不低于 24~26℃,水温不低于 22℃。开始时每次 1~2 分钟,随后逐渐延长。出水后立即擦干全身,穿好衣服。空腹或刚进食后不可游泳。

(三)体育运动

1. 婴儿被动操　被动操是指由成人给婴儿四肢伸屈运动,可促进婴儿大运动的发育、改善全身血液循环,适用于 2~6 个月的婴儿,每日 1~2 次,逐渐过渡到主动操。

2. 婴儿主动操　适用于 7~12 个月的婴儿,在成人适当扶持下,婴儿有部分主动动作。可训练婴儿爬、坐、仰卧起身、扶站、扶走、双手取物等动作。

3. 幼儿体操　对 12~18 个月尚不会走路或独走不稳的幼儿,在成人的扶持下,帮助幼儿进行有节奏的活动,主要锻炼走、前进、后退、平衡、扶物过障碍物等动作。幼儿模仿操适用于 18 个月~3 岁的幼儿,可配合儿歌或音乐进行有节奏的运动。

4. 儿童体操　如广播体操、健美操,适用于 3~6 岁的儿童。在集体儿童机构中,应每日按时进行广播体操,持之以恒。

5. 田径及球类　年长儿可利用器械进行锻炼,如木马、滑梯,还可进行各种田径活动、球类、舞蹈、跳绳等。

二、游戏

游戏是儿童生活中的一个重要组成部分,是儿童与他人沟通的一种重要方式。儿童通过游戏能够认识周围世界,并懂得如何处理环境中的人、事、物,以促进身心发展。

(一)各年龄阶段游戏的发展特点

1. 婴儿期　主要是通过抓握、抱持、爬行和走等方式进行。婴儿早期的游戏需要大人的陪伴和参与,后期逐渐变为单独性的游戏。婴儿自己的身体往往是他们游戏的主要内容,玩手脚、翻身、爬行和学步等身体动作带给他们极大的乐趣,喉部发出的各种声音也使他们无比兴奋,他们喜欢用眼、口、手来探索陌生事物,对一些颜色鲜艳、能发声的玩具感兴趣。

2. 幼儿期　属于运用玩具的阶段,游戏的形式转变为平行性游戏,即幼儿愿意在其他小朋友身旁玩类似的玩具,他们可能偶尔会交换或争夺玩具,但没有联合与合作活动。玩水、沙土、橡皮泥、在纸上随意涂画、随音乐手舞足蹈、唱简单的歌谣、翻看故事书或看动画片等是幼儿喜欢的游戏。因此,应安排适当的户外活动以满足其需求。

3. 学龄前期　游戏方式转变为联合性的游戏,但游戏缺乏组织性和目标性。他们共同参加同一个活动,开始交换意见并相互影响,每个儿童可以依照自己的意愿去表现。游戏的模仿性强,如玩"过家家"等。搭积木、剪贴和做模型的复杂性和技巧性游戏明显增加。

4. 学龄期　学龄期对玩具的兴趣减低,而喜欢运动和戏剧性的游戏,多为合作性的游戏。其特点是有组织性,每个人有明确的角色,以完成某个目标;游戏规则严格,彼此遵守,竞争性和合作性高度发展,并出现游戏的中心人物。如 6~8 岁儿童喜欢扮演一些他们所了解的不同职业的人员角色。学龄儿童开始收集他们认为不平常的东西,如石子、各种图片等,且喜欢读较简单有趣的故事书。活动内容有骑车、游泳、溜冰、踢足球、跳绳等，以及看电视、玩游戏机、弹奏乐器和绘画等。

5. 青春期 青少年的兴趣因性别的不同而产生极大差异。女孩子对社交性活动发生兴趣，喜欢参加聚会，爱看爱情小说、电影及电视节目，并与朋友讨论自己的感受。男孩子则通常对运动中的竞争和求胜有兴趣，表现出对小团体的忠诚精神，还喜欢机械、电子和电器装置。青少年对父母的依赖性减少，愿意与朋友在一起，主要从朋友处获得自我认同感。常常充满幻想，将自己想象为小说、影片中的某个人物。

（二）游戏的作用

游戏促进儿童的身心发育，有利于感知和运动能力、智力、心理、社会适应能力的发展；有利于创造性的开发；有利于道德价值观的形成等；在医院环境中，儿童通过游戏可表达他们对陌生环境的恐惧，对离开父母及同伴的焦虑，对治疗及护理等疼痛经历的感受。在与儿童游戏中可以观察、评估其生长发育水平，以及对住院的情绪反应等；同时，运用玩具、绘画、图书、音乐等游戏活动，建立良好的护患关系，配合开展健康教育。

第三节　计划免疫

计划免疫（planned immunization）是根据儿童的免疫特点和传染病发生的情况而制订的免疫程序，通过有计划地使用生物制品进行预防接种，以提高人群的免疫水平、达到控制和消灭传染病的目的。预防接种（preventive vaccination）是计划免疫的核心。

一、免疫方式与常用疫苗

（一）主动免疫及其制剂

主动免疫（active immunization）是指给易感者接种特异性抗原，刺激机体产生特异性抗体，从而获得免疫力，预防相应的传染病，是预防接种的主要内容。主动免疫制剂在接种后经过一定期限才能产生抗体，持续 1~5 年后逐渐减少，故还要适时地安排加强免疫，巩固免疫效果。

主动免疫制剂统称为疫苗（vaccine）。按其生物性质分为：①灭活疫苗又称死疫苗，接种后不能感染机体，也不能繁殖，但仍保持相应的免疫原性，其具有安全、易于保存和运输的优点。如霍乱、伤寒、百日咳、乙脑和甲型肝炎疫苗等；②减毒活疫苗即活疫苗，接种人体后可生长繁殖，但丧失致病性，产生免疫力持久且效果好，特点是有效期短，需冷藏，疫苗死后失效。如卡介苗、脊髓灰质炎疫苗、麻疹疫苗、风疹和腮腺炎疫苗等；③类毒素疫苗：如破伤风和白喉类毒素；④组分疫苗（亚单位疫苗）；⑤基因工程疫苗。

（二）被动免疫及其制剂

被动免疫（passive immunization）是指未接受主动免疫的易感者在接触传染源后，被给予相应的抗体而立即获得免疫力。被动免疫时，抗体在机体中作用时间短暂，一般约 3 周，主要用于应急预防和治疗。

被动免疫制剂主要包括：特异性免疫血清（如抗毒素、抗菌血清、抗病毒血清）、丙种球蛋白、胎盘球蛋白等。此类制剂来源于动物血清，对人体是一种异型蛋白，注射后容易引起过敏反应或血清病，特别是重复使用时更应慎重。

二、免疫程序

（一）儿童预防接种实施程序

儿童预防接种实施程序见表 3-1。

表 3-1　儿童预防接种实施程序

| 疫苗种类 | | 接种年(月)龄 | | | | | | | | | | | | | | |
名称	缩写	出生时	1月	2月	3月	4月	5月	6月	8月	9月	18月	2岁	3岁	4岁	5岁	6岁
乙肝疫苗	HepB	1	2					3								
卡介苗	BCG	1														
脊灰灭活疫苗	IPV			1												
脊灰减毒活疫苗	OPV				1	2								3		
百白破疫苗	DTaP				1	2	3				4					
白破疫苗	DT															1
麻风疫苗	MR								1							
麻腮风疫苗	MMR										1					
乙脑减毒活疫苗	JE-L								1			2				
或乙脑灭活疫苗[1]	JE-I								1、2			3				4
A群流脑多糖疫苗	MPSV-A							1		2						
A群C群流脑多糖疫苗	MPSV-AC												1			2
甲肝减毒活疫苗	HepA-L										1					
或甲肝灭活疫苗[2]	HepA-I										1	2				

注:1. 选择乙脑减毒活疫苗接种时,采用两剂次接种程序。选择乙脑灭活疫苗接种时,采用四剂次接种程序;乙脑灭活疫苗第1、2剂间隔 7~10 天

2. 选择甲肝减毒活疫苗接种时,采用一剂次接种程序。选择甲肝灭活疫苗接种时,采用两剂次接种程序

(二)常用疫苗的使用说明

1. 重组乙型肝炎疫苗(乙肝疫苗,HepB)

(1)接种对象及剂次:共接种 3 剂次,其中第 1 剂在新生儿出生后 24 小时内接种,第 2 剂在 1 月龄时接种,第 3 剂在 6 月龄时接种。

(2)接种部位和接种途径:上臂外侧三角肌或大腿前外侧中部,肌内注射。

(3)接种剂量:①重组(酵母)HepB 每剂次 10μg,不论产妇 HBsAg 阳性或阴性,新生儿均接种 10μg 的 HepB;②重组(CHO 细胞)HepB 每剂次 10μg 或 20μg,HBsAg 阴性产妇的新生儿接种 10μg 的 HepB,HBsAg 阳性产妇的新生儿接种 20μg 的 HepB。

(4)注意事项:第 1 剂与第 2 剂间隔应≥28 天,第 2 剂与第 3 剂间隔应≥60 天。

2. 皮内注射用卡介苗(卡介苗,BCG)

(1)接种对象及剂次:出生时接种 1 剂。

(2)接种部位和接种途径:上臂外侧三角肌中部略下处,皮内注射。

(3)接种剂量:0.1ml。

(4)注意事项:未接种卡介苗的 <3 月龄儿童可直接补种;3 月龄 ~3 岁儿童对结核菌素纯蛋白衍生物(TB-PPD)或卡介菌蛋白衍生物(BCG-PPD)试验阴性者,应予补种。

3. 脊髓灰质炎(脊灰)减毒活疫苗(脊髓灰质炎减毒活疫苗,OPV)、脊灰灭活疫苗(IPV)

(1)接种对象及剂次:共接种 4 剂次,其中 2 月龄接种 1 剂灭活脊灰疫苗(IPV),3 月龄、4 月龄、4 周岁各接种 1 剂脊灰减毒活疫苗(OPV)。

(2)接种部位和接种途径:IPV:上臂外侧三角肌或大腿前外侧中部,肌内注射;OPV:口服接种,冷开水送服且服用后 1 小时内禁热饮。

(3)接种剂量:IPV:0.5ml;OPV:糖丸剂型每次 1 粒;液体剂型每次 2 滴,约 0.1ml。

（4）注意事项：以下人群建议按照说明书全程使用 IPV：原发性免疫缺陷、胸腺疾病、有症状的 HIV 感染或 CD_4T 细胞计数低、正在接受化疗的恶性肿瘤、近期接受造血干细胞移植、正在使用具有免疫抑制或免疫调节作用的药物、目前或近期曾接受免疫细胞靶向放射治疗。

4. 吸附无细胞百白破联合疫苗（百白破疫苗，DTaP）

（1）接种对象及剂次：共接种 4 剂次，分别于 3 月龄、4 月龄、5 月龄、18 月龄各接种 1 剂。

（2）接种部位和接种途径：上臂外侧三角肌或臀部，肌内注射。

（3）接种剂量：0.5ml。

5. 吸附白喉破伤风联合疫苗（白破疫苗，DT）

（1）接种对象及剂次：6 周岁时接种 1 剂。

（2）接种部位和接种途径：上臂外侧三角肌，肌内注射。

（3）接种剂量：0.5ml。

6. 麻疹风疹联合减毒活疫苗（麻风疫苗，MR）

（1）接种对象及剂次：8 月龄接种 1 剂。

（2）接种部位和接种途径：上臂外侧三角肌下缘，皮下注射。

（3）接种剂量：0.5ml。

（4）注意事项：注射免疫球蛋白者应间隔 ≥3 个月接种 MR，接种 MR 后 2 周内避免使用免疫球蛋白。

7. 麻疹腮腺炎风疹联合减毒活疫苗（麻腮风疫苗，MMR）

（1）接种对象及剂次：18 月龄接种 1 剂。

（2）接种部位和接种途径：上臂外侧三角肌下缘，皮下注射。

（3）接种剂量：0.5ml。

（4）注意事项：注射免疫球蛋白者应间隔 ≥3 个月接种 MMR，接种 MMR 后 2 周内避免使用免疫球蛋白。

8. 乙型脑炎减毒活疫苗（乙脑减毒活疫苗，JE-L）

（1）接种对象及剂次：共接种 2 剂次。8 月龄、2 周岁各接种 1 剂。

（2）接种部位和接种途径：上臂外侧三角肌下缘，皮下注射。

（3）接种剂量：0.5ml。

（4）注意事项：注射免疫球蛋白者应间隔 ≥3 个月接种 JE-L。

9. A 群脑膜炎球菌多糖疫苗（A 群流脑多糖疫苗，MPSV-A）、A 群 C 群脑膜炎球菌多糖疫苗（A 群 C 群流脑多糖疫苗，MPSV-AC）

（1）接种对象及剂次：A 群流脑多糖疫苗接种 2 剂次，分别于 6 月龄、9 月龄各接种 1 剂。A 群 C 群流脑多糖疫苗接种 2 剂次，分别于 3 周岁、6 周岁各接种 1 剂。

（2）接种部位和接种途径：上臂外侧三角肌下缘，皮下注射。

（3）接种剂量：0.5ml。

（4）其他事项：A 群流脑多糖疫苗两剂次间隔 ≥3 个月；A 群 C 群流脑多糖疫苗两剂次间隔 ≥3 年。3 年内避免重复接种。

10. 甲型肝炎减毒活疫苗（甲肝减毒活疫苗，HepA-L）

（1）接种对象及剂次：18 月龄接种 1 剂。

（2）接种部位和接种途径：上臂外侧三角肌下缘，皮下注射。

（3）接种剂量：0.5ml 或 1.0ml，按照疫苗说明书使用。

（4）注意事项：注射免疫球蛋白者应间隔 ≥3 个月接种 HepA-L。

11. 乙型脑炎灭活疫苗（乙脑灭活疫苗，JE-I）

（1）接种对象及剂次：共接种 4 剂次。8 月龄接种 2 剂，间隔 7~10 天；2 周岁和 6 周岁各接种 1 剂。

（2）接种部位和接种途径：上臂外侧三角肌下缘，皮下注射。

（3）接种剂量：0.5ml。

12. 甲型肝炎灭活疫苗（甲肝灭活疫苗，HepA-I）

（1）接种对象及剂次：18月龄和24月龄各接种1剂，共接种2剂次。

（2）接种部位和接种途径：上臂外侧三角肌，肌内注射。

（3）接种剂量：0.5ml。

三、预防接种的注意事项

（一）接种前的准备

1. 环境准备 接种场所应光线明亮，空气清新流通，冬季室内应温暖，接种用品及急救用品摆放有序。

2. 心理准备 做好解释、宣传工作，消除紧张、恐惧心理，以取得儿童及其家长的合作。接种最好在饭后进行，以免发生晕针。

（二）接种时护理

1. 严格查对 仔细核对儿童姓名、年龄、疫苗名称及剂量、用药途径；疫苗的储存、运输应符合要求；疫苗瓶有裂纹、标签不明或不清晰、有异物均不可使用。严格按照规定进行接种。

2. 生物制品的准备 检查制品标签，按规定方法稀释、溶解、摇匀后使用。

3. 严格无菌操作 做到一人一针一管；剩余药液需用无菌干纱布覆盖安瓿口，在空气中放置不能超过2小时；接种后剩余药液应废弃，活菌苗应烧毁。

4. 局部消毒 用2%碘酊及75%乙醇或0.5%碘伏消毒皮肤，待干后注射；接种活疫苗、菌苗时，只用75%乙醇消毒。

**5. 严格掌握禁忌证，详细询问儿童的病史及传染病接触史等健康情况，必要时先进行体格检查。

（三）接种后护理

1. 告知接种后的注意事项及处理措施。

2. 接种后及时记录，再次接种者需及时预约，以保证接种及时、全程足量，避免重种、漏种，未接种者须注明原因，必要时进行补种。

四、接种反应及处理

（一）一般反应

1. 局部反应 接种后24小时左右，接种部位可出现红、肿、热、痛，有时还伴有局部淋巴结肿大或淋巴管炎。红晕直径≤2.5cm为弱反应，2.6~5cm为中等反应，>5cm为强反应。局部反应一般持续2~3天，如接种活菌（疫）苗，局部反应出现较晚、持续时间较长。局部反应一般无需做特殊处理；反应较重时，用干净毛巾热敷；如局部红肿继续扩大，高热持续不退，应到医院诊治。

2. 全身反应 一般于接种后24小时内出现不同程度的体温升高，持续1~2天，大多为中低度发热，接种活疫苗需经过一定潜伏期（5~7天）才有体温上升。体温37.5℃左右为弱反应，37.5~38.5℃为中等反应，38.6℃以上为强反应。此外，可伴有头晕、恶心、呕吐、腹泻、全身不适等反应。全身反应可对症处理，适当休息，多饮水。

（二）异常反应

1. 过敏性休克 于接种后数秒钟或数分钟内发生。表现为烦躁不安、面色苍白、口周青紫、四肢湿冷、呼吸困难、脉细速、恶心呕吐、惊厥、大小便失禁，甚至昏迷。如不及时抢救，可在短期内危及生命。此时应先使患儿平卧,头稍低,注意保暖,遵医嘱给予氧气吸入,并立即皮下或静脉注射 1:1000 肾上腺素 0.5~1ml,必要时可重复使用。

2. 晕针　是由于各种刺激引起反射性周围血管扩张所致的一过性脑缺血。在空腹、疲劳、室内闷热、紧张或恐惧等情况下于接种时或几分钟内发生,表现为头晕、心慌、面色苍白、出冷汗、手足冰凉、心跳加快等症状,严重者心跳、呼吸减慢、血压下降、知觉丧失。此时应使患儿平卧,头稍低,保持安静,饮少量热开水或糖水,必要时可针刺人中、合谷穴。数分钟内不恢复正常者,皮下注射 1:1000 肾上腺素,每次 0.5~1ml。

3. 过敏性皮疹　以荨麻疹最常见,一般于接种后几小时至几天内出现,经服用抗组胺药物后即可痊愈。

4. 全身感染　有严重原发性免疫缺陷或继发性免疫功能遭受破坏者,接种活菌(疫)苗后可扩散为全身感染,应对症治疗。

5. 偶合症　是指受种者正处于某种疾病的潜伏期,或者存在尚未发现的基础疾病。

第四节　意外事故预防

预防意外事故是护理工作中不可忽略的问题,社会和家庭必须采取有效的措施,建立儿童意外伤害和死亡的信息网络系统和社区管理系统,尽可能减少意外的发生。减少意外事故的发生重在预防,成人对此要有一定的预见性,做好儿童的安全教育与监护工作,掌握日常的急救知识。一旦发生,根据其轻重程度进行现场处理和(或)立即送医院进行救治。

一、异物吸入与窒息

(一) 常见原因
1. 3 个月以内的婴儿容易因盖被、母亲的身体、吐出的奶液等造成窒息。
2. 婴幼儿容易发生呼吸道或消化道的异物吸入,如瓜子、花生、果冻、纽扣、硬币等。
3. 饮食时不慎将枣核、鱼刺、骨头等吞下,成人给儿童强迫喂药时,也可发生异物吸入或窒息。

(二) 预防措施
1. 小婴儿要注意盖被,保持口、鼻不被堵塞;避免躺着给婴儿喂奶,以防母亲乳房堵住婴儿口鼻;婴幼儿与成人分床睡时,床上应无杂物。
2. 照顾婴幼儿应做到"放手不放眼,放眼不放心"。
3. 儿童进食时要避免说、笑、逗、跑,成人切勿在儿童进餐时惊吓、责骂儿童。
4. 危险物品要放在儿童不易取到的地方;不给婴幼儿整粒的瓜子、花生、豆子、小果冻及带刺、带核、带骨的食品。

二、中毒

(一) 常见原因
引起儿童中毒的物品较多,常见的急性中毒包括食物、有毒动植物、药物、化学药品等。

(二) 预防措施
1. 保证儿童食物的清洁、卫生、新鲜、无变质、无过期。
2. 避免食入有毒的食物,如毒蘑菇、含氰果仁(苦杏仁、桃仁、李仁等)、白果仁(白果二酸)、河豚、鱼苦胆等。

3. 药物应固定放置,妥善保管。内、外用药应分开放置,防止误服;家长喂药前要认真核对,对变质、过期、标签模糊的药物切勿服用。

4. 使用煤炉、煤气需注意开窗通风,定期检查管道是否通畅、有无漏气,防止一氧化碳中毒。

5. 日常使用的灭虫害药及农药要妥善保管和使用,避免儿童接触。

6. 乳母要避免接触农药,以免哺育婴儿中毒。

三、外伤

(一)常见原因

常见的外伤有骨折、脱位、灼伤、电击伤等。

(二)预防措施

1. 不能单独将婴幼儿放在床上或房间。居室的窗户、楼梯、阳台、睡床等都应置有栏杆。家具边缘以圆角为宜。地面宜使用地板或铺有地毯。

2. 妥善管理好热源、电源、火源等,如远离厨房,避免开水、油、汤等烫伤。暖气管道加罩,室内电器、电源应有防止触电的安全装置。

3. 对易燃、易爆、易损品应妥善存放,比如烟花、爆竹、玻璃器皿、陶瓷用品等。家用电器、火柴、打火机等要放在儿童取不到的地方,并教育儿童不能随意玩火柴、打火机、煤气等危险物品。

4. 健身器材、大型玩具应定期检查、及时维修,如滑梯、攀登架、跷跷板、秋千等,儿童玩耍时需有成人监护,并做好醒目标志。

5. 户外活动场地应平整,无碎石、泥沙,最好有草坪。

6. 雷雨、大风天气,勿在大树下、电线杆旁或高层的房檐下避雨,以防触电或砸伤。

四、溺水和交通事故

(一)常见原因

溺水是游泳中最严重的意外事故,失足落井或掉入水缸、粪池也可造成溺水。近年来随着道路和交通工具的不断发展,交通事故的发生呈上升趋势。

(二)预防措施

1. 幼托机构应远离公路、河塘等,水缸、粪池应加盖。

2. 不能单独将婴幼儿留在水盆中。教育儿童不可独自或结伴去无安全设施的池塘、江河玩水或游泳。

3. 教育儿童遵守交通规则,如识别红绿灯、走人行道、靠右行等;勿在马路上玩耍;对学龄前儿童要做好接送工作。

4. 儿童外出游玩,需要成人带领。

(高　凤)

儿童各年龄期均应注意合理营养，做好日常护理，根据不同年龄的发育特点，进行早期教育、注意预防感染及意外事故的发生。新生儿期还应做好访视护理，青春期应注意建立健康的生活方式，进行科学的性教育和法制教育。根据儿童的年龄、体质和环境等特点，选择合适的户外活动、皮肤锻炼、体育运动及游戏。预防接种是预防、控制和消灭相应传染病发生的关键措施，1岁以内的免疫程序内容为"七苗防九病"，预防接种时要严格查对及无菌操作，注意观察和处理接种后的反应。儿童常见的意外事故主要有异物吸入与窒息、中毒、外伤及溺水和交通事故等，要了解常见原因，有针对性的预防。

复习参考题

1. 简述儿童各年龄期的护理要点。

2. 说出1岁以内儿童的免疫程序。

3. 如何观察及处理预防接种后反应？

第四章　青春期健康与疾病

4

学习目标	
掌握	青春期生理发育特点、青春期发育常见问题及其表现。
熟悉	青春期综合征、青春期焦虑症、青春期抑郁症的特点。
了解	青春期常见心理行为问题的表现、干预措施。

青春期（adolescence）是儿童到成人的过渡阶段，是青少年生理发育和心理发展急剧变化的时期。这一时期从第二性征出现至性成熟及体格发育完全，经历了体格、形态、生理、心理和社会功能的快速变化，是儿童发育过程中较为特殊的时期。认识青春期发育特点，研究青春期的特殊问题，对保证青春期儿童的健康生长、社会稳定和发展都具有重要意义。

第一节　青春期生理发育特点及常见问题

一、青春期生理发育特点

青春期是儿童生长发育的鼎盛时期，这个时期，身体和生理机能都发生急速变化，成为生长发育的高峰期，也就是第二加速期。

1. 青春期身体形态发育

（1）身高快速增长：身高的快速增长是青春发育期儿童身体外形变化最明显的特征。一般持续2~3年。这期间身高一般以每年6~8cm，甚至以10~12cm的速度增长。身高的增长和先天的遗传因素，后天的合理营养、体育锻炼、科学生活方式有关。

（2）体重迅速增加：体重是身体发育的一个重要指标，体重反应肌肉的发展、骨骼的增长以及内脏器官的增大等。青春发育期儿童体重年平均增长量达5~8kg。

2. 青春期生理机能增强

（1）脑：大脑皮层内部结构和功能发育更加复杂和完善，神经系统发育基本完成。如大脑皮层的沟回增多并加深，神经的联络纤维在数量上大大增加，兴奋的传递能力提高，分析、判断和理解问题的能力增强，反应的灵敏性和准确性也明显提高。

（2）心脏：心肌增厚，收缩力增强，心功能显著提高。到17~18岁心脏每搏输出量为60~70ml，已接近成人。

（3）肺脏：10岁时肺活量为1400ml左右，到14~15岁时肺活量明显增加到2000~2500ml。

（4）肌肉长度增加、增粗、弹性增大，变得坚实有力。

（5）基础代谢率比成人高，食欲旺盛。

3. 青春期性生理发育　青春期第二性征出现。在"下丘脑-垂体-性腺"调节轴作用下，男性喉结突起，声音变粗，上唇出现胡须，睾丸体积增大，并分泌雄性激素，开始产生精子和精液，在生殖器官受到内外刺激后，可出现遗精。女性声音变尖变高，乳房隆起，骨盆宽大，臀部变大，皮肤细腻，胸部、肩部及臀部的皮下脂肪更加丰富，呈现女性特有的体表外形，卵巢质量增加，分泌雌性激素，开始产生卵细胞和出现月经现象。月经初潮时间早晚与遗传、环境、营养和经济状况等因素有关。

4. 青春期神经内分泌变化

（1）生长激素直接作用于全身的组织细胞，可以增加细胞的体积和数量，促进个体生长。

（2）促甲状腺素分泌增加，引起体内甲状腺素水平的增高，可以增进全身的代谢过程。

（3）促性腺素有两种，一种是卵泡刺激素，刺激卵巢中滤泡的发育和睾丸中精子的生成；一种是黄体生成素，促进卵巢黄体生成和刺激睾丸间质细胞的功能。

（4）促肾上腺皮质激素刺激肾上腺皮质，主要产生糖皮质激素和性激素。

（5）青春期女性体内雌激素水平增高，雌激素主要来自卵巢，以雌二醇的生物活性最强。雌激素的生理功能主要是促进女性内外生殖器及乳房的发育，促进月经初潮来临。雌激素也有促进体格生长、促进骨愈合的作用。

（6）青春期男性雄激素水平增高,雄激素主要来自睾丸,其中以睾酮作用最强。睾酮作用不仅能促进蛋白质合成,使骨骼肌肉发育,而且能促进男性生殖器官发育,维持男性第二性征和性欲,并促进精子的生长。

二、青春期发育常见问题

1. 青春期甲状腺肿大 甲状腺分泌甲状腺素,具有兴奋神经、调节新陈代谢、促进生长发育的功能。青春期时,为了满足生长发育需要,机体需要摄取足够的碘来合成甲状腺素,对碘的需求量很大,若碘摄取量不足,可发生甲状腺代偿性肥大,表现为两侧甲状腺腺体弥漫性肿大,质地柔软,一般摸不到结节。青春期结束,肿大的甲状腺可以自行消退。防治青春期甲状腺肿大的主要措施是补碘。

2. 痤疮（acne） 又称粉刺,是青春期常见的毛囊皮脂腺的慢性炎症性皮肤病。与内分泌因素、皮脂的作用、毛囊内微生物等有关,遗传也是本病发生的一个重要因素。痤疮的皮损主要发生在面部,也可发生在胸背上部及肩部（图 4-1）。开始时多有黑头粉刺及油性皮脂溢出,还常有丘疹、结节、脓疱、脓肿、窦道或瘢痕。多无自觉症状,如炎症明显时,引起疼痛和触痛。青春期后,大多数患者均能自然痊愈或症状减轻。多吃富含纤维和维生素的食物,少吃动物性脂肪、甜食和刺激性食物;经常保持皮肤清洁是防治痤疮的有效措施。

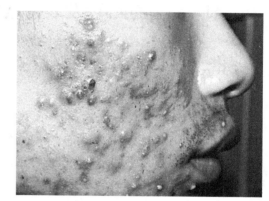

图 4-1 痤疮

3. 青春期高血压 青春期高血压的特点是收缩压升高,可达 140~150mmHg（18.7~20.0kPa）,舒张压不高或升高不明显。主要原因是青春期各器官系统迅速发育,心肌收缩力大大提高,血管发育落后于心脏,导致血压增高。激素分泌增多,神经系统兴奋性提高,自主神经调节功能不平衡,也会产生血压增高现象。平时无不良感觉,在过度疲劳或剧烈运动时有头晕、胸闷等症状。青春期高血压是暂时性的,属于正常生理现象,不需过早应用降压药。养成良好健康的生活方式,少吃咸食、甜食及含脂肪高的食物,多吃新鲜蔬菜和水果,不吸烟、不酗酒,保持情绪愉快,减少心理紧张和心理压力,可使血压逐步恢复正常。

4. 月经不调和经前期综合征 月经不调是青春期女性的一种常见疾病,表现为月经周期紊乱,出血期延长或缩短、出血量增多或减少。卵巢功能失调、全身性疾病或其他内分泌腺体疾病影响卵巢功能者都可能引起月经失调。月经失调也可以由心理原因造成,如精神压力过重,引起情绪上的忧思、焦虑,严重的甚至闭经。经前期综合征是由于神经 - 内分泌功能失调造成的,心理因素在发病中占有重要地位。其主要表现是头痛、眩晕、恶心、呕吐、心悸等,这些症状也会引起心理变化。如有些人易怒、好攻击、对周围人苛求、易与人发生口角等,一般月经过后上述症状减弱或消失。因此,保持乐观而稳定的情绪将有助于减少和消除经前期综合征。

5. 乳房发育问题 乳房发育是女性第二性征中最早出现的征象。发育过程中,有可能出现乳房过小或过大、双侧乳房发育不均、乳房不发育、乳房畸形以及乳房包块等现象。因此,青春期要注重乳房保健。乳房发育后,要及时配戴乳罩,以防乳房下垂,但不要束胸;保持正确的站、卧、坐、走姿势;保持乳房清洁,避免外伤;加强体育锻炼,同时保持充足的营养,利于乳房发育;必要时在医师指导下进行适当治疗。

6. 遗精（spermatorrhoea） 是指在没有性交或手淫情况下的射精,是男性在青春期开始出现的一种特殊生理现象,多发生于夜间睡眠中。第一次遗精多在 14~15 岁。原因是青春发育期,男性睾丸不断分泌大量的雄激素,同时产生大量精子,精子与精浆共同组成精液。精液不断产生并不断积聚在输精管内,当达到饱和状态时,便会通过遗精的方式排出体外。一个月遗精 7~8 次属于正常。遗精次数过于频繁,尤其是梦遗,可能会扰乱睡眠,引起心理紧张、头晕、头痛、全身无力等症状。学校和家长要正确对待青春期遗精青少年,帮助和引导其形成正确的性心理,养成良好的卫生习惯,如及时换洗内衣裤并清洗外生殖器,不穿过紧的内裤,睡前温水洗脚;学会转移注意力,把精力放在学习上,积极参加课外活动;建立规律的生活。

7. **手淫**(masturbation) 是指通过自我抚弄或刺激性器官而产生性兴奋或性高潮的一种行为,这种刺激可以通过手或某种物体,甚至两腿夹挤生殖器产生。手淫是青春期最典型的性行为活动,青春期男、女均可发生,男性多见。手淫可以起到缓解性心理和性生理紧张的作用。但顽固手淫会给青少年带来很大心理压力。科学认识青少年手淫,以心理疏导以及性教育为主,培养广泛的爱好和兴趣,使其注意力转向健康的日常生活和学习、社会活动中;强调注意生活调节,避免穿着紧身衣裤,养成良好的卫生习惯。

第二节 青春期心理发展特点及常见心理行为问题

一、青春期心理发展特点

青春期是人类身心发展逐渐走向成熟的重要阶段。思维发展具有更高的抽象概括性,开始形成辩证思维,独立性和批判性显著发展,但看问题容易片面化和表面化,情绪情感易出现两极性,易出现逆反心理。具体表现为自主意识增强,自尊心变强,渴望交流和友谊,易冲动并富于幻想,性意识萌动并表现为初期的与异性疏远,到逐渐愿意与异性接近或对异性产生朦胧的依恋等心理变化。

青春期心理和社会适应能力发展相对滞后于身体的快速发育,易形成心理卫生问题,如焦虑、抑郁、不良习惯等。这些问题绝大多数是暂时现象,只要得到适当的引导和帮助便能得到解决;但若不及时解决,持续时间长,问题可能会变得复杂、严重,造成心理缺陷,甚至影响一生的健康、学习、工作和行为,严重者还可能危及家庭和社会。

二、青春期常见心理行为问题

(一)青春期综合征

青春期综合征是青少年特有的生理失衡和由此引发的心理失衡病症。主要表现为:①脑神经功能失衡:注意力分散、思维迟钝、记忆力下降、学习成绩下降;白天精神萎靡,夜晚大脑兴奋,难以入眠;②性神经功能失衡:性冲动频繁,形成不良的性习惯,过度手淫;③心理功能失衡:自卑自责、忧虑抑郁、烦躁消极、敏感多疑、缺乏学习兴趣,出现自暴自弃、厌学、离家出走,严重者有自虐、轻生现象。

青春期生理与心理发育不同步,心理发育相对滞后及过度用脑和不良习惯是形成青春期综合征的重要原因。青春期综合征影响青少年身心健康和人格健全。社区、学校和家庭均应高度重视,应引导和教育青少年正确评价自我,用理智战胜情感,用顽强的意志力去克服自己的不良行为,健康平稳地度过青春期。

(二)青春期焦虑症

焦虑症(anxiety disorder)即焦虑性神经症,是一种紧张不安、恐惧的情绪体验,患者以焦虑情绪反应为主要症状,同时伴有心慌、气短、出汗及坐立不安等自主神经系统功能紊乱。随着第二性征的出现,对自己在体态、生理和心理等方面的变化,会产生一种神秘感,甚至不知所措。女孩由于乳房发育而不敢挺胸、月经初潮而紧张不安;男孩出现性冲动、遗精、手淫后的追悔自责等,这些都将对青少年的心理、情绪及行为带来很大影响。青春期焦虑症严重危害青少年的身心健康,及时予以合理治疗,以心理治疗为主,配合药物治疗。

（三）青春期抑郁症

抑郁症（depression）是以抑郁情感为突出症状的心理障碍，表现为情绪低落、思维迟钝、动作和语言减少，伴有焦虑、躯体不适和睡眠障碍。青春期的情绪改变是对身体改变、社会角色和各种关系变化的一种适应，特点是反应强度大且易变化，在遇到挫折和烦恼的情况下，神经系统的功能很容易失调。如果反应异乎寻常的强烈和低落，可出现持续性的紧张、焦虑、抑郁、内疚、恐慌等状态，以致发生抑郁症。青春期抑郁症的表现多种多样：有些害怕上学，甚至逃学，表达能力下降，学习成绩明显下降；有些不愿与同学、朋友、家人交流，故意回避熟人，容易冲动并攻击别人；有些出现离家出走、厌世、自残、自杀等行为。所以防治青春期抑郁症是青少年保健工作的重点内容。治疗方法以药物治疗和心理治疗为主。

案例 4-1

　　患者，女，13岁，初中生，平时成绩优秀，性格开朗阳光，近1年该女生出现喜食甜食及凉性食物，同时喜欢食用刺激性食物，同时出现颜面部明显出痘症状，用手挤压之后出现局部感染症状，严重时出现丘疹、结节及脓疱样物质。现患儿出现对外物明显不感兴趣，不愿出门见人，尤其不愿见熟人，紧张害怕别人嘲笑自己，觉得生活变得没有意义，思维退化，动作和语言明显减少，夜间睡眠状态较差，食欲下降，体重下降，严重时有自杀的念头，体检及神经系统查体未见异常，消化系统检查无异常。

　　思考：该患儿遇见青春期常见的哪些相关问题？你作为一名心理医生该如何给予患儿治疗措施？

（四）饮食障碍

1. 神经性厌食症（anorexia nervosa） 是指通过节食等方法，有意造成并维持体重明显低于正常标准为特征的一种饮食障碍，早期为主动性节食、厌食，逐渐出现缺乏食欲、消瘦、内分泌代谢紊乱，以女性多见。抑郁症伴饮食紊乱者可出现神经性厌食。家庭氛围不良、家长教养方法不当及神经内分泌异常也可出现神经性厌食。神经性厌食往往伴随体重明显下降、身体虚弱、心率变缓、血压下降、皮肤粗糙和闭经等症状，还可能出现一些精神症状和行为失常，如不及时治疗将会导致严重后果。本病尚无系统性治疗方法，以心理治疗为主，结合行为调节、营养康复。

2. 神经性贪食症（bulimia nervosa） 是指反复发作和不可抗拒的摄食欲望及暴食行为。因害怕体重增加，常采取引吐、导泻、禁食等方法以消除暴食引起的发胖。女孩多见。患儿往往是通过手指刺激咽喉部而完成呕吐，但也有随意地将胃内容物吐出。很多人在每次贪食发作之后产生情绪抑郁。反复呕吐和导泻可出现食管以及胃部的撕裂伤、低钾血症、低氯性碱中毒等。治疗方法有心理治疗（认知-行为或人际治疗）和抗抑郁药治疗。

（五）网瘾

网瘾是指上网者由于长时间地和习惯性地沉浸在网络时空当中，对互联网产生强烈的依赖，以致达到了痴迷的程度而难以自我摆脱的行为状态和心理状态。主要包括：①行为和心理上的依赖感；②行为的自我约束和自我控制能力基本丧失；③学习和生活的正常秩序被打乱；④身心健康受到较严重的损害。

青少年因网络引发的众多问题给社会和家庭带来很大的影响。对青少年的网络行为要立足于青少年的心理健康教育、网络教育及社会-学校-家庭的整体教育。通过改善学校和家庭的环境，塑造青少年的健康人格，建立对"网瘾"的免疫力。

(六) 物质滥用

物质滥用(substance abuse)是指反复、大量地使用与医疗目的无关且具有依赖性的一类有害物质,包括烟、酒、某些药物,如镇静药、镇痛药、鸦片类、大麻、可卡因、幻觉剂、有同化作用的激素类药物等。物质滥用造成青少年身心损伤已经成为全世界一大公害。滥用物质的种类随年龄、性别、地区、种族和地理因素不同而不同。常见的滥用物质及其损害如下。

1. **酒精** 酒精对中枢神经系统可造成严重的危害,产生欣快、头晕、眼花、多语和短期记忆障碍等。长期大量饮酒后,会对大脑及其他重要器官产生损害,出现记忆力下降、智力障碍、胃炎、肝损害(如酒精性肝炎、肝硬化)等。

2. **烟草** 吸烟是导致心血管疾病、慢性支气管炎、肺气肿、肺癌、喉癌、咽癌、口腔癌等多种癌症及胃溃疡的主要危险因素。烟草中的主要成分尼古丁可刺激神经兴奋,使人产生依赖。

3. **致幻剂** 也称拟精神病药,包括大麻、麦角二乙胺等。使用此类药物后产生类似精神病患者的表现,首先出现的是知觉改变,随后出现生动的幻觉、片段的妄想及相应情绪、行为的改变。亦可出现生理效应,如瞳孔扩大、视力模糊、颜面发红、头晕、乏力、心率加快、出汗、震颤、共济失调、生理反射亢进等。

4. **镇静催眠药** 包括巴比妥类和苯二氮䓬类。这类药物的主要药理作用是中枢抑制。临床上主要用于镇静催眠和抗焦虑。由于应用范围甚广,极易形成滥用。

5. **兴奋剂** 包括可卡因、咖啡因、苯丙胺及哌甲酯等中枢神经系统兴奋药物。临床主要应用于振奋精神,可致欣快感。此类药物反复使用易形成心理依赖,出现情绪高涨、警觉性增高、精神运动性兴奋、判断力下降等一系列中毒症状。

6. **阿片类** 包括阿片、吗啡、海洛因、美沙酮、哌替啶、喷他佐辛等。海洛因是目前所有毒品中成瘾性最强,戒断症状最重,复吸率最高,滥用人数最多,对社会、家庭危害最大的毒品。吸食阿片后,初致欣快感、无法集中精神、产生梦幻现象,导致高度心理及生理依赖性,长期使用后停止则会发生渴求药物、不安、流泪、流汗、流鼻水、易怒、发抖、寒战、打冷战、厌食、便秘、腹泻、身体卷曲、抽搐等戒断症状;过量使用可造成急性中毒,表现为昏迷、呼吸抑制、低血压、瞳孔缩小,严重的引起呼吸抑制导致死亡。

预防青春期物质滥用的有效方法是培养青少年良好的心理健康状况,控制或者限制可以获得药物的途径,建立药物使用的行为规范,制定与药物有关的法律,借用大众传媒开展药物使用的宣传教育。对物质滥用的青少年,在生理解毒后进行长期连续的医学随访和提供适宜的社会和心理支持。

(七) 青少年伤害

伤害(injury)是指因为能量(机械能、热能、电能等)的传递或干扰超过人体的耐受性,造成组织损伤、窒息,导致缺氧和刺激引起的创伤,以及精神创伤或心理障碍。15~19岁青少年,伤害死因顺位为自杀、车祸、意外中毒、溺水、意外跌落和他杀。

1. **自杀** 是指自愿的、自己动手让自己死亡的行为,是一种自我惩罚和毁灭性的行为,包括自杀意念、自杀未遂、自杀死亡。自杀的原因有:①遗传因素:有自杀行为的青少年有时可有家族自杀行为倾向;②心理障碍:如抑郁症、精神分裂症、厌世症、边缘人格、攻击性行为等,是青少年自杀的高危人群;③环境因素:父母不和睦,亲子关系紧张,可使青少年产生自杀行为;学校课程负担重,考试失败是近年来自杀的重要原因;④其他:失恋、性行为问题、物质滥用等与自杀有密切关系。因此,防患于未然,将可能出现的自杀现象都消灭在萌芽状态,是预防青少年自杀的必然要求。

2. **车祸** 是指汽车、摩托车、自行车等交通工具在行驶过程中,因违章行为或过失发生碰撞、颠覆等造成人身伤亡或经济损失的事故。车祸的原因包括:①内源性因素,如紧张情绪、酒精或药物使用等;②环境因素,如道路设计和质量问题;③车辆安全因素,如刹车的制动性不好,没有防护设施(头盔);④气候因素,如雨、雪、雾等不利气候条件下车祸发生增加。

3. **暴力** 是指一种以威胁或身体力量对某人或一群人造成伤害或死亡。青少年暴力行为与发生在家庭内外的暴力有关。由于在儿童期受虐待和被忽视、目击暴力、青少年性乱和体罚、遭受暴力和攻击，可使青少年今后发生暴力行为和犯罪。对有暴力行为的青少年需要识别和干预。预防暴力需要依靠改变个人行为、改善家庭环境、提高社区和全社会的整体环境的共同作用。①加强对青少年的法制教育和正确引导，使青少年具备正确的世界观、人生观、价值观，学会知法懂法，保护自己，远离犯罪。②家庭与学校传统教育不容忽视，家长经常教导子女遵从最基本的价值取向，学校应健全相关管理制度，从日常教学管理方面敦促青少年健康成长。③加强对大众传媒、娱乐场所的监管，避免青少年受到不良文化侵害。

伤害的预防与控制措施包括伤害监测、伤害干预措施研究、改善环境、加强安全防护措施、开展健康教育和各种宣传以及建立相应的法律和法规；学校、家庭和社区也应加强安全教育和自护自救教育，预防与控制伤害发生。

（仰曙芬）

学习小结

青春期是儿童生长发育的鼎盛时期，这个时期，身体和生理机能都发生急速变化，成为生长发育的高峰期，同时青春期发育中也存在常见生理发育的问题；青春期也是人类身心发展逐渐走向成熟的重要阶段，其心理发展与外部因素紧密关联。此期身体处于加速发育阶段，而心理和社会适应能力发展相对滞后，极易形成青春期心理卫生问题。

本章需掌握青春期生理发育特点、青春期发育常见问题及其表现，熟悉青春期综合征、青春期焦虑症、青春期抑郁症的特点并了解青春期常见心理行为问题的表现、干预措施。

复习参考题

1. 青春期发育特点包括哪些？

2. 青春期常见心理行为问题包括哪些？

第五章 住院儿童的护理

5

学习目标	
掌握	儿童常见的水、电解质和酸碱平衡紊乱,常用液体种类、成分及配制,液体疗法及护理。
熟悉	儿童用药特点及药物的选择,儿童给药方法及药物剂量的计算;儿童健康评估的特点。
了解	儿童医疗机构的设施及护理管理,住院患儿的心理反应与护理,与患儿及其家长的沟通。

第一节　儿科医疗机构设施及护理管理

目前我国的儿童医疗机构有 3 类：儿童医院、妇幼保健院及综合医院中的儿科门诊与病房。儿童医院设施最为全面，包括急诊、门诊及病房。

一、儿科门诊

（一）儿科门诊的设置及特点

儿科门诊与普通门诊类似，设置有预诊处、挂号处、候诊处、检查室、治疗室、采血室、化验室、输液室等。根据医疗机构的规模可缩减合并。

1. **预诊处**　儿童门诊必须设有预诊处，其目的：①及时发现急危重患儿，安排急诊就诊，并护送至急救室进行抢救；②检出传染病患儿，及时隔离，减少交叉感染；③协助患儿家长选择就诊的科室，节省就诊时间。

（1）地点：预诊室应设在医院内距大门最近处或在儿科门诊的入口处，与急诊、门诊、传染病隔离室相通。

（2）预诊方式：主要为简单扼要的问诊、视诊及必要的体检，短时间做出判断。根据不同季节传染病的流行特点，结合患儿接触史、主诉及体检，尽快检出传染病患儿并转至传染病隔离室。当遇有急需抢救的危重患儿时，预诊护士要立即护送至抢救地点。

2. **传染病隔离室**　隔离室内设有消毒隔离设备，如紫外线灯、洗手设备、隔离衣、检查台、压舌板、手电筒等，并设专人为隔离的患儿及家长办理挂号、交费、取药等服务。有条件者，应附设挂号、治疗、化验室及药房等。

3. **测体温处**　发热儿童在就诊前需到体温测量处测试体温，室内设候诊椅，如体温高达 39℃ 以上者，应酌情给予退热处理，并优先安排就诊，以防热性惊厥。

4. **候诊处**　应宽敞，空气流通，照明良好，温、湿度适宜，设置足够的候诊椅，有换尿布、包裹之用的护理台面，提供饮水设备及消毒水杯。可设宣传栏或通过电视进行儿科健康教育，也可以设置儿童娱乐的场地。

儿童门诊各室的布置应符合儿童心理特点，可在墙壁上张贴各种图画，以消除儿童的紧张与不安。

（二）儿童门诊的护理管理特点

1. **做好组织管理**　儿童门诊人员流动性大，尤其初次就诊者不熟悉就诊程序，护士应主动耐心地给予解释，并协助就诊。

2. **密切观察病情**　儿童病情变化快，护士在预诊、候诊等整个诊治过程中应观察患儿的病情变化，一旦发现紧急情况及时处理。

3. **预防交叉感染**　严格执行无菌操作技术和消毒隔离制度。根据传染病的流行情况，及时发现并隔离传染病患儿，以防交叉感染。

4. **提供健康教育**　积极宣传科学育儿的方法和疾病护理知识；对家长提出的问题要给予耐心的解释和必要的指导。

5. **防止差错事故**　严格执行各项操作规程、药品管理及核对制度，并随时注意儿童安全，防止发生意外事故。

6. **减轻患儿及家属的焦虑**　对重病患儿及其家长应给予心理支持，密切护患沟通，积极提供护理。在做各种治疗或检查前，要与家长及患儿进行沟通，以减轻不安并争取合作。

二、儿科急诊

（一）儿科急诊的设置及特点

1. 儿科急诊的设置 急诊处于抢救患儿的第一线，除有门诊的设施外，还应有抢救室、观察室、小手术室等。

（1）抢救室：应设抢救床 2~3 张，备有抢救器械（如呼吸机、监护仪、氧气源、吸氧设备、吸引器装置、除颤仪、儿童复苏设备、洗胃机等）、急救药品和各种无菌包。室内应备有抢救车，车上放置急救药品（盐酸肾上腺素、异丙肾上腺素、阿托品、多巴胺、毛花苷 C（西地兰）、呋塞米、地西泮、地塞米松、生理盐水、葡萄糖等）、注射器、手电筒、记录本及笔等。

（2）观察室：设有病床及一般抢救设备如中心供氧、吸痰、电源等，雾化器、输液设备。患儿输液期间，可根据病情同时进行退热、雾化、吸痰等治疗。并按病房要求备有各种医疗文件。

（3）小手术室：除一般手术室的基本设备外，应准备清创缝合小手术、大面积烧伤的初步处理、骨折固定等器械用具及抢救药品。

2. 儿科急诊的特点 儿童常发病急、来势凶、病情变化快；疾病表现不典型，常延误诊断；突发情况、意外事故较多见。因此，在儿科急诊中护士应注意：

（1）对危重患儿的就诊应先抢救、后挂号；先用药、后交费。

（2）患儿家长常因过分焦急对病史陈述不清，护士应耐心询问，并通过细致观察按病情分诊。

（3）候诊患儿病情可急剧变化，护士应加强巡视，必要时给予提前诊治。

（4）随着季节变化，儿童发病的种类有一定规律，护理人员应根据急诊患儿的特点与病种发生规律，做好常用仪器设备及药品的准备，以便及时、准确地进行抢救。

（二）儿科急诊的护理管理特点

1. 重视急诊五要素 包括人、医疗技术、药品、仪器设备及时间是急诊抢救的五个重要因素，缺一不可，其中人起主要作用。儿科急诊护士应有较强的组织抢救能力，临危不乱，使抢救工作有条不紊地顺利进行，还要体贴和照顾患儿家属。

2. 随时做好抢救准备 护士实行 24 小时工作制，坚守岗位，经常巡视，观察病情变化并及时处理。

3. 建立急诊护理常规 建立儿童各科常见急诊的抢救护理常规，使护理人员掌握常见疾病的抢救程序和要点，提高抢救效率。

4. 加强急诊文件管理 应有完整规范的急诊病历，注明患儿到达急诊的时间、接受诊治的时间等。完整的病历可保持抢救的连续性，为进一步治疗和护理提供依据。

5. 慎重对待口头医嘱 紧急抢救时的口头医嘱，必须当面复述准确无误后执行。执行时须经他人核对，用过的药品包装保留备查，执行后督促医生开书面医嘱并及时补记录。

三、儿科病房

（一）儿科病房的设置及特点

儿科病房一般根据儿童年龄、病种及身心特点合理安排。每个病区收治 30~40 名患儿为宜。

1. 病房 分为大小病室，每间大病室内容纳 4~6 张床，每间小病室放置 1~2 张床。每个床单位占地至少 2 平方米，床间距为 1 米。床与窗台的距离为 1 米。每间病室均有洗手设备及夜间照明装置。室内水、电等设施，应有安全防护措施。

病区内还应设有危重病室，收治病情危重、需要观察及抢救的患儿。室内置有各种抢救设备，待患儿病情稳定后转入普通病室。

2. **治疗室** 室内设治疗桌、治疗车、药柜、器械柜、冰箱等,并备有各种注射、输液、穿刺用物及常用药品等。治疗室分为内、外两小间。外间用于各种注射及输液准备;内间可进行各种穿刺、采血、换药等,以利于无菌操作。

3. **配膳室与配乳室** 设在病区的入口处,便于营养师将备好的食品送入病区。室内有配膳桌、碗柜、消毒锅、冰箱、微波炉以及分发膳食的餐车等,新生儿室及危重监护室应增设配乳室。

4. **护士站与医生办公室** 应设在病区的中央,靠近重症病室,以便观察病情和抢救。

5. **游戏室** 应设在病区一侧,室内阳光充足,地面应采用木板或塑料材质以防儿童跌伤。布局应体现儿童身心发育的特征。备有小桌、小椅、玩具柜及适合不同年龄儿童的玩具及连环画等。有条件可放置电视机。

6. **盥洗室、浴室、厕所** 各种设备应适合儿童使用,注意安全。浴室要宽敞,浴池宜浅而宽,便于儿童出入及护士协助患儿沐浴。厕所便池或坐便器要适合儿童的身高及年龄特点,如为幼儿专用则不设门,儿童用可有门,但不加锁,防止出现意外。

此外,病区需设有库房、值班室、仪器室等;规模较大的病区还应设家属接待室、新病人入院观察室、危重监护室、足月儿室、早产儿室、隔离室和1~2间备用病室(供临时隔离或空气消毒时轮换使用)。

(二)儿科病区的护理管理特点

1. **环境管理** 病室窗帘、床单被套应选用适合儿童的心理特点、色泽明快、图形可爱的布料制作,使病室显得生动、活泼。病室的温湿度应根据患儿年龄大小进行调整。新生儿合适的室温为22~24℃,婴幼儿为20~22℃,湿度为55%~65%;年长儿病室的温度略低,为18~20℃,相对湿度为50%~60%。

2. **生活管理** 病室内的生活制度要考虑儿童的病情与年龄特点,根据病情合理安排休息与活动的时间。医院提供式样简单、柔软棉布的患儿衣裤,可选择色彩明快的卡通图案制作,并定期更换,集中清洗消毒。饮食安排既要符合疾病的要求,又要能满足儿童生长发育的需要。每次用餐后食具均应进行消毒。根据不同年龄特点安排游戏及学习。

3. **安全管理** 病区中的设备要有保护措施,如暖气要加罩,电插座有保护装置,床的规格合适、有护栏等。在治疗护理中要细心,严格执行查对制度。患儿在检查床或治疗台上时,必须有护士守护,离开患儿要拉上并扣牢床挡。病区地面应保持干燥,不可乱扔果皮及杂物。此外,一些小型食品,如花生米、瓜子等不可给婴幼儿自行食用,以免塞入耳、鼻或误吞入气管。应经常检查消防装置,明确非常口(安全通道)及楼梯,并保持应急使用状态。使用的运输用具、手电筒、蜡烛、火柴等应放在固定位置。患儿离开病区外出时,应有工作人员带领。

4. **感染管理** 每天病室应定时通风,按时进行紫外线照射,地面定期消毒,重视手的清洁,严格执行消毒隔离制度。每月需进行病区消毒监测一次,发现问题及时查找原因并分析对策。不同病种患儿应尽量分室护理,同一病种患儿的急性期与恢复期也应尽量分开,患儿用过的物品经消毒处理后才能应用;医护人员应注意个人卫生,衣帽整洁,特别是护理患儿前、后均应洗手,有呼吸道感染者不宜护理新生儿及早产儿;积极开展健康教育,家长患感染性疾病时应暂禁探望。在儿科病区中,对新生儿、早产儿、正在接受化学治疗的白血病患儿、肾病综合征患儿,以及其他机体抵抗力低下的患儿均应施行保护性隔离。

5. **传染病管理** 病区中发现传染病患儿应立即报告疫情、及时隔离转科或转院,对患儿的污物、所住的病室要及时进行消毒处理,对曾与传染病患儿接触的易感儿应进行检疫。

6. **家属管理** 为了防止交叉感染,保持病室清洁、整齐,应规定合理的探视制度。护士应向患儿家属耐心介绍及解释患儿病情,宣传、讲解有关患儿疾病的基础知识及预防知识。对于有危险的、发出噪声的、不易消毒的玩具不要带入病室。

第二节　住院儿童的心理反应及护理

住院对儿童的心理和生理都会造成很大的影响。刚入院的患儿通常会对陌生的环境、陌生的人群、医疗设备、紧张的气氛及噪音不能适应,护士应帮助患儿,尽量缩短患儿对医院的适应时间,最大限度地减少对其身心的影响。

一、儿童对疾病的认识

由于认知能力的局限,儿童对患病、住院的认识因年龄的不同而有所差异。各年龄段儿童对疾病的认识有以下特点。

1. **幼儿与学龄前期儿童**　此期儿童不了解身体各部位的功能,认为疾病是外在的事物,仅仅是使其身体感到不适,而不能从疾病的现象中找原因,常将疼痛等感觉与惩罚相联系,对疾病的发展及预后缺乏认识。

2. **学龄期儿童**　此期儿童开始了解身体各部分的功能,对疾病的病因有了一定的认识,认为道德行为与病因有关,并能注意疾病的程度,开始恐惧身体的伤残和死亡。

3. **青少年**　此期儿童能够认识到疾病的病因,明确疾病与器官功能不良有关,对疾病的发生及治疗有一定的理解,能够用语言表达身体的不适,产生对死亡的恐惧,甚至因不当的幻想而失眠,无法得到充分的休息。

二、各年龄期患儿对住院的反应及护理

(一) 婴儿对住院的反应及护理

1. **对住院的反应**　婴儿期是儿童身心发育最快的时期,对住院的反应随月龄增加而有所不同。6个月以前的患儿,如生理需要获得满足,入院后较少哭闹,能够安静,即使与母亲分离,出现的困扰尚不明显,但容易因住院而缺乏外界有益的刺激,感知觉和动作方面的发育受到一定影响,此时是婴儿和母亲开始建立信任感的时期,若患儿住院,此过程就会被迫中断。6个月后患儿开始懂得认生,对母亲或抚育者的依恋性越来越强,故6个月~1岁的患儿住院反应强烈,主要表现为分离性焦虑(separation anxiety),以哭闹表现与亲人分离的痛苦,对陌生环境及人持拒绝态度。

2. **护理要点**　尽量减少患儿与父母的分离,护理人员应多与患儿接触,呼唤其乳名,使之对护士从逐渐熟悉到产生好感。尽量做到有固定的护士对患儿进行连续的护理,使患儿与护士能够建立起信任感,满足患儿的生理需要。向家长了解并在护理中尽量保持患儿住院前的生活习惯,可把患儿喜爱的玩具或物品放在床旁。对小婴儿特别要多给予抚摸、怀抱、微笑,提供适当的颜色、声音等感知觉的刺激,协助其进行全身或局部的动作训练,维持患儿正常的发育。

(二) 幼儿对住院的反应及护理

1. **对住院的反应**　幼儿对母亲的依恋变得十分强烈,对住院误认为是惩罚,因对医院环境、生活等各方面均不熟悉,担心自身安全受到威胁,并且害怕被父母遗弃,由此产生分离性焦虑。同时受语言表达与理解能力的限制,在表达需要、与他人交往上出现困难,感到苦恼。幼儿末期开始发展其自主性,但住院往往使他们受到约束,因而产生孤独感和反抗情绪。各种心理反应,使患儿拒绝接触医护人员。具体表现为3个阶段。

(1) 反抗:表现为哭闹,采用打、踢、跑等行为,寻找父母,拒绝他人的劝阻、照顾。

(2) 失望:因不能找到父母而悲哀、沮丧,对周围一切事物都不感兴趣。此阶段部分儿童易出现逃避压

力。常用的行为方式为退行性行为,如吸吮自己的拇指或咬指甲、尿床、拒绝用杯子或碗而用奶瓶等。

(3)否认:住院时间长的患儿可进入此阶段。即把对父母的思念压抑下来,克制自己的情感,能与周围人交往,而且形成新的人际关系。表现得很愉快。以满不在乎的态度对待父母来院探望或离去。

2. 护理要点　以患儿能够理解的语言讲解医院的环境、生活安排,了解患儿表达需要和要求的特殊方式。鼓励家长陪伴及照顾患儿,尽量固定护士,对患儿进行连续的、全面的护理。运用语言与非语言沟通技巧,多与患儿交谈,以促进患儿语言能力的发展,达到互相理解。对患儿入院后出现的反抗、哭闹等,应予以理解,允许其发泄不满。如发现患儿有退行性行为时,切不可当众指责,而是在病情允许时努力帮助其恢复。为患儿创造表现其自主性的机会,如自己洗手、吃饭等,尽量满足其独立行动的愿望。

(三)学龄前患儿对住院的反应及护理

1. 对住院的反应　学龄前患儿如在住院后与父母分离,同幼儿一样会出现分离性焦虑,但因智能发展更趋完善,思维能力进一步发展,故表现较温和,如悄悄哭泣、难以入睡,能把情感和注意更多地转移到游戏、绘画等活动中,来控制和调节自己的行动。因为对陌生环境的不习惯,对疾病与住院的不理解可有恐惧心理,尤其惧怕因疾病或治疗而破坏了身体的完整性。同时,怀疑被父母遗弃和受到惩罚。

2. 护理要点　护理人员要关心、爱护、尊重患儿,尽快熟悉患儿。介绍病房环境及其他患儿,以助其减轻陌生感。鼓励父母参与治疗和护理计划。根据患儿病情组织适当游戏,通过游戏使患儿了解疾病和住院治疗不会对自己的身体构成威胁及住院不是惩罚;还可以表达患儿情感、发泄恐惧和焦虑情绪及进行健康教育。

(四)学龄患儿对住院的反应及护理

1. 对住院的反应　此阶段患儿已进入学校学习,主要的反应是与学校及同学分离,耽误了学习,感到孤独,担心会落后。因对疾病缺乏了解,患儿忧虑自己会残疾或死亡;因怕羞而不愿配合体格检查、不愿意回答个人卫生方面的问题;也有的患儿会因自己住院给家庭造成严重的经济负担而感到内疚。由于此阶段患儿自尊心较强、独立性增加,所以,尽管他们的心理活动很多,但表现比较隐匿,努力做出若无其事的样子来掩盖内心的恐慌。

2. 护理要点　护理人员要给患儿介绍有关病情、治疗和住院的目的,解除患儿的疑虑,取得患儿的信任,密切护患关系。协助他(她)们与同学保持联系,了解学校及学习情况。鼓励患儿与同伴和老师通讯,允许同伴来探望。与患儿共同计划一日生活安排,根据病情组织多种活动,鼓励患儿每日定时坚持学习,使其保持信心。进行体格检查及各项操作时,要采取必要的措施维护患儿的自尊。提供自我护理和个人卫生工作的机会,发挥他们的独立能力,引导他们安心、情绪稳定地接受治疗。

(五)青春期患儿对住院的反应及护理

1. 对住院的反应　青春期患儿独立意识较强,心理适应能力加强但情绪容易波动,住院后如果医护人员过多的干涉,容易出现逆反心理,也会因为日常生活被打乱而焦虑不安。

2. 护理要点　护理人员应注意运用沟通技巧与之建立良好的护患关系,增加患儿的安全感,鼓励其表达情绪反应,以减轻焦虑情绪。与患儿及其家长共同制定合理的作息时间表。尊重患儿,在治疗护理过程中提供给患儿部分选择权,使之更好地配合。

(六)临终患儿对住院的反应及护理

1. 对住院的反应　临终患儿心理反应与其对死亡的认识有关。

(1)婴幼儿尚不能理解死亡。

(2)学龄前儿童对死亡的概念仍不清楚,常与睡眠相混淆,不知道死后不能复生。他们还会把死亡与自己的不良行为联系起来,认为死亡是一种惩罚。学龄前儿童最害怕与父母分别,因此,他们对死亡的恐惧是长眠不醒所带来的分离和孤独。只要父母能在身边,就感到安全。

(3)学龄儿童开始认识死亡,但7~10岁的儿童并不理解死亡的真正意义,仅仅认为死亡是非常可怕的大事,而不能将死亡与自己直接联系起来。因此,对 10 岁以下的儿童来说,难以忍受的是病痛的折磨及与亲人的分离,而不是死亡的威胁;能够减轻病痛,与亲人在一起,便能有安全感。随着心理的发展,10 岁以后的儿童逐渐懂得死亡是生命的终结,普遍存在且不可逆,自己也不例外,对死亡有了和成人相似的概念,因此,惧怕死亡及死亡前的痛苦。

2. 护理要点 护理人员应采取措施尽量减少临终患儿的痛苦,如稳、准、轻、快的操作,及时满足其心理、生理需要等。护士应向患儿父母提供护理指导。允许家长守护在身边,参与适当的照顾,临终前儿童常希望得到身体的接触,应鼓励父母搂抱、抚摸患儿。尽量做到有固定的护士对患儿进行连续的护理,使患儿与护士能够建立起信任感。同时,以耐心、细致的护理服务支持患儿。结合 10 岁以后患儿对死亡的理解程度,要认真面对患儿提出的死亡问题并给予回答,但避免给予预期死亡时间。随时观察患儿情绪的变化,提供必要的支持与鼓励。

患儿死亡后,要理解、同情、关心家长的痛苦,在劝解、安慰家长的同时,尽量满足他们的要求。如允许家长在患儿身边停留一些时间,提供家长发泄的场所等。

第三节 与患儿及其家长的沟通

沟通是实施儿童护理的必要条件,是评估儿童及其家庭的重要技能。由于儿童处在生长发育阶段,心理发育尚不成熟,因此在沟通方面与成人有很多不同。

一、与患儿的沟通

(一) 儿童沟通的特点

1. 语言表达能力差 由于发育水平所限,不同年龄阶段的儿童表达个人需要的方式不同。1 岁以内的婴儿多以哭声表示自己的身心需要;1~2 岁常有吐字不清楚、用词不准确、重复字较多的现象,不仅自己表达不清楚,也使对方难以理解。3 岁以上的儿童,可通过语言并借助肢体动作,形容、叙述某些事情,但常缺乏条理性、准确性。

2. 分析认识问题能力差 儿童出生后,随着年龄的增长,对事物的认识逐渐从直觉活动思维和具体形象思维过渡到抽象逻辑思维,学龄儿童逐步学会正确地掌握概念,组成恰当的判断,进行合乎逻辑的推理,但仍有很大成分的具体形象性。因此,儿童时期对问题的理解、认识、判断、分析的能力较成人差,易影响沟通的进展与效果。

3. 模仿能力强 随着神经系统的逐渐发育,学龄前儿童的思维能力进一步发展,他们能注意模仿成人的一言一行,设法了解和认识周围环境。学龄儿童已经有了一定的判断能力,能有意识的模仿老师和同伴。所以在与儿童沟通时,成人要有目的引导,就可能获得事半功倍的效果。

(二) 与患儿沟通的方式

1. 语言沟通 语言沟通包括口头和书面两种。与患儿的语言沟通一般为面对面的口头沟通,如护士介绍医院环境、有关治疗情况等,患儿也可向护士述说要求和感受。由于患儿的语言能力有限,可不同程度地影响沟通效果,因此要注意使用通俗易懂的词语,掌握适当的语速,选择合适的语调和声调,保证语言的清晰和简洁,同时要注意选择合适的时间和相关的话题。

2. 非语言沟通 又称身体语言,包括面部表情、身体的姿势、仪表、手势、眼神、空间距离、语音语调等。护士和蔼、友善的微笑,轻柔的抚摸,都能使患儿感到舒适与安全。

3. 抽象式沟通 患儿可通过游戏与绘画表达感情,受到教育。游戏是儿童最重要的沟通形式之一,通过游戏能表达他们对家庭、朋友及医护人员的感受,也能显示自己掌握的知识与技能,同时能发泄自己对某件事情的愤怒。通过绘画,患儿可表达愿望、宣泄感情,护士可通过绘画与患儿进行交流,了解和发现存在的问题。

(三) 与患儿沟通的技巧

1. 语言沟通

(1) 使用儿童能理解的方式:不同年龄阶段的儿童,语言理解与表达能力的发育情况不同,护士在与儿童交谈中,应用儿童熟悉常用的词句。语言沟通多采用肯定方式,避免使用"不"字,如"用纸来折飞机"比"不能吃纸"更易使儿童接受,使儿童能主动配合。

(2) 接受儿童谈话时的感觉:由于儿童对事物的概念和分析等与成人不同,有时甚至幼稚可笑,护士不能取笑儿童或敷衍了事,应表示接受与理解,采取重视的诚恳态度,以免使儿童失去安全感和对护士的亲近感及信任。

(3) 注意交谈的语调、语气、声调、音量、速度:儿童对成人交谈的内容有时不能完全理解,他们更注意谈话的语气、语调等,如他们能从母亲说话声调的提高或速度的加快而感到情绪紧张。因此,护士应掌握语言沟通的技巧,较慢、均匀地语调,稳重的声音最能引起儿童的注意与反应。

2. 非语言沟通
虽然年龄小、经验和经历缺乏,但仍要平等相待,尊重患儿。如与患儿保持较近的距离,采取蹲姿以达到与患儿眼睛在同一水平线,不厌其烦地满足患儿的要求,可使患儿获得安全的感觉,维护自尊。在儿童病房,除必须外,护士一般无需戴口罩,以便更好地与儿童沟通,减轻儿童陌生与不安的感觉。对于婴幼儿来说,抚摸则是更有效的沟通形式,通过怀抱、抚摸可以使不安的儿童安静下来,消除紧张情绪,有利于儿童心理方面的健康发展。

3. 抽象式沟通

(1) 游戏:护士可利用学龄前儿童的好奇心,与其玩猜谜游戏,如猜手里拿的什么,或手电筒亮不亮等都能较快地与之进行良性沟通,增加亲切感。

(2) 绘画:护士通过对画面内容、布局等的分析可了解儿童对自己和他人的想法。可通过一些线索展开评估,如图中个体形象的大小,可反映儿童心目中重要的、有力量的、有权威的人或事;每个画像出现的顺序,可反映儿童对人或事按其重要程序排列的次序;儿童在图中与家庭成员或其他人物的关键位置,表示儿童的地位,服从的感觉;涂擦、重叠部位与儿童矛盾、焦虑的心理有关。但这些线索并不是完全正确或一成不变的,必须结合儿童的背景资料进行全面细致的分析。

二、与患儿家长的沟通

虽然父母与儿童是分别独立的个体,但在与儿童沟通中,需父母协助完成。护士以其热情、客观、理解、关心的态度,与儿童父母之间传递信息,给他们提供疏导个人感受、放松紧张焦虑情绪的机会。儿童也以独特的目光来观察护士,他们看到自己的父母与护士交流得很融洽,便增加了对该护士的信任感,容易与这位护士亲近,使沟通在很随意中进行。

应鼓励交谈。与父母的沟通最好以一般的谈话开始,如"孩子现在怎么样?"的普遍性问题,可使父母在轻松的气氛下表达自己所关心的主题。在谈话刚开始时,采用较好的说法如"什么""怎样""你的意思是……"等。最好避免谈话开始时使用如"是不是""有没有"等闭合性问题,虽可省时,提高效率,但不利于引导家长表露情感及提供患儿相关信息。

其他常用的沟通技巧如观察、倾听、适当的沉默、移情等,在与儿童父母沟通时亦被使用。

第四节　儿科健康评估的特点

在运用护理程序实施整体护理时,护士必须首先了解患儿的情况,收集与患儿健康有关的资料。由于儿童的生理、心理均处在不断成长、发展的过程中,儿童年龄越小,越不能配合。因此,儿科的健康评估在许多方面与成人不同。

一、健康史的收集

收集健康史最常用的方法是交谈、观察与体格检查。信息的来源包括患儿、家长、其他照顾者及医生的叙述和体格检查等得来的资料。交谈是指与上述人员进行有目的的谈话,儿童年龄越小,语言表达能力越差,从交谈中取得有用的信息越少,因此,与患儿父母的有效交谈很重要。交谈前,护士要明确谈话目的,拟定所需信息,安排合适的时间、地点,交谈中护士应精神集中,注意倾听,不宜随便打断对方的谈话。通过交谈,从中获取的信息包括患儿的发病经过,出生史、生长发育史、喂养史、预防接种史、过敏史等,饮食、排泄、睡眠方式,自理程度,与他人交往及对住院的反应,家庭、社会对患儿关心支持情况等。

观察是通过视、听、触、嗅等感觉器官收集资料。例如,通过视觉了解患儿身体特点、面部表情、行为表现、步态、姿势等。通过听觉了解是否喘息、呼吸道有无痰液阻塞、哭声是否有力等。通过触觉,感觉皮肤的温、湿度及器官的大小变化。通过嗅觉,了解排出物的气味等。由于儿童的语言表达能力有限,临床观察在儿科显得尤为重要。

二、儿童身体评估

护理的体格检查是为了对患儿在身、心、社会方面进行功能评估,提出护理诊断。与成人体检不同的是,应注意儿童生长发育情况,并要取得患儿及其家长的合作。

(一) 体格检查的内容

1. **一般状况**　在询问病史的过程中,观察儿童营养与发育状况、精神状态、面部表情、对周围事物的反应、面色、哭声、语言应答、活动能力、体位等,根据这些资料,初步判断儿童神志情况、发育营养、病情轻重、亲子关系等。

2. **一般测量**　除体温、脉搏、呼吸、血压外,还应测量身长、体重、头围、胸围等生长发育指标。

3. **皮肤和皮下组织**　应在自然光下观察。在保暖的前提下仔细观察皮肤,有无苍白、潮红、黄疸、发绀、皮疹、瘀点(斑)、脱屑、色素沉着,毛发异常等情况。触摸皮肤湿润度、弹性及皮下组织厚薄和充实度,有无脱水、水肿及其程度,必要时应测皮脂厚度。

4. **淋巴结**　检查枕后、颈部、耳后、腋窝、腹股沟等处淋巴结大小、数目、质地、活动度及有无压痛和粘连等。

5. **头部**

(1) 头颅:观察头颅大小及形状,必要时测量头围;前囟大小及紧张度,是否隆起或凹陷;小婴儿应注意有无颅骨软化、枕秃,新生儿有无产瘤、血肿等。

(2) 面部:观察有无特殊面容、眼距宽窄、双耳大小及形状等。

(3) 眼、耳、鼻:有无眼睑红肿、下垂、闭合不全,结膜充血、眼分泌物,角膜混浊、溃疡,瞳孔大小、形状、对光反应。双耳有无外耳道分泌物、局部红肿,提耳时有无疼痛等。观察鼻形状、有无鼻翼扇动、鼻分泌物的性状、鼻塞等。

(4) 口腔:口唇有无苍白、发绀、湿润、干燥、口角糜烂,牙龈、黏膜有无充血、溃疡、鹅口疮,腮腺开口处有无红肿及分泌物等。牙齿的数目及排列,龋齿数。咽部检查放在体格检查的最后进行,一手固定儿童头部使其面对光源,一手持压舌板,在儿童张口时进入口腔,压住舌后根部,利用儿童反射性将口张大暴露咽部的短暂时间,迅速观察双侧扁桃体是否肿大,有无充血、分泌物、脓点、假膜及咽部有无溃疡、充血、滤泡增生、咽喉壁脓肿等情况。

6. 颈部 有无斜颈、短颈或颈璞等畸形,颈椎活动情况;甲状腺有无肿大;气管的位置,颈静脉充盈、颈部血管异常搏动,有无颈肌张力增高或迟缓等。

7. 胸部

(1) 胸廓:外形有无异常,儿童要特别注意有无佝偻病引起的胸廓畸形如鸡胸、肋骨串珠、肋膈沟、肋缘外翻等,胸廓两侧是否对称,有无呼吸运动异常,心前区局部隆起,有无桶状胸、漏斗胸,肋间隙饱满、凹陷、增宽或变窄等。

(2) 肺:注意呼吸快慢深浅,有无节律异常、呼吸困难,"三凹征"等表现。听诊时儿童常不配合,可趁啼哭后深吸气时进行听诊。

(3) 心:注意心前区是否有隆起、心尖搏动是否移位。心脏听诊时注意心率、节律、心音强弱、杂音等。

8. 腹部 新生儿要特别注意脐部有无炎症、出血及分泌物,稍大后注意有无脐疝。婴幼儿肝脏边缘可达肋下 1~2cm,小婴儿可触及脾脏,肝脾均质软,无压痛,6~7 岁后能触摸到肝脾属于异常。叩诊可采用直接叩诊法或间接叩诊法,其检查内容与成人相同。儿童腹部听诊时可闻及肠鸣音亢进,如有血管杂音时应注意杂音的性质、强弱及部位。

9. 脊柱和四肢 观察有无畸形、躯干与四肢的比例和佝偻病体征如"O"形、"X"形腿,脊柱侧弯等;观察手、足(趾)有无杵状指(趾)、多指(趾)畸形等。

10. 会阴、肛门及外生殖器 观察儿童肛门有无畸形、肛裂,女孩阴道有无分泌物、畸形,男孩有无包皮过长,阴囊鞘膜积液、隐睾及畸形,有无腹股沟疝等。

11. 神经系统

(1) 一般检查:包括神志、精神状态、面部表情、前囟饱满度、反应灵敏度,动作语言发育,有无异常行为,肢体动作能力等。

(2) 脑膜刺激征:重点检查颈部有无抵抗、肌张力、Kernig 征及 Brudzinski 征。

(3) 神经反射:新生儿检查特有的生理反射是否存在,如吸吮反射、握持反射、拥抱反射等,2 岁以下婴幼儿 Babinski 征可呈阳性。

(二)体格检查应注意的问题

1. 为取得患儿合作,在对婴幼儿开始检查前,应先与其交谈,或用玩具、听诊器等与之共同游戏,以解除恐惧心理及紧张情绪。

2. 根据儿童年龄采取适当的检查体位,婴幼儿可让家长抱着检查,检查者应顺应患儿体位。

3. 检查中应尽量减少不良刺激,双手和用具要温暖,手法要轻柔,动作迅速,对于年长儿要注意保护其隐私,减少暴露。

4. 注意保护性隔离,检查前洗手,必要时戴口罩。避免暴露过久,以防儿童着凉。注意预防意外,离开前要拉好床挡,收拾好检查用具。

5. 根据儿童年龄的特点及耐受程度,对体检顺序进行适当的调整。如检查小婴儿时,先听诊胸部和心脏,最后再查咽部;幼儿可先检查四肢,再检查其他部位,以减少儿童恐惧。

6. 对急症或危重抢救病例,应先重点检查生命体征或与疾病有关的部位,全面的体格检查最好在病情稳定后进行,也可边抢救边检查。

三、儿童家庭评估

家庭评估包括家庭结构、家庭功能、家庭环境及家庭资源等方面的评估,患儿及其家庭成员的关系是影响其身心健康的重要因素,是儿科健康评估的重要组成部分。

(一)家庭结构评估

1. 家庭的人口结构 评估中应涉及父母目前的婚姻状况,是否有分居、离异及死亡情况,同时应了解患儿对家庭危机事件的反应。

2. 家庭内部结构 评估家庭成员之间的相互作用和相互关系。包括家庭中的权威及决策方式、家庭角色、沟通类型和价值观等方面。

(二)家庭功能评估

1. 满足情感功能 家庭成员的关系及角色,成员之间是否亲近、相互关系,有无偏爱、溺爱、冲突、紧张状态等。

2. 养育功能 家庭是否具有促进患儿生理、心理和社会性成熟的条件;与社会的联系情况,是否从中获得支持。评估父母是否鼓励孩子与他们交流,孩子是否耐心倾听父母的意见等。

3. 提供健康照顾功能 评估家庭成员有无科学育儿的一般知识、家庭用药情况、对患儿疾病的认识、提供疾病期间护理照顾的能力等;评估家庭育儿观念、保健态度、饮食习惯等;同时,了解家庭成员的健康状况。

(三)家庭资源评估

评估父母及其他家庭成员的职业包括目前所从事的工作、工作强度、工作地离居住地的距离、工作满意度以及是否暴露于危险环境等,还应涉及家庭的经济状况、医疗保险情况等及家庭成员教育状况(教育经历、所掌握的技能等)。

(四)家庭环境评估

包括住房类型、上学交通状况、娱乐空间和场所、环境中潜在的危险因素等。

四、住院患儿的健康教育

儿童健康教育是通过有计划、有组织、系统的教育活动使儿童建立健康信念和健康行为的活动,从而提高患儿的独立、勇敢、合作能力,促进患儿战胜疾病、恢复健康。患儿年龄不同,对其采取的教育方法不同,教育的内容也不同。护士应根据儿童不同年龄段、针对不同疾病,采取符合儿童心理特点的教育方法,按照量力性原则、直观性原则、启发性原则、督导性原则制定教育策略。

(一)入院健康教育

护士应根据患儿及家属的理解能力和需要进行针对性教育,讲解有关疾病知识、饮食营养及服药指导,各种锻炼与休息方面的知识,使之更好地配合医疗和护理,减少疾病复发和并发症。

1. 健康教育方法

(1) 直观形象法:充分利用各种信息来源,如图片、计算机软件、DVD、CD、VCD 等视听方式,激发儿童学习兴趣。

(2) 游戏法:可根据不同的教学内容选择合适的教育方法,如角色扮演、体育游戏和音乐游戏等。

(3) 示范法:儿童模仿力很强,在健康教育中充分运用榜样的示范作用,帮助儿童理解和掌握健康知识及技能。同时指导家长形成健康行为,共同为儿童树立榜样。

(4) 提问法:注意问题要具体明确,语言通俗易懂,便于儿童理解和回答,回答正确时要及时表扬,激发其积极性;如回答错误,要及时纠正,态度要和蔼,避免挫伤其积极性和自尊心。

(5) 练习法:让儿童反复练习已学习的技能,加深其理解和掌握程度,培养良好的健康行为。

2. 健康教育注意事项

(1) 教育应有计划性:健康教育计划应是书面计划,包括教育目标、教育方法、评价方法及时间等。教育目标、方法应明确可行,将其落实到日常治疗和护理工作中。

(2) 教育时机应适当:健康教育应因时、因情施教。系统健康教育最好在患儿病情平稳、家长情绪稳定时进行,以取得良好的教育结果。

(3) 教育方法应得当:根据教育对象选择合适的教育方法,并及时与家长进行沟通交流,了解反馈信息。

(4) 教育应有艺术性:良好的护患关系是进行健康教育的基础。教育过程中应灵活运用沟通与交流的技巧,语言通俗易懂,词汇生动,态度和蔼可亲。

(5) 满足特殊患儿的学习要求:针对残疾儿童应注意教育方式。如有视力障碍,材料必须以听觉及触觉方式出现;反之有听力缺陷的患儿需要提供视觉和触觉的材料;有学习障碍的患儿需要缩短教育的时间并反复强化,经常评价他们的理解程度。

（二）出院健康教育

1. 出院指导 护士在评估患儿疾病严重程度、家庭护理患儿的能力、家庭环境及需要提供的支持后,进行出院指导。教育的内容包括休息与睡眠、饮食与营养、服药方法、病情观察、预防复发、正确育儿知识等方面。对于需要在家庭中进行特殊护理的患儿,应向家长示教鼻饲、胰岛素注射、血糖监测、功能锻炼、压疮处理、敷料的更换方法等,并使其熟练掌握。护士应与社会服务部门、家庭、社区护理机构协调,共同制定出院后的护理计划,保证护理的延续性。

2. 家庭护理 患儿住院期间,家长有必要学习如何帮助患儿在家庭中继续康复。护士应同访视护士或家庭护士共同评估家长执行护理的能力,并制定相应的教育计划,使其掌握一些基本护理技能,如生命体征的观察、给药、清洁、吸氧、胰岛素注射、血糖监测等,这些技能对于一些慢性病患儿在家庭中的护理尤为重要。

第五节　儿童用药指导

药物治疗是防治疾病综合措施中的一个重要组成部分。由于儿童解剖、生理特点随其年龄增长而有差异,故对药物的反应亦不同。所以,对儿童用药必须慎重、准确、针对性强,做到合理用药。

一、儿童用药特点

（一）胎儿、乳儿可受母亲用药的影响

许多药物可通过胎盘进入胎儿体内。药物对胎儿的影响取决于孕妇所用药物的性质、剂量及疗程,并与胎龄有关。用药剂量越大、时间越长,易透过胎盘的药物,到达胎儿的血药浓度亦越高,越持久,影响越大。有些药物可通过乳汁作用于婴儿,如苯巴比妥、地西泮、水杨酸盐、阿托品等哺乳期应慎用。放射性药物、抗癌药、抗甲状腺药物等,哺乳期应禁用。新生儿尚可受到临产孕母及乳母所用药物的影响,如孕母临产时用吗啡、哌替啶等麻醉剂或镇痛剂,可致新生儿呼吸中枢抑制。

（二）肝肾功能对药物代谢的影响

儿童肝脏酶系统发育不成熟,影响了药物的代谢功能。如氯霉素的使用剂量不当,除引起粒细胞减少等不良反应外,还可引起急性中毒(灰婴综合征),后果严重。儿童肾小球滤过率及肾小管分泌功能差,使药

物排泄缓慢,某些由肾排泄的药物如氨基糖苷类、地高辛等,应注意用量。

(三) 儿童神经系统对药物的反应

儿童神经系统发育尚未完善,有些药物易透过血脑屏障到达中枢神经系统,药物进入儿童体内后,与血浆蛋白结合较少,游离药物浓度较高,通过血脑屏障容易引起中枢神经系统症状,因此使用中枢神经系统药物应慎重。如儿童对吗啡类药物(可待因等)特别敏感,易致呼吸中枢抑制;山梗菜碱可引起婴儿运动性烦躁、不安及一时性呼吸暂停等;氨茶碱可引起过度兴奋,应慎用。婴幼儿对镇静药耐受量较大,如应用巴比妥类药物时,用量按体重计算较成人大。

(四) 年龄不同,对药物反应不同,药物的毒副作用有所差别

儿童不同年龄阶段,对药物的反应不一样。3个月以内的婴儿慎用退热药,以免婴儿出现虚脱;8岁以下的儿童特别是婴儿服用四环素容易引起黄斑牙(四环素牙);还有些外用药如滴鼻净用于治疗婴儿鼻炎,可引起昏迷、呼吸暂停。

(五) 儿童容易发生电解质紊乱

儿童体液占体重的比例较大,对水、电解质的调节功能较差,对影响水、电解质和酸碱代谢的药物特别敏感,比成人容易中毒。因此儿童应用利尿剂后极易发生低钠或低钾血症。

二、药物的选择

儿童用药应根据儿童的年龄、病情、个体情况及药物的特殊反应慎重选择,应合并使用药物,并注意药物的配伍禁忌。

1. **抗生素**　儿童容易患感染性疾病,故常用抗生素等药物,抗生素主要对由细菌引起的感染性疾病有较好的治疗效果,要针对不同细菌、不同部位的感染,正确选择用药,防止抗生素滥用。同时注意观察药物的毒副作用,如肾毒性、耳毒性、造血功能抑制作用等。避免长期使用抗生素,而引起真菌和耐药性细菌感染。

2. **退热药**　发热为儿童疾病常见症状,一般使用对乙酰氨基酚和布洛芬退热。可反复使用,但剂量不可过大。婴儿不宜使用阿司匹林,以免发生 Reye 综合征,婴儿期多采取物理降温及多饮水等措施,不宜过早、过多地应用退热药物。

3. **镇静止惊药**　当患儿出现高热、烦躁不安、惊厥时,可考虑使用镇静药,常用药物有苯巴比妥、水合氯醛、地西泮等,使用过程中应特别注意观察呼吸情况,以免发生呼吸抑制。

4. **镇咳平喘药**　婴幼儿呼吸道感染时多有咳嗽,分泌物多,痰不易咳出。咳嗽时,一般不首先使用镇咳药,而应用祛痰药或雾化吸入稀释分泌物,配合体位引流排痰,使之易于咳出。哮喘患儿提倡局部吸入β_2受体激动剂类药物,必要时也可用茶碱类,新生儿及小婴儿慎用。

5. **止泻药和泻药**　对腹泻患儿慎用止泻药,除用口服或静脉滴注补充液体防治脱水和电解质紊乱外,可适当使用保护肠黏膜的药物,或辅以含双歧杆菌或乳酸杆菌的制剂以调节肠道的微生态环境,儿童便秘一般不用泻药,多采用调整饮食和松软大便的通便法。

6. **肾上腺皮质激素**　临床应用广泛,可与相关药物配合使用,起到抗炎、抗病毒、抗过敏等作用。但应严格掌握使用指征,在诊断未明确时避免滥用,以免掩盖病情。不可随意减量或停药,防止出现反弹现象。长期使用可影响蛋白质、脂肪及糖代谢,抑制骨骼生长,降低机体免疫力。此外,患水痘时用此药可使病情加重,严禁使用。

三、给药方法

给药的方法应以保证用药效果为原则,根据儿童的年龄、疾病及病情选择给药途径、药物剂型、剂量和

用药次数,以保证药效和尽量减少药物对儿童的不良影响。

1. 口服法 是常用的给药方法。对儿童应鼓励并教会其自己服用药物,然后饮水去除苦味。婴儿可用滴管法或去掉针头的注射器给药。若用小药匙喂药,可将药片捣碎加糖水调匀,抱起婴儿或抬高其头部,从婴儿的口角处顺口颊方向慢慢倒入药液,待药液咽下后,才将药匙拿开,以防婴儿将药液吐出。可用拇指和示指轻轻捏双颊,使之吞咽。婴儿喂药应在喂奶前或两次喂奶间进行,以免因服药时呕吐而将奶吐出引起误吸。药物也不要混入奶中哺喂。

2. 注射法 注射法多用于急、重症患儿及不宜口服药物的患儿。能快速见效,但易造成患儿恐惧,宜在注射前作适当解释、注射中给予鼓励。常采用肌内注射、静脉注射及静脉滴注法。肌内注射一般选择臀大肌外上方,对不合作、哭闹挣扎的婴幼儿采取"三快"(进针、注药及拔针均快)的注射技术,防止发生意外。肌内注射次数过多易影响下肢活动,应尽量避免。静脉注射多用于抢救时,严格掌握推注速度,切忌药液外渗。静脉滴注在临床广泛应用,不仅可以给药,还可补充水分及营养、供给热量等,应根据患儿的年龄、病情、药物性质调控滴速。

3. 外用药 剂型较多,但以软膏为多,也可用水剂、粉剂、混悬剂等。要避免儿童用手抓、摸药物,误入眼、口发生意外。

4. 滴耳法 用药时应将儿童的头部转向健侧后进行,将 3 岁以下患儿的耳郭向下向后拉,将 3 岁以上患儿的耳郭向上向后拉。滴耳液的温度为 37℃。药物滴于外耳道而自行流入耳膜,滴药后儿童躺向健侧保持 10~15 分钟。

5. 滴鼻法 应在进食前 20 分钟进行,每瓶药只能用于一个患儿。滴入时,患儿仰卧,肩下垫一大枕头,滴药后保持此姿势 5 分钟,防止药液向鼻孔外流失。

6. 其他方法 雾化吸入法常用;对神志不清、昏迷者采用鼻饲给药;灌肠法儿童采用不多,可用缓释栓剂;含剂、漱剂年长儿可采用。

四、药物剂量计算

1. 按体重计算 临床上广泛应用,是最常用、最基本的计算方法。计算公式:每日(次)剂量 = 患儿体重(kg)× 每日(次)每千克体重所需药量。

患儿体重应以实际测得值为准,使药物剂量更加准确。若年长儿计算结果超出成人剂量,则以成人量为上限。须连续应用数日的药,如抗生素、维生素等,按每日剂量计算后再分 2~3 次用,临时对症用药如退热药、催眠药等,常按每次剂量计算。

2. 按体表面积计算 此法更为准确,因其与基础代谢、肾小球滤过率等生理活动关系更为密切,但计算过程相对复杂。计算公式:每日(次)剂量 = 每日(次)每平方米体表面积所需药量 × 患儿体表面积(m²)。

儿童体表面积按"儿童体表面积图或表"求得,也可按下列公式计算:

$$体表面积(m^2) = 体重(kg) \times 0.035 + 0.1(体重 \leqslant 30kg 儿童)$$

$$体表面积(m^2) = [体重(kg) - 30] \times 0.02 + 1.05(体重 > 30kg 儿童)$$

3. 按年龄计算 此法简单易行。用于剂量幅度大,不需十分精确计算,如止咳药、营养药等。

4. 以成人剂量折算 此法仅用于某些未提供儿童剂量的药物,不用作常规计算方法,所得的剂量多偏小。计算公式:

$$儿童剂量 = 成人剂量 \times 儿童体重(kg)/50$$

以上任何方法计算的剂量都有其局限性,实际应用时,应根据儿童的生理特点、所患疾病及其病情轻重、用药目的、用药途径,得出较为确切的药物剂量。

第六节　儿童液体疗法及护理

一、儿童体液平衡的特点

体液平衡是维持生命的重要条件。儿童时期,各器官系统处于发育阶段,体液调节功能不成熟,其调节功能极易受疾病和外界环境的影响而失调,出现水、电解质及酸碱平衡紊乱。

(一)体液的总量及分布

体液包括细胞内液和细胞外液两大部分,血浆和间质液合称为细胞外液。年龄愈小,体液总量相对愈多,主要变化的是间质液,血浆和细胞内液的比例基本稳定,与成人相近。不同年龄的体液分布见表5-1。

表5-1　不同年龄的体液分布(占体重的百分比)

年龄	细胞内液	细胞外液		体液总量
		血浆	间质液	
足月新生儿	35	6	37	78
1岁	40	5	25	70
2~14岁	40	5	20	65
成人	40~45	5	10~15	55~60

(二)体液的电解质组成

出生后数日的新生儿血中钾、氯、磷及乳酸偏高,血钠、钙、碳酸氢盐含量偏低,其他年龄儿童体液的电解质成分大致与成人相似。

(三)水代谢

1. 水的需要量多　人体每日的需水量和热量消耗成正比,儿童新陈代谢旺盛,需热量多,对水的需要量相对较多。年龄越小,需水量相对越多,不同年龄儿童每日需水量见表5-2。

表5-2　儿童每日水的需要量

年龄(岁)	水的需要量(ml/kg)	年龄(岁)	水的需要量(ml/kg)
<1	120~160	4~9	70~110
1~3	100~140	10~14	50~90

2. 水的交换率快　儿童排泄水的速度较成人快,年龄越小,出入量相对越多。婴儿每日水的交换量为细胞外液量的1/2,而成人仅为1/7,水的交换率比成人快3~4倍。由于婴儿对缺水的耐受力差,在病理情况下,如进水不足同时又有水分继续丢失时,由于肾脏的浓缩功能有限,将比成人更易脱水。

3. 不显性失水量增加　儿童体表面积相对较大,生长发育快,组织细胞增长时水分需要量大,不显性失水是成人的2倍。同时儿童从皮肤和肺蒸发的不显性失水量易受环境温度增高、体温升高等影响,两者均可增加不显性失水量,亦增加了发生脱水的可能性。

4. 体液平衡调节功能相对不成熟　肾脏在维持机体水、电解质、酸碱平衡方面起重要作用。年龄越小,肾脏的浓缩、稀释功能、酸化尿液和保留碱基的能力越差,越易发生水、电解质及酸碱平衡紊乱。

二、水、电解质和酸碱平衡紊乱

（一）脱水

脱水（dehydration）是指机体水分摄入不足或丢失过多，导致体液总量尤其是细胞外液量的减少，并有钠、钾和其他电解质的丢失。

1. **脱水程度** 是指患病以来的累积体液损失量。根据病史和临床表现综合分析，将脱水分为轻、中和重度见表 5-3。

表 5-3 不同程度脱水的临床表现

	轻度	中度	重度
神志	清楚	精神萎靡或烦躁	昏睡甚至昏迷
眼窝和前囟	稍凹陷	明显凹陷	深度凹陷
皮肤和皮肤弹性	稍干燥、弹性可	明显干燥、弹性差	极度干燥、弹性极差
眼泪	有	少	无
尿量	稍减少	明显减少	极少或无尿
口腔黏膜	略干燥	干燥	极干燥或干裂
休克症状	无	无	有
失水量占体重比例	<5%	5%~10%	>10%
	(50ml/kg)	(50~100ml/kg)	(100~120ml/kg)

2. **脱水性质** 是指体液渗透压的改变，反映水和电解质的相对丢失量。根据血清钠的水平将脱水分为等渗、低渗和高渗性脱水 3 种类型（表 5-4）。等渗性脱水最常见，高渗性脱水较少见。

表 5-4 不同性质脱水的临床特点

临床特点	等渗	低渗	高渗
失钠失水比	1	>1	<1
血钠浓度	130~150mmol/L	<130mmol/L	>150mmol/L
口渴	有	不明显	明显
皮肤湿度	干燥	黏湿	干燥
皮肤弹性	差	极差	变化不明显
循环衰竭	有	易有	少有
神志改变	较少	易有	易有
尿量	减少	增加→减少	明显减少
比重	正常	减低	增高
常见病因	腹泻病	营养不良伴腹泻	高热脱水 不显性脱水

（1）等渗性脱水：水和电解质等比例丢失，血清钠浓度 130~150mmol/L，脱水后体液仍呈等渗状态。主要是循环血量和间质液减少，细胞内液量无明显变化，细胞内外无渗透压变化，临床表现为一般脱水症状。呕吐、腹泻所致的脱水属于此类。应注意在严重营养不良儿往往对脱水程度估计过重。眼窝凹陷常被家长发现，其恢复往往是补液后最早改善的体征之一。

（2）低渗性脱水：电解质丢失比例大于水的丢失，血清钠浓度 <130mmol/L。脱水后体液（首先表现在细胞外液）呈低渗状态，导致水分由细胞外向细胞内转移，造成细胞内水肿，细胞外液进一步减少，其脱水症状较其他两种脱水严重。初期无口渴症状，除一般脱水体征，如皮肤弹性降低、眼窝和前囟凹陷外，多有四

肢厥冷、皮肤发花、血压下降、尿量减少等休克症状,低钠严重者可发生脑水肿,出现嗜睡、惊厥和昏迷等。营养不良伴慢性腹泻、腹泻时补充非电解质溶液过多等情况容易发生。

(3) 高渗性脱水:水丢失比例大于电解质的丢失,血清钠浓度 >150mmol/L。脱水后细胞外液呈高渗状态,水从细胞内进入细胞外,造成细胞内脱水。表现为剧烈口渴、高热、烦躁不安、肌张力增高等,甚至发生惊厥。严重高渗性脱水可导致脑血管破裂出血等。高热入水量少、大量出汗或腹泻时补充电解质溶液过多等情况容易发生。

(二) 低钾血症

血清钾低于 3.5mmol/L 时称为低钾血症(正常血清钾浓度为 3.5~5.5mmol/L)。

1. **病因** 低钾血症在临床上较为多见,常见原因有以下方面。

(1) 摄入不足:长期禁食或进食量小。

(2) 丢失过多:消化道丢失,如呕吐、腹泻,长期应用脱水、利尿剂等。

(3) 异常分布:碱中毒、胰岛素治疗时钾向细胞内转移等原因。

2. **临床表现**

(1) 神经肌肉兴奋性降低:表现为骨骼肌、平滑肌及心肌功能的改变,如肌肉软弱无力,重者出现呼吸肌麻痹或麻痹性肠梗阻、胃扩张、腹壁反射减弱或消失。

(2) 心脏损害:表现为心肌兴奋性增高,如心率增快,心律失常,心电图改变。

(3) 肾脏损害:长期缺钾可出现多尿、夜尿、口渴、多饮,还可并发低钾、低氯性碱中毒,伴有反常性酸性尿。

3. **治疗原则** 积极治疗原发病,控制钾的进一步丢失。轻症多食入含钾丰富的食物,必要时口服氯化钾,每日 3~4mmol/kg(22~30mg/kg)。重症需静脉补钾,每日剂量为 4~6mmol/kg(30~45mg/kg),浓度≤40mmol/L(0.3%),静脉补钾时间不短于 8 小时。见尿补钾,一般补钾需持续 4~6 天,能经口进食时,将静脉补钾改为口服补钾。治疗过程中要严密观察临床症状和体征的变化,监测血清钾水平,有条件者给予心电监护。

(三) 酸碱平衡紊乱

1. **代谢性酸中毒** 是儿童最常见的酸碱平衡紊乱,主要是由于细胞外液中 H^+ 增加或 HCO_3^- 丢失所致。

(1) 病因

1) 碱性物质从消化道或肾脏丢失:儿童腹泻、小肠和胆管引流或瘘管、肾小管酸中毒等。

2) 酸性代谢产物堆积:糖尿病酮症酸中毒、进食不足所致的饥饿性酮症等。

3) 摄入的酸性物质过多:如氯化钙、氯化镁等。

(2) 临床表现:根据 HCO_3^- 测定结果不同,将酸中毒分为轻度(18~13mmol/L)、中度(13~9mmol/L)及重度(<9mmol/L)。轻度酸中毒症状不明显,仅有呼吸稍快,多通过血气分析发现并作出诊断。典型酸中毒表现为精神萎靡或烦躁不安、呼吸深长、口唇樱桃红色、恶心、呕吐、昏睡或昏迷等。若血 pH 值在 7.20 以下时,可导致血压偏低,心力衰竭,甚至出现室颤。新生儿及小婴儿因呼吸代偿功能较差,常可仅出现精神萎靡、拒奶、面色苍白等,而呼吸改变并不明显。

(3) 治疗原则:积极治疗原发病。采用碳酸氢钠和乳酸钠等碱性药物增加碱储备,中和 H^+。当 pH 值 <7.3 时即可使用碱性液,首选碳酸氢钠。可根据血气分析结果,用剩余碱(BE)值按公式计算或根据 CO_2 结合力(CO_2CP)检测结果计算,一般将 5% 的碳酸氢钠稀释成 1.4% 溶液,11.2% 的乳酸钠稀释成 1.87% 溶液,先给予计算量的 1/2,再根据病情变化、复查血气分析的结果、治疗后的反应等调整剂量。在纠酸的同时注意补钾、补钙。

2. **代谢性碱中毒** 由于体内 H^+ 减少或 HCO_3^- 增高所致。

(1) 病因

1) 消化道损失过多的酸性物质,如长期呕吐、胃液引流。

2）HCO$_3^-$重吸收增加：低血钾、呼吸性酸中毒等可增加 HCO$_3^-$ 重吸收。

3）应用碱性药物过多，使体内 HCO$_3^-$ 增多。

（2）临床表现：轻症表现不明显，严重时呼吸慢而浅，头晕，躁动，继发血中游离钙减少时，神经肌肉兴奋性增加，出现手足搐搦，甚至喉痉挛，血 pH 及 CO$_2$CP 值均升高。低血钾是碱中毒常伴的症状。

（3）治疗原则：积极治疗原发病。停用碱性药物，纠正水、电解质平衡失调。轻症静脉滴注生理盐水，重症者给予氯化铵滴注，肝肾功能不全或合并呼吸性酸中毒时禁用。

3. 呼吸性酸中毒 由于 CO$_2$ 排出障碍使体内 CO$_2$ 滞留及 H$_2$CO$_3$ 增高所致。

（1）病因：呼吸道阻塞，肺部和胸腔疾患，呼吸肌麻痹或痉挛及呼吸中枢受抑制，呼吸机使用不当等。

（2）临床表现：因原发病而异，常伴有低氧血症和呼吸困难。高碳酸血症可引起血管扩张，颅内血流增加，导致头痛及颅内压增高，严重高碳酸血症可出现中枢抑制、血 pH 值降低。

（3）治疗原则：积极治疗原发病。改善通气和换气功能，解除呼吸道阻塞。重症患儿可行气管插管或气管切开人工辅助呼吸。

4. 呼吸性碱中毒 由于通气过度使体内 CO$_2$ 大量排出，H$_2$CO$_3$ 下降所致。

（1）病因：过度通气、中枢神经系统疾病、水杨酸制剂中毒、CO 中毒等。

（2）临床表现：典型表现为呼吸深快，其他症状与代谢性碱中毒相似。

（3）治疗原则：针对原发病改善呼吸功能，碱中毒可随呼吸改善而逐渐恢复。

三、液体疗法常用溶液

1. 非电解质溶液 常用 5% 葡萄糖溶液和 10% 葡萄糖溶液，其中 5% 葡萄糖溶液为等渗溶液，10% 葡萄糖溶液为高渗溶液。但葡萄糖输入体内后，被迅速氧化代谢为水和二氧化碳，同时提供能量或转变为糖原储存，不能维持渗透压，因此葡萄糖溶液被视为无张力溶液，主要用于补充水分和提供能量。

2. 电解质溶液 主要用于补充液体、电解质和纠正酸碱失衡。

（1）生理盐水（0.9% 氯化钠溶液）为等渗液，3% 氯化钠溶液为高渗液。

（2）碳酸氢钠溶液：用于纠正酸中毒。1.4% 碳酸氢钠溶液为等渗液，5% 碳酸氢钠溶液为高渗液。

（3）乳酸钠溶液：用于纠正酸中毒，缺氧、休克及新生儿等不宜用。1.87% 乳酸钠溶液为等渗液，11.2% 乳酸钠溶液为高渗液。

（4）10% 氯化钾和 15% 氯化钾溶液：为高渗液，用于补充钾盐，均不能直接应用，需稀释成 0.2%~0.3% 溶液静脉点滴，禁忌静脉注射。

3. 混合溶液 为适应不同情况液体疗法的需要，将各种溶液按不同比例配制成混合溶液。常用混合溶液的配制见表 5-5。

表 5-5　几种常用混合溶液的配制方法

溶液种类	溶液总量（ml）	张力	0.9% 氯化钠（ml）	5% 或 10% 葡萄糖（ml）	5% 碳酸氢钠或（11.2% 乳酸钠）（ml）
2:1 含钠液	100	等张	65	25（30）	10（5）
1:1 液	100	1/2 张	50	50	—
1:2 液	100	1/3 张	35	65	—
1:4 液	100	1/5 张	20	80	—
2:3:1 液	100	1/2 张	33	63	5（3）
4:3:2 液	100	2/3 张	45	50	6（4）

注：临床操作中为了配制简便，加入的各液量均为整数，配成的是近似的溶液

4. 口服补液盐溶液 简称 ORS 液,是由世界卫生组织(WHO)推荐用以治疗急性腹泻合并脱水的一种口服溶液,适用于轻、中度脱水无严重呕吐的患儿口服补液。其理论基础是基于小肠的 Na^+-葡萄糖偶联转运吸收机制,即小肠上皮细胞刷状缘的膜上存在着 Na^+-葡萄糖共同载体,此载体上有 Na^+-葡萄糖两个结合位点,当 Na^+-葡萄糖同时与结合位点相结合时即能运转,并显著增加钠和水的吸收。目前有多种 ORS 配方。WHO 2002 年推荐的低渗透压口服补液盐配方与传统的配方比较效果基本相同,但更为安全。该配方为氯化钠 2.6g,枸橼酸钠 2.9g,氯化钾 1.5g,葡萄糖 13.5g,加水到 1000ml 配成,其总渗透压为 245mOSm/L。

四、液体疗法

液体疗法是通过补充不同种类的液体,以达到纠正机体水、电解质和酸碱平衡紊乱的治疗方法。液体疗法具体方案的制定要根据病情、体格检查及实验室检查资料综合分析确定。输液前要确定补液的量、性质、速度及步骤,输液中遵循"三定"(定量、定性、定速)、"三先"(先快后慢、先盐后糖、先浓后淡)及两补(见尿补钾、见惊补钙)的原则,以保证液体疗法的顺利实施。第一天补液总量应包括补充累积损失量、继续损失量和生理需要量三部分。

(一)口服补液

适用于腹泻时的预防及轻、中度脱水的治疗,选用口服补液盐(ORS)。一般轻度脱水口服补液量 50~80ml/kg,中度脱水 80~100ml/kg,于 8~12 小时内将累积损失量补足;脱水纠正后将余量用等量水稀释后按病情需要随时口服。密切观察病情,如果患儿眼睑出现水肿,应停止服用 ORS 液,改用温开水或母乳。新生儿、心肾功能不全、休克及明显呕吐、腹胀者不宜应用 ORS 液。在口服补液过程中,如呕吐频繁或腹泻、脱水加重,应改为静脉补液。

(二)静脉补液

适用于中度以上脱水、吐泻重或腹胀的患儿。

1. 第一天补液

(1)补充累积损失量:补充自发病以来水、电解质的损失量。

1)补液量:根据脱水程度决定。轻度脱水 30~50ml/kg,中度脱水 50~100ml/kg,重度脱水 100~120ml/kg。

2)输液种类:根据脱水的性质决定。通常低渗性脱水补 2/3 张含钠液,等渗性脱水补 1/2 张含钠液,高渗性脱水补 1/3~1/5 张含钠液。如临床判断脱水性质有困难,可先按等渗性脱水处理,待检验得出结果,再行调整。

3)补液速度:取决于脱水程度。累积损失量常在 8~12 小时内完成,每小时约为 8~10ml/kg,但对伴有循环不良和休克的重度脱水患儿,应迅速输入等渗含钠液(生理盐水或 2∶1 液),按 20ml/kg 于 30~60 分钟快速静脉输入,总量不超过 300ml,余量按常规速度滴注,排尿后及时补钾。低渗性脱水输液速度可稍快,高渗性脱水为防止发生脑细胞水肿,输液速度应适当减慢,严重酸中毒需补给碱性溶液。

(2)补充继续丢失量:指进行液体治疗过程中,因呕吐、腹泻等继续丢失的液体量。按实际损失量及性质予以补充。

1)补液量:应按"丢多少补多少""随时丢随时补"的原则进行补充。腹泻患儿一般按每天 10~40ml/kg 计算。

2)补液种类:常用 1/3~1/2 张含钠液,同时注意补钾。

(3)补充生理需要量:指要满足基础代谢需求的液体量。

1)补液量:婴幼儿每日 60~80ml/kg。

2)补液种类:尽量口服,不能口服或口服量不足者可以静脉滴注 1/4~1/5 张含钠液,同时给予生理需要量的钾。

继续丢失量和生理需要量在累积损失量液体滴注完成后的 12~16 小时内均匀输入,每小时需滴注约 5ml/kg。

实际补液中,应对上述三方面进行综合分析,混合使用。腹泻引起的脱水第一天的补液量,一般按轻度脱水 90~120ml/kg,中度脱水 120~150ml/kg,重度脱水 150~180ml/kg,婴幼儿给予计算量的 2/3,学龄前及学龄儿童给予 3/4。

2. 第二天及以后的补液 根据病情轻重估计情况来决定,一般只需补充生理需要量和继续丢失量,继续补钾,供给热量。于 12~24 小时内均匀静滴。能口服者尽量口服。

(三) 补液的护理

1. 补液前准备阶段

(1) 全面评估病情:全面了解患儿病情、输液的目的及其临床意义。

(2) 熟悉常用溶液的种类、成分及配制方法:根据患儿脱水情况准备各种溶液、用物等。

(3) 解释治疗目的:向患儿和(或)家长解释补液目的,以取得合作;对年长儿给予鼓励,对不合作的患儿可以给予适当约束或给予镇静剂。

2. 补液阶段

(1) 严格掌握输液量和速度:遵医嘱安排 24 小时液体量,有条件最好使用输液泵控制入量。保证静脉输液通畅,防止液体外渗。

(2) 密切观察病情

1) 监测生命体征:监测体温、脉搏、呼吸、血压及精神状态,若发生心力衰竭和肺水肿等情况应及时通知医生做相应处理。

2) 观察脱水情况:观察患儿的精神状态、口渴、皮肤黏膜、眼窝、前囟、尿量、呕吐及大便次数及量等,尤其要注意观察和记录输液后首次排尿的时间和量。动态观察补液前后脱水症状是否改善,作为补液方案是否调整的依据。如补液合理,一般于补液后 3~4 小时内排尿,说明血容量恢复。补液后 24 小时皮肤弹性恢复,眼窝凹陷消失,口舌湿润、饮水正常、无口渴,则表明脱水已被纠正。补液后眼睑出现水肿,可能是输入钠盐过多;补液后尿多而脱水未纠正,则可能是葡萄糖液补入过多,宜调整溶液中电解质比例。一旦发生异常情况,应立即与医生联系。

3) 观察酸中毒表现:观察患儿面色、呼吸改变,小婴儿有无精神萎靡、抽搐。特别是酸中毒纠正后,如出现抽搐,应考虑低钙血症,如果补钙后抽搐仍不能缓解,应考虑是否有低镁血症。

4) 观察低血钾表现:注意观察患儿面色及肌张力,有无心音低钝、腹胀、肠鸣音减弱等。

(3) 准确记录液体出入量。

(高 凤)

儿科医疗机构包括儿科门诊、儿科急诊及儿科病区三部分,要了解各部分设置特点和护理管理特点。各年龄期儿童对住院的反应主要为分离性焦虑,但不同的年龄段表现不同,要根据其特点做好相应的护理。与患儿进行语言沟通时要注意使用沟通技巧。儿科健康评估收集资料最常用的方法是交谈、观察与体格检查,体格检查要注意与成人的不同点。注意儿童家庭结构、功能、资源及环境的评估,根据儿童的特点选择适宜的健康教育的方式。不同年龄儿童用药特点不同,要注意常用药物的选择;口服法是常用的给药方法,注射法多用于急、重症患儿及不宜口服药物的患儿;按体重计算药物剂量在临床上最常用。年龄愈小,体液总量相对愈多,主要变化的是间质液。根据脱水的程度将脱水分为轻、中和重度,根据脱水性质将脱水分为等渗性、低渗性和高渗性脱水。液体疗法常用的溶液有各种浓度的葡萄糖溶液、生理盐水、碱性溶液、10% 氯化钾溶液、混合溶液、口服补液盐溶液等;液体疗法应遵循三定(定量、定性、定速)、三先(先快后慢、先盐后糖、先浓后淡)及两补(见尿补钾、见惊补钙)的原则。

复习参考题

1. 简述各年龄期儿童对住院的反应和护理要点。

2. 对儿童进行体格检查时的注意事项有哪些?

3. 儿童体液平衡的特点有哪些?

4. 简述不同程度、不同性质脱水的临床特点。

5. 简述低钾血症的临床表现。

6. 简述液体疗法常用液体的性质和作用及液体疗法的基本原则。

第六章　儿科常用护理技术操作

6

学习目标	
掌握	婴儿沐浴法、婴儿抚触、头皮静脉输液法、股静脉穿刺术、颈外静脉穿刺术、静脉留置针穿刺术、婴幼儿灌肠法、温箱使用法、光照疗法、换血疗法、儿童心肺复苏术等儿科护理技术的操作方法。
熟悉	常见儿科护理技术操作的注意事项。
了解	常见儿科护理技术操作的目的。

第一节　婴儿沐浴法

【目的】

1. 保持婴儿皮肤清洁和舒适。

2. 协助皮肤排泄和散热,促进血液循环。

3. 便于观察全身情况。

【准备】

1. **用物准备**　婴儿尿布及衣服、大毛巾、毛巾被及包布、小毛巾 2 张。护理盘(内备梳子、指甲刀、棉签、液状石蜡、75% 乙醇、护臀霜)。浴盆(内备温热水,沐浴时水温冬季为 38~39℃,夏季为 37~38℃,备水时温度稍高 2~3℃)。

2. **环境准备**　关闭门窗,调节室温在 26~28℃。

【操作方法】

1. 将用物按顺序摆好。

2. 核对婴儿住院号、姓名。

3. 抱婴儿于操作台上,脱去衣服,解除尿布,测体重后用大毛巾包裹,并记录。

4. 左手掌托住头颈部,左前臂托住婴儿背部,拇指与中指分别将婴儿双耳廓向前按住,避免水流入耳内。左臂及腋下夹住婴儿臀部及下肢,将头移向盆边(图 6-1)。

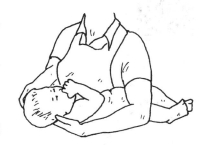

图 6-1　小婴儿洗头法

5. 用小毛巾擦洗患儿双眼,由内眦向外眦擦拭眼睛,更换面巾部位以同法擦另一眼;接着擦洗面部,注意擦洗耳后褶皱部;用棉签清洁鼻孔。

6. 右手将清洗液涂于手上,洗头、颈、耳后,然后用清水冲洗后吸干。较重婴儿,可用前臂托住婴儿上身,将下半身托于护士腿上(图 6-2)。

7. 解除婴儿的大毛巾,左手握住婴儿左臂靠近腋窝处,使其颈枕于护士左前臂处,用右手握住婴儿左腿靠近腹股沟处,轻放婴儿于水中(图 6-3)。

8. 保持左手的握持,用另一小毛巾淋湿小儿全身,抹沐浴液按顺序洗颈下、胸、腹、腋下、上肢、手、会阴、下肢,随洗随冲净(图 6-4)。

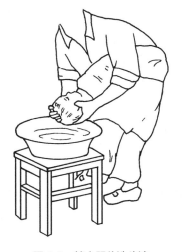

图 6-2　较大婴儿洗头法

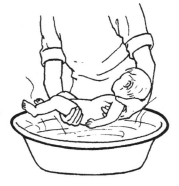

图 6-3　婴儿出入浴盆法

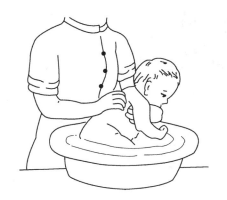

图 6-4　洗背时婴儿的扶持

9. 将婴儿依照放入水中的方法抱出,用大毛巾包裹全身并将水分吸干,对全身各部位从上到下按顺序检查,给予相应的处理。如脐带未脱落,用75%酒精或复合碘消毒液消毒脐带残端和脐周;臀部擦拭护臀霜或鞣酸软膏。

10. 更换衣服和尿布,必要时修剪指甲。

11. 再次核对婴儿姓名、住院号。

12. 清理用物,洗手。

【注意事项】

1. 婴儿沐浴时机为喂奶前或喂奶后1小时。

2. 操作过程中需注意观察婴儿面色、反应、皮肤、肢体活动等情况,如发现异常及时报告医生。

3. 注意保暖,注意水温,防止烫伤;不可将婴儿单独留在操作台或水盆中。

4. 不可用力去除婴儿头顶部的皮脂结痂,可涂液状石蜡浸润,结痂皮软化再去除。

第二节 婴儿抚触

【目的】

通过感知刺激、触觉活动、运动能力训练及情感交流来促进新生儿生长发育,改善睡眠,增加机体免疫力,刺激消化功能,减少焦虑的一种科学育婴方法。

【准备】

1. **物品准备** 辐射台、无刺激的按摩油、干净衣物。

2. **环境准备** 选择安静、清洁的房间,保持适宜的房间温度(26~28℃),光线柔和,可播放轻松音乐。

3. **操作时机** 尽量选择两餐之间进行,不宜过饱或过饥。抚触最好在患儿沐浴后,安静觉醒的舒适状态下进行。

【操作方法】

1. 双人核对患儿身份信息及医嘱。

2. 修剪指甲,用温热的水洗净双手,让双手温暖、清洁。

3. 选择合适的姿势 最常用的是站立姿势,保持双肩放松,背部挺直。

4. 倒少量润肤油于操作者手掌内,涂布均匀,按抚触步骤:头面部—胸部—腹部—上肢—下肢—背部,进行抚触。

5. 头部抚触 目的是舒缓头面部的紧绷。从前额中心处用双手拇指往外推压,划出一个微笑状。眉头、眼窝、人中、下巴,同样用双手拇指往外推压,划出一个微笑状。

6. 胸部抚触 目的是顺畅呼吸循环。双手放于两侧肋缘,分别由胸部外下侧向对侧外上侧滑动,避开乳头。

7. 腹部抚触 目的是有助于胃肠活动。按顺时针方向按摩腹部,双手分别由患儿的右下腹经中上腹滑向左上腹,再滑至左下腹。可做"I LOVE YOU"亲情体验,用右手在患儿的右下腹由下往上画一个英文字母"I",再依操作者方向由左至右画一个倒写的"L",最后由左至右画一个倒写的"U"。脐带未脱落时,尽量不要碰到脐带。

8. 手部抚触 目的是增加灵活反应。两手交替,从上臂至腕部轻轻地挤捏患儿的手臂;双手挟着手臂,上下轻轻地搓滚肌肉群至腕部。从近端至远端抚触手掌;逐指抚触,捏拿患儿手指。同样的方法抚触另一上肢。

9. 腿部抚触 目的是增加运动协调功能。双手交替握住患儿一侧下肢,从近端到远端轻轻挤捏;双手挟着下肢,上下轻轻地搓滚肌肉群至脚踝。从近端到远端抚触脚掌;逐趾抚触,捏拿患儿脚趾。同样的方法抚触另一下肢。

10. 背部抚触　目的是舒缓背部肌肉。患儿呈俯卧位,脊柱为中点,双手示、中、无名指腹向外滑行,从上到下抚触脊柱两侧。以上每一个操作各重复 5~8 次,抚触时间 15~20 分钟为宜。

【注意事项】

1. 抚触过程中注意与新生儿进行情感交流。

2. 抚触过程中注意观察患儿的体温、心率、呼吸、肤色。患儿哭闹或呕吐时,应暂停抚触,查找原因。避免按摩乳腺及脐部,脐孔尚未闭锁者不能抚触腹部。

3. 按摩油适量为宜,不要把按摩油滴到患儿的眼睛里。若患儿对按摩油过敏或皮疹较多的暂停涂抹,蓝光治疗期间亦不能涂抹。

第三节　头皮静脉输液法

【目的】

1. 使药物快速进入体内。

2. 补充液体、营养,维持体内电解质平衡,纠正血容量不足。

【准备】

治疗盘、输液器、液体及药物、头皮针、消毒液、棉签、弯盘、胶布、治疗巾、根据需要准备剃刀、肥皂、纱布、固定物等。

【操作方法】

1. 检查药液和输液器,带输液卡核对住院号、姓名,评估患儿的情况,做好解释工作,为婴幼儿更换尿布,协助排尿。

2. 洗手、戴口罩,在治疗室内按医嘱配好输液药物,插输液器。

3. 携用物至患儿床旁,核对患儿和查对药液后将输液瓶挂于输液架上,排尽空气。

4. 患儿仰卧或侧卧,头垫小枕,枕上铺治疗巾,枕头放于床沿,助手站于患儿足端,固定其肢体、头部。必要时采用全身约束法。

5. 穿刺者立于患儿头端,选择穿刺静脉,一般选用额上静脉、颞浅静脉和耳后静脉。根据需要剃去穿刺部位的毛发,消毒皮肤后再次核对。

6. 穿刺者一手绷紧血管两端皮肤,另一手持针沿静脉走向方向进针,见回血后松开调节器,如点滴通畅,针尖处无肿胀,可用胶布固定,调节滴速,固定针头,再次核对。

7. 整理用物,并做好相关记录,向患儿家长交代注意事项。

8. 输液完毕,轻轻取下胶布,关闭调节器,将针头拔出,用无菌棉球压迫直至不出血为止。

【注意事项】

1. 严格执行查对制度和无菌技术操作原则,注意药物的浓度、剂量及配伍禁忌。

2. 注意区分头皮动静脉。

3. 穿刺中注意观察患儿的哭声、面色及病情变化,必要时暂缓穿刺。

第四节 股静脉穿刺术

【目的】

采集静脉血标本。

【准备】

锐器盒、治疗盘、一次性真空采血针、消毒液、无菌棉球、棉签、胶布、采血管、弯盘、标本架、无菌手套、医嘱执行单、检验申请单(检验条码)、小垫枕、垃圾桶、治疗车、免洗手消毒液等。

【操作方法】

1. 双人核对医嘱　打印静脉采血标签,核对申请检验项目、患儿姓名、住院号,根据检验项目选择适当容器,将检验申请单(检验条码)正确贴于标本容器上,备齐用物,携用物至操作室。

2. 评估操作环境。

3. 自我介绍,解释静脉采血的目的及过程,取得患儿及家属配合。

4. 核对患儿信息　开放式提问询问患儿姓名,核对采血条码和手腕带信息。

5. 操作者和助手洗手、戴口罩、戴手套。

6. 摆放体位　助手协助患儿取仰卧,垫高穿刺侧臀部,用双肘及前臂约束患儿躯干及上肢,两手分别固定患儿两腿呈蛙状,充分暴露腹股沟穿刺部位,评估患儿穿刺部位皮肤及血管情况,正确选择穿刺点。注意保护患儿隐私,可用脱下的一侧裤管或尿布遮盖会阴部。

7. 操作者正反两次消毒穿刺部位皮肤,范围≥5cm,同时消毒操作者左手示指和中指。

8. 穿刺点定位(常采用触摸法)　在腹股沟中、内 1/3 交界处,以左手示指和中指触及股动脉搏动点,再次消毒穿刺点及触摸手指。

9. 再次核对患儿信息。

10. 再次定位穿刺点,准备穿刺　垂直穿刺法:右手持一次性真空采血针沿股动脉搏动点内侧 0.3~0.5cm 处垂直刺入,感觉无阻力见回血后固定不动,连接采血管,注意采血针斜插,使血液沿管壁注入,直至采取所需血量。斜刺法:腹股沟下 1~3cm 处,针头与皮肤呈 45°(视患儿皮下脂肪厚度酌情调整)向股动脉搏动点内侧 0.3~0.5cm 处由浅入深刺入。其余操作同垂直穿刺法(图 6-5)。采血毕,快速拔针,压迫穿刺点 5 分钟止血,直至不出血为止。

11. 再次核对。

12. 安抚患儿、平整衣物、整理用物。

13. 脱手套、洗手、取口罩。

14. 点击电脑保存采集时间,标本登记本登记,临时医嘱单签字。

15. 标本送检。

【注意事项】

1. 患儿有出血倾向者或凝血功能障碍者,禁用股静脉穿刺术。

2. 穿刺失败时,不宜在同侧多次穿刺,以免形成血肿;保护穿刺区域勿被尿液污染;穿刺中密切观察患儿反应、面色和呼吸情况,发现异常酌情停止操作。

3. 股静脉不作为常规采血部位,应慎用。

4. 腹股沟有伤口、糜烂或感染者不作此操作。

5. 血液系统疾病慎用股静脉。

6. 穿刺时绝对避开股神经,否则易造成下肢运动障碍。

7. 避免伤及髋关节或腹腔内组织:斜刺时向上刺入不可过深。

8. 若回血呈鲜红色,表明误入动脉,应立即拔针,并用无菌棉球压迫 5~10 分钟,直至不出血为止。

9. 严格执行无菌技术操作,操作时用尿布包裹会阴,防止尿液污染。

10. 按压时切忌一压一松,按压力度要适宜,勿造成下肢青紫。

11. 穿刺后注意保护穿刺处,以防感染。

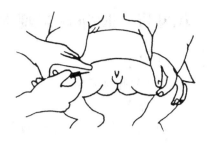

图 6-5　股静脉穿刺法

第五节　颈外静脉穿刺术

【目的】

适用于 3 岁以下的患儿或肥胖儿的静脉采血。

【准备】

同股静脉穿刺术。

【操作方法】

1. 双人核对医嘱　打印静脉采血标签,核对申请检验项目、患儿姓名、住院号,根据检验项目选择适当容器,将检验申请单(检验条码)正确贴于标本容器上,备齐用物,携用物带至操作室。

2. 评估操作环境。

3. 自我介绍,评估患儿半小时内是否进食;凝血功能是否正常;颈部皮肤是否完好;心肺功能是否完好。

4. 解释静脉采血的目的及过程,取得患儿及家属配合。

5. 核对患儿信息　开放式提问询问患儿姓名,核对采血条码和手腕带信息。

6. 操作者和助手洗手、戴口罩、戴手套。

7. 摆放体位　助手协助患儿仰卧,取去枕平卧位,头偏向一侧(或侧卧位),肩齐台沿,肩下垫小枕,使头部稍垂于治疗台边沿下,以充分暴露颈外静脉。助手站于患儿足端,用两臂按住患儿身躯,两手扶着面颊与枕部,勿蒙住其口、鼻(图 6-6)。

8. 操作者站在患儿头端,戴手套,穿刺点定位。穿刺点在下颌角和锁骨上缘中点连线的上 1/3 处。

9. 再次核对患儿信息。

10. 采血　常规消毒穿刺部位皮肤后,操作者左手示指压迫颈外静脉近心端,右手持真空采血针沿血液回心方向,于患儿啼哭静脉显露最清晰时,在颈外静脉外缘,与皮肤呈 45° 进针,进入皮肤后改为 25°,穿刺点应避开颈动脉窦并不可超过甲状软骨上缘。有回血后固定针头,连接采血管,注意采血针斜插,使血液沿管壁注入,抽取所需血量后拔针,用消毒干棉球压迫局部 3~5 分钟。助手托起患儿头部,安抚患儿,确认穿刺局部无出血。平整衣物、整理用物。

11. 操作者再次核对。

12. 脱手套、洗手、取口罩。

13. 点击电脑保存采集时间,标本登记本登记,临时医嘱单签字。

14. 标本送检。

【注意事项】

1. 严格执行无菌操作,防止感染。

2. 局部静脉穿刺失败后,立即加压止血,待止血后尝试更换对侧采血。

3. 注意控制操作时间,以防患儿头部下垂时间过长,影响头部血液回流。

4. 穿刺时应随时观察患儿反应、面色和呼吸,发现异常立即停止操作。

5. 新生儿、严重心肺疾病、病情危重和有出血倾向的患儿禁用此法采血。

6. 在采血过程中,需稳妥固定患儿体位,防止意外发生。

7. 需要抗凝的血标本,应将血液与抗凝剂混匀。

8. 同时采取不同种类的血标本时,应注意先后顺序。

9. 采血完毕后必须确定穿刺点无出血及血肿后方可让患儿离开。

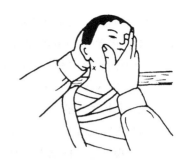

图 6-6　颈外静脉穿刺法

第六节　静脉留置针穿刺术

【目的】

1. 保持静脉通道通畅。

2. 减少患儿反复穿刺的痛苦,保护血管。

【物品准备】

治疗盘、治疗巾、锐器盒、垃圾桶、快速手消毒液、型号适宜的留置针、肝素帽、无菌手套、无菌透明敷料、胶带、复合碘消毒液、无菌棉签、止血带、弯盘、无菌生理盐水、1 支封管液或 5ml 导管冲洗器,输液装置。

【操作方法】

1. **操作前护理**

(1) 两人核对患儿治疗信息。

(2) 携用物至床旁。

(3) 评估环境。

(4) 评估患儿病情、治疗周期、出凝血时间、输注药物的性质、过敏史、皮肤、血管、合作程度。使用压脉带者询问患儿有无乳胶过敏史。

(5) 知情同意:与患儿家属沟通,告知置管原因、预期留置的时间、发生相关并发症的症状和体征,必要时签署知情同意书。

(6) 个人准备:衣帽整齐,洗手,戴口罩。

2. **操作中护理**

(1) 核对患儿信息,协助患儿取舒适体位。

(2) 选择静脉,避开皮肤破溃、皮疹、硬结等(由远及近)。

(3) 皮肤消毒:以穿刺点为中心,螺旋式由内至外进行,待干。范围:直径≥8cm 或大于敷料尺寸。

(4) 放置压脉带(穿刺点上方 6cm)。

(5) 再次皮肤消毒,直径≥8cm,以穿刺点为中心,与第一次消毒反方向进行螺旋式由内至外消毒,待干。

(6) 打开留置针包装,检查留置针完整性,输液接头排气(按照厂家说明)。

(7) 再次核对患儿信息。

(8) 戴手套。

(9) 穿刺:绷紧皮肤,以 15°~30° 角度进针,直刺入血管,进针速度宜慢,透明回血腔处见回血后压低角度(5°~10°)再进针 0.2cm。

(10) 送管:左手绷紧皮肤,右手示指抵住推送板,送软管,导管处见第 2 次回血后将软管全部送入血管。松止血带。

(11) 以穿刺点为中心,单手持无菌透明敷贴,无张力覆盖穿刺点。左手按压留置针导管前端,右手撤针芯放入锐器盒内,连接肝素帽。抚平敷贴。

(12) 用胶布加强固定留置针。

（13）推注生理盐水确认导管留置的有效性。

（14）封管：采用脉冲式手法冲管，正压封管。

（15）张贴留置针记录标签，记录穿刺者姓名、日期。

（16）再次核对患儿信息。安置患儿于舒适卧位。

3. 操作后护理

（1）告知患儿家属保护留置针的注意事项。

（2）观察患儿活动及合作情况，必要时适当加强固定。

（3）整理用物，洗手，记录。

4. 导管的维护

（1）冲管及封管：经外周静脉留置针输注药物前，宜通过输入生理盐水确定导管在静脉内，如果遇到阻力或抽吸无回血，应进一步确定导管的通畅性，不应强行冲洗导管。输液完毕应用导管容积加延长管容积两倍的生理盐水或肝素盐水正压封管。

（2）敷料的更换：观察穿刺部位有无红、肿、痛、热或沿走向出现条索状，若提示有静脉炎发生，应拔除留置针，进行相应处理。无菌透明敷料应至少每7天更换一次；若穿刺部位发生渗液、渗血时应及时更换敷料。

5. 拔管

（1）儿童外周静脉留置针可留置到治疗结束，若有并发症发生，应立即更换。

（2）当怀疑有导管相关性血液感染时，应在拔除导管之后对导管进行培养。

【注意事项】

1. 针芯拔除后，勿再回套至软管内，否则可能导致外套管损伤。

2. 加强固定　导管放置在关节或邻近关节部位，可用夹板实施固定。固定应注意肢体保持功能位，同时注意血运情况，定期移除固定，并交班记录。

3. 严格无菌操作。

4. 在外周留置针留置期间，关注有无医用粘胶相关性皮肤损伤。

第七节　婴幼儿灌肠法

【目的】

1. 清洁肠道。

2. 帮助患儿排便排气。

3. 由肠道供给药物，确定诊断及治疗。

【准备】

1. **物品准备**　治疗盘、灌肠筒、连接橡皮管、各种型号的肛管、血管钳、垫巾、弯盘、卫生纸、纱布、手套、液状石蜡、量杯、水温计、输液架、便盆和便盆布、一次性尿垫、必要时备屏风，根据医嘱备灌肠液（浓度、液量、温度准确）。

2. **护士准备**　仪表端庄，服装整洁。

3. **环境准备**　安全清洁、光线明亮、温湿度适宜。

【操作方法】

1. 双人核对医嘱。备齐用物至床旁。

2. 评估周围环境，安全、光线明亮、温湿度适宜。

3. 核对患儿姓名、ID 号和治疗信息及灌肠液。解释灌肠的目的及方法,取得患者及家属的配合。

4. 洗手、戴口罩。协助患儿排尿。关闭门窗,用屏风遮挡。

5. 摆好体位 左侧卧位,双膝屈曲,臀部近床沿。保留灌肠时根据病情选择不同的体位、臀部抬高 10cm。适当遮盖注意患儿保暖。

6. 灌肠 挂灌肠筒于输液架上,筒内液面距肛门 40~60cm(保留灌肠时约 30cm),再次核对,戴手套,连接肛管,润滑、排净空气,用止血钳夹闭橡胶管,润滑肛管前端,分开臀部,显露肛门,将肛管缓缓插入肛门,插入直肠深度不保留灌肠插入 4~7cm,保留灌肠时插入 8~12cm,固定肛管,松开止血钳,使溶液缓慢流入。

7. 观察 护士一手持肛管,同时观察灌肠液下降速度和患儿情况,若发现患儿面色苍白、异常哭闹、腹胀或排出液为血性时,应立即停止灌肠,并和医师联系。

8. 拔管 灌肠后夹紧肛管,用卫生纸包裹后轻轻拔出,放入弯盘内。让患儿保留数分钟后再排便,如果患儿不能配合,可用手夹紧患儿两侧臀部。

9. 清理 整理床单位,必要时留取标本送检。消毒和清理用物。

10. 再次核对,洗手,记录。

【注意事项】

1. 婴幼儿灌肠液量遵医嘱而定 一般小于 6 个月约为每次 50ml;6 个月 ~1 岁每次约 100ml;1~2 岁每次约为 200ml;2~3 岁每次约为 300ml。

2. 灌肠液的温度 大量不保留灌肠:以 39~41℃为宜,降温时用 28~32℃,中暑时用 4℃;小量不保留灌肠及保留灌肠时用 38℃。

3. 灌肠后若为大量不保留灌肠 嘱患儿保留溶液 5~10 分钟;降温灌肠则保留 30 分钟;小量不保留灌肠保留溶液 10~20 分钟;保留灌肠尽可能保留 1 小时以上。

4. 灌肠时需掌握好灌肠液的温度、浓度、流速、压力及溶液的量,灌肠途中如患儿主诉有腹胀或便意时,嘱其做深呼吸。灌肠完毕,不宜立即排便,应根据灌肠的类型而选择相应的保留时间。

5. 选择粗细适宜的肛管 动作应轻柔,如溶液注入或排出受阻,可协助患儿更换体位或调整肛管插入的深度。

6. 不保留灌肠者 需准确监测灌入量和排出量,达到出入量基本相等或出量大于注入量。

第八节 温箱使用法

【目的】

为新生儿提供温湿度均适宜的环境,维持正常体温。

【适应证】

1. 体重小于 2kg,包括足月小样儿及早产儿。

2. 体温不升、新生儿寒冷损伤综合征及病情危重的新生儿。

3. 皮肤疾患需行暴露疗法的患儿。

【准备】

1. 检查温箱性能是否良好,清洁消毒温箱。将水槽中注入灭菌注射用水至标记处。铺好箱内婴儿床。

2. 接通电源,根据患儿体温、体重、日龄、胎龄情况调节箱温至所需温度,维持在适中温度,湿度在 60%~80%,预热时长需 30~60 分钟。调节室温(高于 23℃),以减少辐射热的损失。

【操作方法】

1. 评估患儿,做好家属沟通工作,以取得理解。

2. 再次核对患儿 ID 号、姓名,给患儿更换尿布后脱去衣裤,置于温箱中。记录患儿入箱时的情况,包括患儿的一般情况和温箱运行情况。

3. 在最初 2 小时,应 30~60 分钟测量体温 1 次,体温稳定后,1~4 小时测体温 1 次,记录温箱和患儿体温。

【出箱条件】

1. 患儿体重≥2kg,体温正常,病情稳定,吃奶好,一般情况好。

2. 患儿在 24~26℃室温下裹包被能维持正常体温。

3. 患儿置温箱≥1 个月,虽体重不足 2kg,但一般情况好。

【注意事项】

1. 严禁骤然提高或降低温箱温度,以免患儿体温骤升、骤降造成不良后果。

2. 严格执行操作规程,治疗、护理尽可能集中进行,随时关好箱门。

3. 使用中随时观察温箱使用效果,发生报警时及时查找原因并处理,必要时更换温箱。注意有无漏电现象,如有立即停止使用。

4. 温箱避免放置在阳光直射、有对流风或取暖设备附近,以免影响箱内温度的控制。

5. 长期使用时应每周更换温箱一次,停止使用后的温箱须内外彻底清洁后用消毒液擦拭,保持清洁干燥备用。定期进行细菌培养,以检查清洁消毒的质量;湿化器水箱用水每天更换一次,以免细菌滋生。

第九节　光照疗法

【目的】
治疗新生儿高胆红素血症,降低血清未结合胆红素浓度。

【准备】
遮光眼罩、光疗箱、光疗灯或光疗毯,光疗灯管和反射板应清洁无灰尘,光疗箱需预热至适中温度。

【操作方法】

1. 清洁患儿皮肤,禁忌皮肤上涂粉和油类;剪短患儿指甲,防止抓破皮肤。

2. 评估患儿的黄疸程度、体温、呼吸及一般情况。

3. 将患儿全身裸露,用尿布遮盖会阴部,男婴注意保护阴囊;佩戴护眼罩,避免光线损伤患儿的视网膜。抱入已预热好的光疗箱中,记录入箱时间。

4. 记录患儿入箱情况,包括患儿一般情况、入箱时间、荧光照射时间、箱温及相对湿度。

5. 单面光疗每 2 小时翻身一次。

6. 监测患儿体温,2~4 小时测体温 1 次,以便调节温箱,维持患儿体温稳定。同时观察患儿皮肤黄染消退情况、精神反应、呼吸、脉搏、皮肤颜色和完整性、大小便等。

7. 出箱前,先将患儿包被、衣服预热,再给患儿穿好,切断电源,除去护眼罩,抱回病床。

8. 光疗结束后,倒尽湿化器水箱内的水,做好整机的清洗、消毒工作。记录出箱时间及灯管使用时间。

【注意事项】

1. 加强巡视和交接班,及时清除患儿呕吐物、汗水、大小便,保持光疗箱有机玻璃透明度。

2. 保证水分及营养供给,按医嘱给予静脉输液,按需喂奶。

3. 光疗过程中,患儿出现烦躁、嗜睡、高热、皮疹、呕吐、腹泻及脱水等症状时,及时联系医师,妥善处理。

4. 患儿光疗时,如体温高于 37.8℃或者低于 35℃,应暂时停止光疗。

5. 光疗箱的保养　保持荧光灯板、灯管及玻璃面清洁,荧光灯管使用达 1000 小时应及时更换;定期检查有无故障,确保设备安全。

第十节　换血疗法

【目的】

通过换血可换出致敏红细胞和血清中的免疫抗体,阻止继续溶血;降低胆红素,防止核黄疸发生;纠正溶血导致的贫血,防止缺氧及心功能不全。

【准备】

1. **血源准备**　Rh 溶血病应选用 Rh 血型与母亲相同,ABO 血型选用与患儿相同的血液,或抗 A、抗 B 效价不高的 O 型供血者。对 ABO 血型不合溶血者,可用 O 型红细胞和 AB 型血浆混合血,也可用抗 A、抗 B 效价较低的 O 型血。换血量由换血目的决定,新生儿溶血换血量为 150~180ml/kg,约为患儿全身血量的两倍,应尽量选用新鲜血,库存血不应超过 3 天。

2. **物品准备**　心电监护仪、辐射保温床、脐静脉插管或静脉留置针、注射器及针头若干、三通管、换药碗、弯盘、手套、量杯、采血管、绷带、夹板、尿袋等。常规准备氧气、吸痰器和急救车,根据需要准备输液泵或输血泵。

3. **药物准备**　生理盐水、葡萄糖液、肝素、10% 葡萄糖酸钙、20% 鱼精蛋白、常用急救药品。

4. **环境准备**　在手术室或经消毒处理后达到一定要求的环境中进行,室温维持在 26~28℃。

【操作方法】

1. 评估患儿病情,首选脐静脉或桡动脉作为插管通道。

2. 向家属解释,由经管医生向家属术前谈话,签署换血知情同意书。

3. 换血前 4 小时禁食或抽空胃内容物,进行静脉输液;换血前半小时静脉推注苯巴比妥。

4. 置患儿于辐射保温床上,仰卧位,贴上尿袋,固定四肢,安置心电监护仪。

5. 选择合适的外周动、静脉。静脉用于输血,动脉用于置换出致敏的红细胞和血清中含免疫抗体的血液。按常规消毒皮肤,留置外周动、静脉留置套管针,连接三通管,抽血测定胆红素及生化项目后开始换血。

6. 脐静脉换血可根据静脉压决定换血速度,开始每次 10ml,逐渐增加到每次 20ml,以 2~4ml/(kg·min) 速度匀速进行。采用外周动静脉同步换血时,可采用输液泵控制速度。

7. 换血过程中,密切监测生命体征、血氧饱和度及胆红素、血气、血糖变化,如患儿出现激惹、心电图改变等低钙症状时予 10% 葡萄糖酸钙 1~2ml/kg 缓慢静脉推注。

8. 记录每次出量、入量、累计出入量及用药等。

9. 换血完毕后,配合医师拔管,结扎缝合,消毒,整理用物。

【注意事项】

1. 严格执行无菌操作,避免感染。

2. 注意患儿保暖,输入的血液温度适宜,过低的库存血会导致心律失常,温度过高会导致溶血。

3. 插管时动作轻柔熟练,抽注血困难时,检查插管位置是否移位,管道是否堵塞,勿用力推注减少血管损伤。

4. 为防止凝血,注射器、管道和三通管需用肝素化的生理盐水冲洗。

5. 换血过程中抽注血速度需均匀,注射器内不能有空气。

6. 换血后继续蓝光治疗;保持穿刺部位及伤口清洁;必要时加用抗生素。

7. 换血后禁食 6 小时, 后可试喂糖水, 若无呕吐, 可行正常喂养。

第十一节　儿童心肺复苏术

【目的】
用心脏按压形成暂时的人工循环并恢复心脏自主搏动和血液循环, 用人工呼吸代替自主呼吸并恢复自主呼吸, 达到挽救生命的目的。

【适应证】
1. 呼吸骤停。
2. 心搏骤停。

【操作方法】
1. 评估
(1) 明确环境安全。

(2) 判断患儿意识　儿童轻拍其肩部, 婴儿轻拍其足底, 并大声呼叫。

(3) 判断患儿呼吸及脉搏　儿童触摸颈动脉、股动脉, 婴儿触摸肱动脉, 同时观察患儿有无呼吸。判断时间为至少 5 秒, 但不超过 10 秒。如果在 10 秒内没有明确感受到脉搏, 立即从胸外心脏按压开始心肺复苏。

2. 操作前护理　启动应急反应系统。呼叫帮助或指挥他人呼叫帮助, 亦可通过手机启动应急反应系统。

3. 操作中护理
(1) C (circulation) 人工循环: 胸外心脏按压。

1) 确定按压部位: 儿童为胸部中央, 胸骨下半部。婴儿为两侧乳头连线正下方。

2) 心肺复苏按压手法: 儿童可使用单掌或双掌手法按压。使用双掌按压手法即用一手掌根部放于按压部位, 另一手平行重叠于该手手背上, 手指并拢, 只以掌根部接触按压部位, 双臂位于患儿胸骨的正上方, 双肘关节伸直, 利用上身重量垂直下压。婴儿若为单名施救者应使用双指按压技术。如有多名施救者, 则使用双拇指环绕手法。按压时保证每次按压的方向与胸骨垂直; 不改变按压部位、松弛时手不离按压部位, 不作冲击或猛式按压; 平稳按压、下压与放松时间相等; 保证每次按压后让胸部充分复原; 尽量减少中断按压的频率和时间。

3) 按压深度: 胸廓前后径 1/3 (儿童大约 5cm, 婴儿大约 4cm) 保证胸廓充分回弹: 每次按压时间与放松时间大致相同。

4) 按压频率: 至少 100 次 / 分, 但少于 120 次 / 分。

(2) A (airway) 开放气道: 清理呼吸道 (若有分泌物)。开放气道 (无颈椎损伤患儿使用仰头抬颏法, 怀疑颈椎损伤患儿使用推举下颌法)。

(3) B (breathing) 人工通气: 单人抢救时使用口对口或口对口鼻人工呼吸 (若有便携面罩, 则优先选择用口对便携面罩人工呼吸), 双人心肺复苏时使用皮囊面罩人工呼吸。

1) 口对口人工呼吸步骤如下: ①用仰头提颏法开放患者气道; ②用拇指和食指捏住鼻子 (使用放在前额的手); ③正常吸一口气, 用嘴唇封住患儿口周, 使完全不漏气。

2) 口对便携面罩人工呼吸步骤如下: ①操作者到患儿的一侧; ②以鼻梁作参照, 将便携面罩正确放置在患儿面部, 使面罩封住面部; ③使用靠近患儿头顶的手, 将食指和拇指放在面罩的边缘, 将另一只手的拇指放在面罩的边缘, 其余手指放在下颌骨缘并提起下颌; ④进行仰头提颏, 以开放气道。当提起下颌时, 用力完全按住面罩的外缘, 使面罩边缘密封于面部; ⑤施以 1 秒钟的吹气, 以使患儿的胸廓隆起。

3) 皮囊面罩人工呼吸步骤如下:①到患儿头部正上方;②以鼻梁为参照,把面罩放于患儿脸上;③提起下颌保持气道开放,同时使用 E-C 手法将面罩固定患儿口鼻。将面罩放于患儿脸上,面罩狭窄处位于患儿鼻梁处;④将一只手的拇指和食指放在面罩两边形成"C"形,并将面罩边缘压向患儿面部;⑤使用剩下的手指提起下颌角(3 个手指形成"E"形),开放气道,使面罩紧贴面部。挤压皮囊施以 1 秒钟的人工呼吸,并同时观察患儿胸廓是否隆起,同时避免过度通气。

4) 单名施救者:使用按压 - 通气比率 30 : 2,双名或多名施救者:采用 15 : 2 比率。

5) 每次给予急救呼吸的时间持续 1 秒,注意每次急救呼吸时产生可见胸廓隆起,同时避免过度通气,在 10 秒之内继续进行胸外按压。

(4) 如有可能应尽早使用 AED(但对于婴儿,应首选使用手动除颤器而不是 AED 进行除颤)。

1) 若 AED 提示,应在分析时离开患儿。确保无人接触患儿,包括负责急救呼吸的施救者,如果 AED 建议电击,应再次确保无人接触患儿,然后给予电击。

2) 电击完成后或如果无需电击,由 AED 给出建议时,立即从胸外按压开始恢复高质量心肺复苏。

(5) 2 分钟(30 : 2,5 个循环 CPR;15 : 2 则 10 个循环 CPR)后评估脉搏、呼吸和颜面、口唇颜色等,判断心肺复苏是否有效。

4. 操作后护理

(1) 协助患儿取合适卧位,整理床单位及用物,洗手,记录。

(2) 转运、进行进一步高级生命支持。

【注意事项】

1. 如果胸廓未隆起,重复开放气道并使用面罩密封口鼻通气,若尝试两次后仍无法对患儿通气,应迅速恢复胸外按压。

2. 在识别心脏骤停后 10 秒内开始按压。用力按压、快速按压:按压深度至少为患儿胸廓前后径 1/3(儿童大约 5cm,婴儿大约 4cm)。按压速率:以 100~120 次 / 分的速率实施胸外心脏按压。

3. 每次按压后,让胸廓充分回弹,每次按压时间与放松时间大致相同。

4. 按压的过程中尽量减少中断(将中断控制在 10 秒钟以内)。

5. 给予有效的人工通气,使胸廓隆起。避免过度通气。

相关链接

高级心肺复苏训练及考核系统

该系统已在高校和临床广泛推广。功能包括呈现生命体征的自动变化,计算机可识别是否抢救成功,模型人进行自动反应。包括训练、考核、竞赛三种操作模式。电子检测指标包括按压深度、按压频率、按压位置、吹气量、吹气时间和吹气周期等。全程心电图显示。操作结束后可进行成绩打印,点评内容齐全。

(崔　璀)

儿童临床护理中常见的操作项目包括婴儿沐浴法、婴儿抚触、头皮静脉输液法、股静脉穿刺术、颈外静脉穿刺术、静脉留置针穿刺术、婴幼儿灌肠法、温箱使用法、光照疗法、换血疗法、儿童心肺复苏术。每项操作包括操作的目的、准备事项、操作程序和注意事项,其中操作程序和注意事项为学习的重点内容。

复习参考题

1. 光照疗法的注意事项包括哪些?

2. 请描述儿童心肺复苏术的按压部位和频次。

第七章　营养与营养障碍性疾病患儿的护理

7

07章

学习目标	
掌握	婴儿喂养及蛋白质能量－营养不良、单纯性肥胖、营养性维生素 D 缺乏性佝偻病、维生素 D 缺乏性手足搐搦症的临床表现、护理诊断及护理措施。
熟悉	儿童能量与营养素的需要及上述疾病的病因、治疗原则。
了解	幼儿营养与膳食安排、单纯性肥胖、锌缺乏及上述疾病的发病机制和辅助检查。

第一节　儿童能量与营养素的需要

营养（nutrition）是指人体获得和利用食物维持生命活动的整个过程。食物中经过消化、吸收和代谢能够维持生命活动的物质称为营养素（nutrient）。

营养素分为能量、宏量营养素（包括蛋白质、脂类、碳水化合物）、微量营养素（包括矿物质和维生素）、其他膳食成分（包括膳食纤维、水）。

营养是保证儿童正常生长发育的物质基础。儿童生长发育迅速，新陈代谢旺盛，对营养需求高，而其消化吸收功能尚不完善，因此，儿童营养的供给既要满足健康成长的需要，又要适合其消化功能的特点。

一、能量的需要

儿童所需能量主要由食物中的宏量营养素供给，宏量营养素在体内产能分别为蛋白质 4kcal/g（16.8kJ/g）、脂肪 9kcal/g（37.8kJ/g）、碳水化合物 4kcal/g（16.8kJ/g）。儿童对能量的需要包括以下 5 个方面。

1. 基础代谢　是指在清醒、安静、空腹的情况下，20℃（18~25℃）室温中，人体各器官为维持生命进行最基本的生理活动所消耗的能量。儿童基础代谢的能量需要量较成人高，婴幼儿基础代谢能量占总能量的 60%。婴儿每日约需 55kcal/kg（230kJ/kg），7 岁时每日约需 44kcal/kg（184kJ/kg），12 岁时约需 30kcal/kg（126kJ/kg），接近成人。

2. 食物热力作用　是指进餐后食物消化、吸收及代谢过程所消耗的能量。与食物成分有关，以蛋白质的热力作用最高，可达摄入蛋白质产能的 25%~30%。婴儿摄入的食物中蛋白质多，食物的热力作用占总能量的 7%~8%；年长儿的膳食为混合食物，其食物热力作用占总能量的 5%。

3. 活动消耗　是指儿童活动消耗的能量。与儿童体格生长水平、活动强度、活动持续时间、活动类型有关。故活动所需能量波动较大，并随年龄增长逐渐增加。

4. 排泄消耗　是指正常情况下未经消化吸收的食物排泄至体外所损失的能量，约占总能量的 10%，腹泻时增加。

5. 生长所需　是指组织生长合成所消耗的能量，为儿童特有。与儿童生长速度成正比，婴儿期此项能量约占总能量的 25%~30%，以后随年龄增长逐渐减少，到青春期体格发育再次加速，所需能量又增高。

以上 5 项的总和为儿童能量的总需要量。0~6 个月婴儿能量需要量（EER）为 90kcal/（kg·d），7~12 月龄为 80kcal/（kg·d），1 岁后按每岁计算。

二、营养素的需要

（一）宏量营养素

1. **蛋白质**　是构成人体细胞和组织的重要成分，其次是供能，其所提供的能量占总能量的 8%~15%。构成人体蛋白质的氨基酸有 20 种，其中 9 种是必需氨基酸（与成人相同的 8 种外，还包括组氨酸）。婴儿的蛋白质推荐摄入量为 1.5~3g/（kg·d），优质蛋白质（如母乳蛋白、动物蛋白、大豆蛋白等）应占 50% 以上。

2. **脂类**　包括脂肪（甘油三酯）和类脂，是机体的第二供能营养素，主要功能除供能外还有提供必需脂肪酸、促进脂溶性维生素吸收和保护脏器等。婴儿脂肪所提供的能量约占总能量的 45%（35%~50%），年长儿为 25%~30%。必需脂肪酸应占脂肪所提供能量的 1%~3%。

3. **碳水化合物**（糖类）为供能的主要营养素，主要来源于谷类食物。2 岁以上儿童膳食中，糖类供能应占总能量的 55%~65%。

（二）微量营养素

1. **维生素** 是维持人体正常生理功能,调节体内新陈代谢所必需的一类有机化合物。脂溶性维生素有维生素 A、D、E、K,排泄较慢,缺乏时症状出现较迟,易蓄积中毒。水溶性维生素包括维生素 B 族、维生素 C 等,排泄迅速,需每日供给,缺乏时很快出现症状。维生素 A、D、C、B_1 是儿童容易缺乏的维生素。各种维生素的作用和来源见表 7-1。

表 7-1　各种维生素的作用和来源

种类	作用	来源
维生素 A	构成视紫质,维持上皮细胞的完整性,促进生长发育,免疫刺激剂	肝、乳汁、蛋黄、鱼肝油、有色蔬菜中的胡萝卜素
维生素 D	调节钙磷代谢,促进肠道对钙磷吸收,维持血钙浓度以及骨骼、牙齿的正常发育	肝、鱼肝油、蛋黄、人体皮肤经紫外线照射合成
维生素 K	合成凝血酶原,凝血因子 II、VII、IX、X 也依赖维生素 K 合成	肝、蛋、豆类、青菜、肠内细菌合成
维生素 B_1	构成脱羧辅酶的主要成分,为糖代谢所必需,维持神经、心肌的功能,调节胃肠蠕动,促进生长发育	米糠、麦麸、豆、花生、瘦肉、肠内细菌和酵母合成一部分
维生素 B_2	为辅黄酶的主要成分,参与机体氧化过程	肝、蛋、乳类、蔬菜、酵母
维生素 B_6	为转氨酶和氨基酸脱羧酶的组成成分,参与神经、氨基酸及脂肪代谢	各种食物中,亦可由肠道内细菌合成
维生素 B_{12}	参与核酸的合成,促进细胞及细胞核的成熟,对造血和神经组织代谢有重要作用	肝、肾、肉等动物食品
叶酸	其活动形式的四氢叶酸参与核苷酸的合成,有造血作用	各种食物、绿叶蔬菜、肝、肾、酵母
维生素 C	参与羟化和还原过程,对胶原蛋白、细胞间黏合质、神经递质的合成及类固醇的羟化、氨基酸代谢、抗体及红细胞的生成等均有重要作用	各种水果、新鲜蔬菜

2. **矿物质**

（1）常量元素:指人体含量大于体重的 0.01% 的元素,如钠、钾、钙、磷等,其在体内发挥重要作用。其中儿童时期补钙的问题较多,乳类是钙的最好来源。

（2）微量元素:指人体含量小于体重的 0.01% 的元素,体内含量很低,需通过食物摄入,具有十分重要的生理功能,如碘、锌、硒、铜、钼、铬、钴、铁、镁等。其中,儿童最易发生铁、锌、碘的缺乏。各种矿物质的作用和来源见表 7-2。

表 7-2　各种矿物质的作用和来源

种类	作用	来源
钙	为凝血因子,能降低神经肌肉的兴奋性,是构成骨髓、牙齿的主要成分	乳类、豆类、绿色蔬菜
磷	是骨骼、牙齿、细胞核蛋白、各种酶的主要成分,协助糖、脂肪、蛋白质的代谢,参与缓冲系统,维持酸碱平衡	肉类、豆类、五谷、乳类
铁	是血红蛋白、肌红蛋白、细胞色素和其他酶系统的主要成分,协助氧的运输	肝、蛋黄、血、豆类、肉类、绿色蔬菜、杏、桃
镁	构成骨骼、牙齿的成分,激活糖代谢酶,与神经肌肉兴奋性有关,为细胞内阳离子,参与细胞代谢过程	谷类、豆类、干果、肉、乳类
锌	为多种酶的组成成分	鱼、蛋、肉、禽、麦胚、全谷
碘	为甲状腺激素的主要成分	海带、紫菜、海鱼等海产品

（三）其他膳食成分

1. **膳食纤维** 主要来自植物的细胞壁,为不被消化的食物营养素,包括纤维素、半纤维素、木质素、果胶、树胶等,婴幼儿可从谷类、新鲜蔬菜、水果中获得。膳食纤维具有吸收大肠水分、软化大便、增加大便体积及促进肠蠕动等功能。

2. **水** 是体液的重要组成部分,儿童新陈代谢旺盛,需水量相对较多,且年龄越小,需水量越多。1 岁以内婴儿需水量约为 150ml/(kg·d),以后每 3 年减少约 25ml/(kg·d)。

第二节　婴儿喂养

婴儿喂养的方式有母乳喂养、部分母乳喂养及人工喂养 3 种。

一、母乳喂养

母乳是满足婴儿生理和心理发育的最理想的天然食物。一个健康母亲的乳汁分泌量提供足月儿正常生长到 6 个月所需要的营养素、能量和液体量。

(一)母乳的成分

产后 4~5 天内的乳汁为初乳,初乳量少,每日 15~45ml,含脂肪较少而蛋白质较多,主要为免疫球蛋白,维生素 A、牛磺酸和矿物质含量亦较丰富,并含有初乳小球(充满脂肪颗粒的巨噬细胞和其他免疫活性细胞),对新生儿的生长发育和抗感染能力非常重要。5~14 天的乳汁为过渡乳,脂肪含量高,蛋白质及矿物质逐渐减少。14 天~9 个月的乳汁为成熟乳,每日泌乳量可达 700~1000ml,营养成分适当。10 个月以后的乳汁为晚乳,晚乳的总量和营养成分都减少。

(二)母乳喂养的优点

1. **营养丰富易消化吸收** 蛋白质、脂肪、糖比例适宜(1:3:6),适合婴儿生长发育的需要。①蛋白质:蛋白质以乳清蛋白为主,遇胃酸后形成的乳凝块小,易消化吸收,且含有较多的必需氨基酸;②脂肪:脂肪球颗粒小,含有脂肪酶,易消化吸收,且不饱和脂肪酸含量较多,可在婴儿髓鞘形成及脑的发育中发挥作用;③糖类:母乳含糖量较高,以乙型乳糖为主,可促进肠道双歧杆菌生长,减少腹泻机会;④钙磷比例:适宜(2:1),有利于钙的吸收,较少发生低钙血症;⑤微量元素:含微量元素锌、铜、碘多,铁含量虽与牛乳相同,但人乳铁的吸收率(49%)却高于牛乳(4%),故母乳喂养贫血发生率较低;⑥矿物质:含量少,缓冲力小,对胃酸中和作用弱,有利于消化。此外,母乳含较多的优质蛋白质、必需氨基酸、必需不饱和脂肪酸及乳糖,均有利于婴儿脑的发育。

2. **增强婴儿免疫力** 母乳中含有不可替代的免疫成分,如初乳中丰富的分泌型 IgA(SIgA);还有乳铁蛋白、低聚糖以及大量的免疫活性物质,如巨噬细胞、淋巴细胞、溶菌酶、双歧因子等,能增强婴儿免疫力。

3. **增进母子感情** 婴儿与母亲直接接触,有利于婴儿心理健康。

4. **其他** 哺喂方便经济,温度适宜,不易污染。母亲产后哺乳可刺激产生催乳素,促进子宫收缩,加快子宫复原,推迟月经复潮,减少再受孕的机会。

(三)母乳喂养的护理

1. **产前准备** 多数健康孕妇都具有哺乳的能力,但真正成功的哺乳要在产前做好身、心两方面的准备,树立母乳喂养的信心。合理安排乳母的生活和工作,保证营养合理,睡眠充足,心情愉快,使乳母保持良好的身心状态。

2. **乳头保健** 孕妇在妊娠后期,每日用清水擦洗乳头,使乳头能耐受吸吮,不易发生裂伤;乳头内陷者用两手拇指从不同的角度按压乳头两侧并向周围牵拉,每日 1 至数次。喂乳后可挤出少许乳汁涂在乳头及乳晕上,利用乳汁富含蛋白质和抑菌物质的作用保护表皮。发生乳头皲裂时,暂停直接哺乳,用吸乳器将乳汁吸出,用鱼肝油软膏涂抹裂伤处。有乳汁淤积或发生乳房硬块(乳核)者,应及早进行湿热敷、按摩并及时吸空乳房,防止乳腺炎的发生。

3. 哺乳方法

(1) 尽早开奶、按需哺乳:应在生后半小时内(生后 15 分钟~2 小时)将婴儿裸体置于母亲胸前进行皮肤接触(不少于 30 分钟),并吸吮母亲双侧乳房,尽快建立诱导催产素分泌的条件反射。生后最初 2 个月内,提倡按需哺乳,以促进乳汁分泌。

(2) 促进乳房分泌:哺乳前先湿热敷乳房 2~3 分钟后,从外侧边缘向乳晕方向轻拍或按摩乳房,促进乳房感觉神经的传导和泌乳。两侧乳房应交替进行哺乳,每次哺乳都应让乳汁排空,以防泌乳抑制和乳腺炎的发生。

(3) 正确的哺乳技巧:哺乳前先清洗双手,清洁乳头、乳晕。采取舒适姿势,一般采取坐位,斜抱婴儿,其头、肩部枕于哺乳侧肘弯部,另一手呈“C”型托住乳房,使婴儿含住乳头和大部分乳晕,能自由用鼻呼吸。一般两侧乳房交替进行哺乳,吸空一侧乳房后再换另一侧,每次哺喂时间 15~20 分钟。哺乳后将婴儿竖抱起,头部靠在母亲肩部,轻拍其背部,使咽下的空气排出,然后将婴儿右侧卧位,以防溢乳。

(4) 评估哺乳情况:每次哺乳时能听到婴儿的咽乳声,哺喂后婴儿安静入睡或嬉戏如常,体重按正常速度增加,表示奶量充足,反之则不足。

(四) 不宜哺乳的情况

凡母亲感染 HIV 或患有慢性肾炎、糖尿病、恶性肿瘤、精神病、癫痫或心功能不全等严重疾病应停止哺乳。乳母患急性传染病时,可将乳汁挤出,经消毒后哺喂。母亲乙肝表面抗原阳性时,婴儿常规注射乙肝免疫球蛋白和乙肝疫苗,并非母乳喂养禁忌证。母亲感染结核病,但无临床症状时可继续哺乳。

(五) 断乳

随着婴儿的长大,母乳已不能满足儿童生长发育的需要,应在生后 4~6 个月时开始添加换乳期食物,为完全断乳做准备。健康婴儿一般在生后 10~12 个月断乳,如遇夏季炎热或婴儿患病时可暂缓断乳,最晚不超过 1.5~2 岁。世界卫生组织建议母乳喂养应至 2 岁。

二、部分母乳喂养

同时采用母乳与配方奶或兽乳喂养婴儿的方法为部分母乳喂养,有补授法和代授法两种情况。

(一) 补授法

因母乳不足,用配方奶或兽乳补充母乳喂养。母乳哺喂次数不变,每次先哺母乳,将两侧乳房吸空后再以配方奶或兽乳补足,适宜 4~6 个月以内的婴儿。

(二) 代授法

用配方奶或兽乳代替一次或数次母乳的方法。适宜 4~6 个月以后的婴儿,为断乳做准备。但每日母乳喂哺次数不应少于 3 次,母亲要定时吸空乳房,以防母乳分泌减少。

三、人工喂养

4~6 个月以内的婴儿由于各种原因不能进行母乳喂养时,完全采用配方奶或其他兽乳,如牛乳、羊乳等喂哺婴儿,称为人工喂养。

(一) 兽乳的特点

1. 牛乳的特点　牛乳是最常用的乳品,但成分不如母乳适合婴儿。①蛋白质:牛乳蛋白质含量高,但以酪蛋白为主,在胃内形成的凝块较大,不易消化;②脂肪:含量与母乳相似,但不饱和脂肪酸含量少,脂肪颗粒大,且缺乏脂肪酶,较难消化;③乳糖:含量低,主要为甲型乳糖,有利大肠埃希菌生长;④矿物质:含量高,增加了婴儿肾脏的溶质负荷;⑤缺乏各种免疫因子,这是与母乳的最大区别,故婴儿患感染性疾病的机会较多。

2. 羊乳的特点 羊乳的营养价值与牛乳相似,但羊乳中叶酸含量很少,长期单独以羊乳喂养可致营养性巨幼细胞性贫血。

(二) 牛乳的改造

1. 配方奶 是以牛乳为基础改造的奶制品。参照母乳成分,降低酪蛋白和无机盐的含量,加入乳清蛋白、不饱和脂肪酸、乳糖等,使之适合于婴儿的消化能力和肾功能。并补充适量的维生素和微量元素,如牛磺酸、维生素 A、D 和铁、锌等,使生产的奶粉成分尽量"接近"母乳。一般人工喂养和婴儿断乳时首选配方奶粉,使用时按年龄选用。

2. 全牛乳的家庭改造 采用全牛乳喂养婴儿时,不宜直接喂养,必须经过改造。

(1) 稀释:降低牛乳矿物质、蛋白质浓度,减轻婴儿消化道及肾脏负荷。稀释奶仅用于新生儿,生后不满 2 周者可采用 2:1 奶(即 2 份奶加 1 份水);以后逐渐过渡到 3:1 或 4:1 奶;满月后即可用全奶。

(2) 加糖:通过加糖改变宏量营养素的比例,利于吸收,软化大便。一般每 100ml 牛乳中加 5~8g 糖,以蔗糖常用。

(3) 加热:煮沸可达到灭菌的要求,又可使奶中的蛋白质变性,利于消化。

(三) 乳量摄入的估计

1. 乳量摄入的估计仅适合于 6 个月以内的婴儿,其体重、推荐摄入量以及奶制品规格是估算的必备资料。配方奶粉的估算 一般市售婴儿配方奶粉 100g 供能约 500kcal(2029kJ),婴儿能量每日需要量约为 100kcal(418kJ)/kg,故婴儿每日需要配方奶粉约 20g/kg,可满足能量供给。按规定调配的配方奶可满足婴儿每日营养素、能量及液体总量需要。

2. 全牛乳的估算 每 100ml 全牛乳产能 67kcal(280kJ),8% 糖牛乳 100ml 供能约 100kcal(418kJ),婴儿每日需能量 100kcal(418kJ)/kg,故每日需 8% 糖牛乳 100ml/kg。应在两次喂乳之间,补充牛乳以外的需水量,使每日总液量达到 150ml/kg。

(四) 人工喂养的护理

1. 选用适宜奶嘴 应选择软硬度适宜的奶嘴。1~3 个月儿童可选用在奶瓶倒置时,乳液能一滴一滴流出,两滴之间稍有间隔为宜;4~6 个月可选用乳液能连续滴出的奶嘴;6 个月以上应选用乳液呈线状流出的奶嘴。

2. 测试乳液温度 哺喂前先将乳液滴在成人手腕掌侧测试温度,以不感到过热为宜。

3. 避免空气吸入 哺喂时倾斜奶瓶,使乳液充满奶瓶的前半部。喂毕竖抱婴儿并轻拍后背,使其将吞下的空气排出。

4. 加强乳具消毒 在无冷藏条件下,乳液应分次配制,每次配乳所用乳具均应洗净、消毒。

5. 及时调整乳量 婴儿食量有个体差异,初次配乳后,应注意观察婴儿食欲、体重以及粪便性状,随时调整乳量。

相关链接

配方奶粉的种类

1. **早产儿奶粉** 是为适应早产儿胃肠消化吸收能力不成熟、需较多热量及特殊营养素所调配的奶粉。

2. **婴儿配方奶粉** 是对牛乳进行改造的奶制品,营养接近母乳,但不具备母乳的其他优点。

3. **脱敏奶粉** 又称"黄豆配方奶粉",因不含乳糖,适用于先天缺乏乳糖酶及慢性腹泻导致肠黏膜表层乳糖酶流失、哮喘和患有皮肤疾病的婴儿。

4. **水解蛋白奶粉** 又称"腹泻奶粉"，此类配方奶粉多用于急性或长期腹泻的婴儿。其提供的营养可完全满足婴儿的需求，只是营养成分已经事先水解过，食入后不必经胃肠消化即可直接吸收。

5. **免疫奶粉** 由生物科技研制的含活性生理因子、特殊抗体及奶类营养成分的奶粉。

6. **其他奶粉** 强化铁奶粉、强化维生素 D 奶粉等。

四、婴儿食物转换

婴儿 4~6 个月后，随着生长发育的逐渐成熟以及消化、吸收和代谢功能渐趋完善，纯乳类喂养难以满足婴儿生长发育和营养的需要，故需逐步向固体食物转换，以保障婴儿的健康，此期称为换乳期。换乳期的目的是让婴儿逐渐适应和喜爱各种食物及其味道，并且培养婴儿自己进食的能力以及良好的饮食习惯，最终使婴儿逐渐由乳类为主要食物转换为固体食物为主。

（一）不同喂养方式婴儿的食物转换

不同喂养方式婴儿食物转换的内容略有不同。母乳喂养的食物转换是逐渐引入配方奶或牛乳以完全替代母乳，同时引入其他食物；部分母乳喂养或人工喂养是直接逐渐引入其他食物。

（二）食物转换的原则

引入食物时应根据婴儿实际需要和消化系统成熟程度，遵照循序渐进的原则。①从少到多：如在哺乳前给予婴儿少量含铁的强化米粉，逐渐增加，用勺进食，6~7 月龄后可代替 1 次乳量，使婴儿有一个适应过程；②由稀到稠：从流质开始到半流质、到固体；③由细到粗：从泥状过渡到碎末状可帮助学习咀嚼；④由一种到多种：婴儿习惯一种食物后再引入另一种，如出现消化不良应暂停喂该种食物，待恢复正常后，再从开始量或更小量喂起；⑤天气炎热和婴儿患病时，应暂缓引入新品种。同时要注意进食技巧的培养，先由抓食逐渐培养用勺子、筷子进食。

（三）食物转换的步骤和方法

除母乳或配方奶（兽乳）外，为过渡到固体食物所添加的富含能量和各种营养素的泥状食物（半固体食物）为换乳期食物（也称辅助食品）。给婴儿引入食物的时间和过程应适合婴儿的接受能力，具体步骤和方法见表 7-3。

表 7-3　换乳期食物的引入

月龄	食物性状	引入的食物	餐数		进食技能
			主餐	辅餐	
4~6 月	泥状食物	含铁配方米粉、配方奶、菜泥、水果泥	6 次奶（断夜间奶）	逐渐加至 1 次	用勺喂
7~9 月	末状食物	粥、烂面、菜末、蛋、鱼泥、豆腐、肉末、肝泥、水果	4 次奶	1 餐饭 1 次水果	学用杯
10~12 月	碎食物	软饭、碎肉、碎菜、蛋、鱼肉、豆制品、水果、带馅食品等	3 次奶	2 餐饭 1 次水果	断奶瓶、手抓食、自用勺

第三节　幼儿营养与膳食安排

（一）幼儿进食特点

1. **食物摄取量减少** 1 岁以后幼儿生长速度减慢，对能量的需要较婴儿相对减少，食欲略有下降。

2. **心理行为的变化** 幼儿神经心理发育迅速，对周围世界充满好奇心，表现出探索性行为，进食时也表现出强烈的自我进食欲望。家长应允许幼儿参与进食,满足其自我进食欲望,逐渐培养独立进食能力。

3. 家庭成员的影响 幼儿的模仿力强,家庭成员进食的行为和对食物的反应可作为儿童的榜样。因此,家长应注意不挑食、不偏食、不暴饮暴食、按时定量进食、细嚼慢咽,培养儿童良好的饮食习惯。

4. 进食技能发育状况 幼儿的进食技能与婴儿期的训练有关,错过训练吞咽、咀嚼的关键期,长期食物过细,幼儿期会表现不愿吃固体食物。

(二)幼儿膳食安排

幼儿膳食中各种营养素和能量的摄入以及各营养素之间的配比需满足该年龄阶段的生理需要。蛋白质每日 40g 左右,其中优质蛋白应占总蛋白的 1/2。蛋白质、脂肪、糖类产能之比为 10%~15%:30%~35%:50%~60%。膳食安排需合理,食物种类应多样化,以每日 4~5 餐(奶类 2~3 餐,主食 2 餐)为宜。注意培养良好的生活习惯和进食技能。

第四节 蛋白质 - 能量营养障碍

一、蛋白质 - 能量营养不良

蛋白质 - 能量营养不良(protin-energy malnutrition,PEM)是由于缺乏能量和(或)蛋白质所致的一种营养缺乏症,临床特征为体重不增、体重下降、渐进性消瘦或水肿、皮下脂肪减少甚至消失,常伴有全身各器官不同程度的功能低下及新陈代谢失常,主要见于 3 岁以下婴幼儿。临床可见 3 种类型:以能量供应不足为主的消瘦型;以蛋白质供应不足为主的水肿型以及介于两者之间的消瘦 - 水肿型。

【病因】

1. 摄入不足 喂养不当是导致营养不良的重要原因。如母乳不足,未及时添加其他乳品;奶粉配制过稀;突然停乳而未及时引入其他食物;长期以淀粉类食品喂养;年长儿不良的饮食习惯,如偏食、挑食、吃零食过多等。

2. 消化吸收不良 消化系统解剖或功能的异常,如唇裂、腭裂、幽门梗阻、迁延性腹泻、过敏性肠炎、肠吸收不良综合征等都可影响食物的消化和吸收。

3. 需要量增加 急慢性传染病后的恢复期、双胎、早产、生长发育快速阶段等均可因需要量增多而造成相对不足。

4. 消耗量过大 糖尿病、大量蛋白尿、发热性疾病、甲状腺功能亢进、恶性肿瘤等均可使营养素的消耗增多而导致营养不足。

【发病机制】

1. 新陈代谢异常 蛋白质摄入不足或消耗过多,使体内蛋白质代谢处于负氮平衡,血清总蛋白和白蛋白下降导致低蛋白性水肿;体内脂肪大量消耗致血清胆固醇浓度下降,脂肪代谢的主要器官是肝脏,当体内脂肪消耗过多,超过肝脏的代谢能力时,可造成肝脏脂肪浸润及变性;糖原不足或消耗过多可致低血糖;细胞外液常呈低渗状态,易出现低渗性脱水、低钾、低钙和低镁血症;体温调节能力低下,体温偏低。

2. 各系统功能低下 消化功能降低,易发生腹泻;心肌收缩力减弱,心搏出量减少,血压偏低,脉细弱;肾小管重吸收功能低下,尿量增多而尿比重下降;精神抑郁或烦躁不安、表情淡漠、反应迟钝、条件反射不易建立;免疫功能低下,易并发各种感染。

【临床表现】

1. 体重不增或下降 最初表现为体重不增,随后患儿体重下降,久之身高也低于同龄儿。

2. 皮下脂肪减少 首先是腹部,其次为躯干、臀部、四肢,最后是面颊。因皮下脂肪的减少首先发生于腹部,故腹部皮下脂肪的厚度是判断营养不良程度的重要指标之一。病情严重时可出现皮下脂肪消失。

3. 其他 皮肤干燥、苍白,肌肉松弛。病情进一步发展时,皮肤干燥失去弹性,额部出现皱纹,貌如老人,肌肉萎缩呈"皮包骨"。精神萎靡、反应差,体温偏低,脉细无力,食欲低下,腹泻与便秘交替,迁延性腹泻会加重营养不良,部分患儿血浆白蛋白明显降低而出现水肿。不同程度营养不良的临床表现见表7-4。

表 7-4 婴幼儿不同程度营养不良的临床表现

	轻度(I度)	中度(Ⅱ度)	重度(Ⅲ度)
体重低于正常均值	15%~25%	25%~40%	>40%
腹壁皮褶厚度	0.8~0.4cm	<0.4cm	消失
身高(长)	正常	低于正常	明显低于正常
消瘦	不明显	明显	皮包骨样
皮肤颜色及弹性	正常或稍苍白	苍白、弹性差	弹性消失
肌张力	正常	明显降低、肌肉松弛	低下、肌肉萎缩
精神状态	正常	烦躁不安	萎靡、烦躁与抑制交替

【并发症】

1. 营养性贫血 与铁、叶酸、维生素 B_{12}、蛋白质等造血原料缺乏有关,以小细胞低色素性贫血最常见。

2. 多种维生素及微量元素缺乏 可有维生素缺乏,以维生素 A、D 和锌缺乏较常见。

3. 感染 由于免疫功能低下,易患各种感染,如上呼吸道感染、支气管肺炎、鹅口疮等,特别是婴儿腹泻,可迁延不愈,加重营养不良,形成恶性循环。

4. 自发性低血糖 可突然发生,表现为面色灰白、神志不清、脉搏减慢、呼吸暂停等,若不及时诊治,可危及生命。

【辅助检查】

1. 血常规 小细胞低色素性贫血。

2. 血液生化检查 人血白蛋白浓度降低为其特征性改变,但不够灵敏。胰岛素样生长因子1(IGF-1)水平下降是早期诊断的灵敏、可靠指标。

【治疗原则】

治疗原则是积极处理各种危及生命的并发症、去除病因、调整饮食、促进消化功能的改善。

1. 处理危及生命的并发症 严重营养不良时常发生危及生命的并发症,如腹泻时严重脱水和电解质紊乱、酸中毒、休克、自发性低血糖、继发感染及维生素 A 缺乏所致的眼部损害等,应及时抢救。

2. 去除病因 在查明病因的基础上,积极治疗原发病,如纠正消化道畸形,控制感染性疾病,根治各种消耗性疾病。

3. 调整饮食 具体见本节护理措施。

4. 促进消化 B 族维生素、胃蛋白酶、胰酶口服。

5. 促进蛋白质的合成 苯丙酸诺龙 10~25mg/kg 肌内注射,1~2 次/周,连续 2~3 周,需供给足够热量及蛋白质。给予锌制剂口服,可提高味觉敏感度,增加食欲。

6. 其他 病情严重、伴有明显低蛋白血症或严重贫血者,可考虑成分输血,静脉点滴脂肪乳、多种氨基酸等。

【常见护理诊断/问题】

1. 营养失调:低于机体需要量　与能量和(或)蛋白质长期摄入不足有关。

2. 生长发育迟缓　与营养素缺乏,不能满足生长发育的需要有关。

3. 有感染的危险　与机体免疫功能低下有关。

4. 潜在并发症:营养性贫血、低血糖、维生素 A 缺乏。

5. 知识缺乏　患儿家长缺乏营养知识及育儿经验。

【护理措施】

1. **合理营养**　原则为由少到多、由稀到稠、循序渐进,逐渐增加营养,注意要根据患儿病情轻重和消化功能来调整饮食的量及种类。

(1) 能量的供给:轻度患儿可从每日 60~80kcal/kg(250~330kJ/kg) 开始,中、重度患儿可参考原来的饮食情况,从每日 45~55kcal(165~230kJ)/kg 开始,逐步少量增加,若消化吸收能力较好,可逐渐增加到每日 120~170kcal/kg(500~727kJ/kg),并按实际体重计算所需热能。

(2) 蛋白质的供给:蛋白质摄入量从每日 1.5~2.0g/kg 开始,逐步增加到 3.0~4.5g/kg。食品除乳制品外,可给予豆浆、蛋类、肝泥、肉末、鱼粉等高蛋白食物。有条件者可给酪蛋白水解物、氨基酸混合液或要素饮食。

(3) 补充维生素及微量元素:食物中如菜汤、果汁、新鲜蔬菜及水果都含有丰富的维生素及微量元素,一般采用从少量开始,逐渐增加,以免引起腹泻。

(4) 鼓励母乳喂养:无母乳或母乳不足者,可给予稀释牛乳或配方奶,少量多次喂哺,若消化吸收良好,逐渐增加牛奶量及浓度,待患儿消化功能恢复后,再添加适合患儿月龄的辅食。

(5) 鼻饲喂养:对于食欲很差、吞咽困难、吸吮力弱或危重患儿采用鼻胃管喂养。

(6) 建立良好的饮食习惯:帮助患儿建立良好的饮食习惯,纠正偏食、挑食、吃零食的不良习惯,早餐要吃饱,午餐应保证供给足够的能量和蛋白质。

2. **促进生长发育**　提供舒适的环境,合理安排生活,减少不良刺激,保证患儿精神愉快和有充足的睡眠,进行适当的户外活动和体格锻炼促进生长发育。

3. **预防感染**　实行保护性隔离,与感染性疾病分开病室居住,提供舒适卫生的休息环境。保持皮肤清洁、干燥,防止皮肤破损,避免发生压疮。做好口腔护理,防止交叉感染。

4. **密切观察病情,防止并发症发生**　夜间或清晨时容易发生自发性低血糖,表现为出汗、肢冷、脉弱、面色苍白、神志不清等,一旦发生,立即静脉注射 25%~50% 的葡萄糖溶液进行抢救。维生素 A 缺乏引起干眼症,局部可用生理盐水湿润角膜及涂抗生素眼膏,同时口服或注射维生素 A 制剂。

5. **健康教育**　向患儿家长解释导致营养不良的原因、预防方法及其治疗与护理,介绍科学育儿知识及合理膳食搭配与制作方法。教会家长观察病情,及时发现病情突变。纠正不良的饮食习惯,合理安排生活作息制度,坚持户外活动,保证充足睡眠,预防各种感染性疾病。

案例 7-1

患儿,女,3 周岁。体重 11kg,身高 90cm,3 个月前开始反复出现腹泻,食欲差,进食少,查体:T36.5℃,P100 次/分,R35 次/分,精神烦躁不安,皮肤干燥苍白、弹性差,肌张力降低,肌肉松弛,腹部皮下脂肪 0.3cm。某日该患儿起床后,突然出现面色灰白、出汗、肢体冰冷、脉搏减慢、神志不清。

思考:该患儿的临床诊断、发生了哪种并发症、应采取何种措施。

二、单纯性肥胖

单纯性肥胖(obesity)是由于长期能量摄入超过人体的消耗,使体内脂肪过度积聚、体重超过参考值范围的一种营养障碍性疾病。当体重超过同性别、同身高参照人群均值的 10%~19% 者为超重,超过 20% 者即可诊断为肥胖症。20%~29% 者为轻度肥胖;30%~49% 者为中度肥胖;超过 50% 者为重度肥胖。

肥胖不仅影响儿童的健康,且儿童期肥胖可延续至成人,成为冠状动脉粥样硬化性心脏病、高血压、糖尿病、胆石症及痛风等疾病的诱因。目前,儿童超重和肥胖发病率持续上升,在我国部分城市学龄期儿童超重和肥胖已高达 10% 以上,对本病的防治应引起家庭和社会的重视。

【病因】

95%~97% 的肥胖患儿为单纯性肥胖,不伴有明显的内分泌和代谢性疾病。

1. 能量摄入过多　是肥胖的主要原因,长期摄入的营养超过机体代谢需要,多余的能量便转化为脂肪积聚于体内,导致肥胖。

2. 活动量过少　活动过少和缺乏适当体育锻炼是发生肥胖的重要原因,即使摄入不多,也可引起肥胖。肥胖儿童大多不喜欢活动,形成恶性循环。

3. 遗传因素　肥胖具有高度遗传性,肥胖双亲的后代发生肥胖者高达 70%~80%;双亲之一肥胖者,后代肥胖发生率为 40%~50%;而正常双亲的后代发生肥胖者仅为 10%~14%。

4. 其他　进食过快,或饱食中枢与饥饿中枢调节失衡以致多食;精神创伤(如父母离异、亲属病故、学习成绩落后等)以及心理异常等因素均可致儿童过食而出现肥胖。

【临床表现】

肥胖可发生于任何年龄,但最常见于婴儿期、5~6 岁和青春期。患儿食欲旺盛且喜食甜食和高脂肪食物。明显肥胖的患儿常有疲劳感,用力时出现气短或腿痛。严重肥胖者可因脂肪过度堆积而限制胸廓和膈肌运动,使肺通气不良,引起低氧血症,出现气急、发绀、红细胞增多,严重时心脏扩大、心力衰竭甚至死亡,称肥胖 - 换气不良综合征。

体格检查可见患儿皮下脂肪丰满,但分布均匀,腹部膨隆下垂。严重肥胖者可因皮下脂肪过多,使胸腹、臀部及大腿皮肤出现皮纹,因体重过重,走路时双下肢负荷过度而出现扁平足以及膝外翻。肥胖儿童性发育常较早,最终身高常略低于正常儿童。因怕人讥笑常有自卑、胆怯、孤独等心理上的障碍。

【辅助检查】

血清甘油三酯、胆固醇及 β 脂蛋白可增高,血胰岛素水平增高,严重肥胖儿童肝脏 B 超检查常有脂肪肝。

【治疗原则】

饮食疗法和运动疗法是两项最主要的措施,不宜采用药物治疗和手术治疗。

【常见护理诊断 / 问题】

1. 营养失调:高于机体需要量　与摄入高能量食物过多和(或)运动过少有关。
2. 体像紊乱　与肥胖引起自身形体改变有关。
3. 社交障碍　与肥胖造成心理障碍有关。
4. 潜在并发症:高血压、高血脂、糖尿病。
5. 知识缺乏　患儿及家长缺乏合理营养知识。

【护理措施】

1. 合理营养　在满足儿童基本营养及生长发育需要的前提下,患儿每日摄入的能量须低于机体消耗的总能量。①推荐低脂肪、低碳水化合物、高蛋白的食品。②鼓励患儿选择体积大、饱腹感明显而热能低的蔬菜类食品,如萝卜、青菜、黄瓜、番茄、莴苣、苹果、柑橘、竹笋等。③养成良好的饮食习惯,如少吃多餐,细嚼慢咽,避免过饱,不吃零食等。

2. 运动疗法 选择既有效又容易坚持的运动项目,如晨间跑步、散步、踢球、做体操、跳绳、游泳等,每天坚持至少运动30分钟。活动量以运动后轻松愉快、不感到疲劳为原则,要循序渐进,持之以恒。

3. 心理护理 引导患儿正确认识自身形体改变,消除因肥胖带来的自卑心理;鼓励患儿建立信心,并创造机会增加社交活动,帮助患儿建立健康的生活方式,促进身心健康发展。

4. 健康教育 向患儿家长讲述科学喂养的知识,培养儿童良好的饮食习惯;改变家长"越胖越健康"的陈旧观念;强调坚持饮食疗法和运动疗法是治疗肥胖的关键;对患儿实施生长发育监测,定期门诊观察。

第五节 营养性维生素 D 缺乏

一、营养性维生素 D 缺乏性佝偻病

营养性维生素 D 缺乏性佝偻病(rickets of vitamin D deficiency)是由于儿童体内维生素 D 不足使钙、磷代谢紊乱,产生的一种以骨骼病变为特征的全身慢性营养性疾病。主要见于两岁以下的婴幼儿,北方地区佝偻病发病率高于南方。

【维生素 D 的来源、转化及生理功能】

1. 维生素 D 的来源 ①母体 - 胎儿的转运:胎儿可通过胎盘从母体获得维生素 D,早期新生儿体内维生素 D 的量与母体维生素 D 的营养状况及胎龄有关。②食物中的维生素 D:天然食物及母乳中含维生素 D 很少,但婴幼儿可从强化维生素 D 食品(配方奶粉和米粉)中获得充足的维生素 D。③皮肤的光照合成:是人类维生素 D 的主要来源。人类皮肤中的 7- 脱氢胆固醇经日光中紫外线照射转变为胆骨化醇,即内源性维生素 D_3。

2. 维生素 D 的转化 维生素 D 是一组具有生物活性的脂溶性类固醇衍生物,包括维生素 D_2(麦角骨化醇)和维生素 D_3(胆骨化醇)。维生素 D_2 和 D_3 均无生物活性,在体内需经过肝脏和肾脏两次羟化作用生成具有很强生物活性的 1,25- 二羟胆骨化醇[1,25-$(OH)_2D_3$]发挥生物效应。

3. 维生素 D 的生理功能 ①促进小肠黏膜对钙、磷的吸收。②增加肾近曲小管对钙、磷的重吸收,特别是磷的重吸收,提高血磷浓度,有利于骨的矿化作用。③促进成骨细胞增殖和破骨细胞分化,直接作用于骨,调节钙、磷在骨的沉积和重吸收。

【病因】

1. 围生期维生素 D 不足 母亲妊娠后期维生素 D 营养不足,以及早产、双胎均可使婴儿体内维生素 D 贮存不足。

2. 日照不足 因紫外线不能透过玻璃窗,婴幼儿长期缺乏户外活动,可使内源性维生素 D 生成不足;城市高层建筑、烟雾、尘埃等阻挡和吸收紫外线;冬季日照短,紫外线弱等因素,均可影响内源性维生素 D 的生成。

3. 需要量增加 骨骼的生长速度与维生素 D 和钙的需要成正比,尤其早产或双胎婴儿体内贮存的维生素 D 不足,出生后生长速度较足月儿快,维生素 D 需要量多,若未及时补充,易发生本病。

4. 摄入不足 因天然食物中含维生素 D 少,即使纯母乳喂养,婴儿若户外活动少亦易患佝偻病。

5. 疾病及药物影响 胃肠道或肝胆疾病影响维生素 D 吸收;肝、肾严重损害可致维生素 D 羟化障碍;长期服用抗惊厥药物可使体内维生素 D 不足;糖皮质激素有对抗维生素 D 对钙的转运作用。

【发病机制】

营养性维生素 D 缺乏性佝偻病可认为是机体为维持正常血钙水平而对骨骼造成的损害。维生素 D 缺乏造成肠道吸收钙、磷减少，血钙、血磷水平降低，以致甲状旁腺功能代偿性亢进，甲状旁腺激素(PTH)分泌增加，PTH 促进骨盐溶解，抑制肾小管对磷的吸收，其结果是血钙浓度维持正常或偏低，血磷降低，钙磷乘积下降，导致骨质矿化不全、骨样组织堆积，碱性磷酸酶分泌增多，从而出现一系列佝偻病的表现和血液生化的改变(图 7-1)。

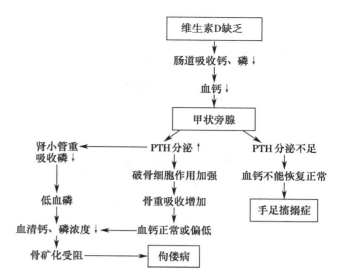

图 7-1　维生素 D 缺乏性佝偻病和手足搐搦症的发病机制

【临床表现】

多见于 3 个月~2 岁的儿童，主要表现为生长中的骨骼改变、肌肉松弛和非特异性神经精神症状。临床分期如下。

1. **初期(早期)**　多见于 3~6 个月的小婴儿，主要表现为非特异性神经精神症状，如易激惹、烦躁、多汗、睡眠不安、夜间啼哭。由于多汗刺激头皮而常摇头擦枕，故常伴有枕秃(图 7-2)。

2. **活动期(激期)**　初期患儿若未经适当治疗，可发展为活动期(激期)，出现特征性骨骼改变。

(1) 骨骼改变：①头部：3~6 个月患儿可见颅骨软化，重者可有乒乓球样的感觉，即用手指轻压枕骨或顶骨后部可感觉颅骨内陷；7~8 个月患儿可有方颅，即额骨和顶骨双侧骨样组织增生呈对称性隆起(图 7-3)，严重时呈马鞍状或十字状头型；前囟增宽及闭合延迟，出牙延迟；②胸部：胸廓畸形多见于 1 岁左右儿童。肋骨与肋软骨交界处因骨样组织堆积而膨大呈钝圆形隆起，上下排列如串珠状，以第 7~10 肋骨最明显，称佝偻病串珠；膈肌附着部位的肋骨受膈肌牵拉而内陷形成横沟，称肋膈沟或郝氏沟(图 7-4)；肋骨与胸骨相连处内陷，致胸骨柄前突，形成"鸡胸"样畸形；如胸骨剑突部向内凹陷，可形成"漏斗胸"。这些胸廓畸形均会影响呼吸功能；③四肢：6 个月以上儿童手腕、踝部肥厚的骨骺形成钝圆形环状隆起，称手、足镯(图 7-5)；由于骨质软化与肌肉关节松弛，儿童开始站立与行走后，双下肢因负重可出现下肢弯曲，形成严重的膝内翻("O"形腿)或膝外翻("X"形腿)(图 7-6，图 7-7)；④脊柱：长久坐位者有脊柱后突或侧弯畸形。

(2) 运动功能发育迟缓：患儿全身肌肉松弛，肌张力降低和肌力减弱，坐、立、行等运动功能发育较晚，腹肌张力下降致腹部膨隆如蛙腹。

(3) 神经、精神发育迟缓：重症患儿神经系统发育迟缓，条件反射形成缓慢，表情淡漠，语言发育迟缓。

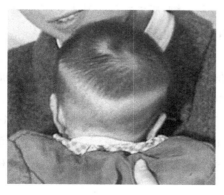

图 7-2　枕秃

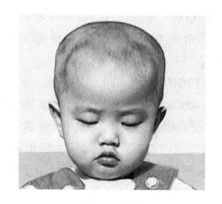

图 7-3　方颅

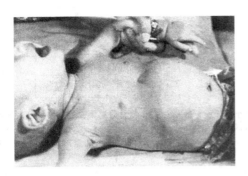

图 7-4　郝氏沟

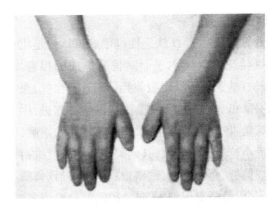

图 7-5　佝偻病手镯

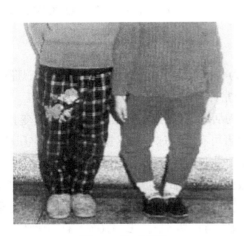

图 7-6　"O"形腿

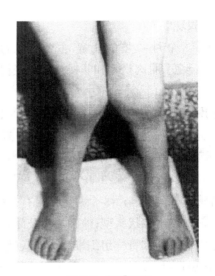

图 7-7　"X"形腿

因免疫功能低下,常伴发感染。

3. **恢复期**　患儿经过治疗后,临床症状和体征逐渐减轻或消失。

4. **后遗症期**　多见于 2 岁以后儿童。临床症状消失,严重佝偻病可遗留不同程度的骨骼畸形。

【辅助检查】

1. **血清 25(OH)D 测定**　在早期即明显降低,是最可靠的诊断标准。

2. **血生化检查**　血钙正常或稍低,血磷降低,血清碱性磷酸酶增高。

3. **骨骼 X 线检查**　初期长骨骨骺端钙化带正常或稍模糊;激期钙化带消失,干骺端呈毛刷样、杯口样改变,骨骺软骨带增宽,骨密度减低,骨皮质变薄,可有骨干弯曲变形或青枝骨折。

【治疗原则】

治疗目的是控制活动期,防止骨骼畸形。补充维生素 D 时,以口服为主,维生素 D 2000~4000 IU/d,连服 1 个月后改为 400~800IU/d;如有条件,应监测血清钙、磷、碱性磷酸酶及 25(OH)D 水平。如患儿口服困难或存在腹泻等影响吸收情况时,可采用维生素 D 15 万 ~30 万 IU(3.75~7.5mg)肌内注射,1 个月后再以维生素 D 400~800IU/d 剂量维持。同时给予多种维生素。主张从膳食的牛奶、配方乳和豆制品中补充钙和磷,当有低钙血症表现、严重佝偻病和营养不良时给予补充钙剂。同时,应注意加强营养,保证足够的奶量,及时添加换乳期食物,坚持每日户外活动。

【护理评估】

1. **健康史** 详细询问孕母妊娠期是否患有导致维生素 D 缺乏的疾病,是否补充维生素 D 制剂;患儿是否早产或双胎;了解患儿喂养史、食物转换情况、生活环境、户外活动情况以及既往疾病史和用药史。

2. **身体状况** 观察患儿神经精神症状,测量患儿身高(长)、体重,判断有无生长发育迟缓、神经系统发育迟缓,是否有骨骼畸形、免疫力低下等,根据血生化及 X 线检查结果,评估患儿疾病轻重程度。

3. **心理社会状况** 评估患儿的生活环境状况;评估患儿家长对佝偻病相关知识的认识程度及对患儿骨骼改变的心理反应等。

【常见护理诊断／问题】

1. 营养失调:低于机体需要量 与日光照射不足和维生素 D 摄入不足有关。

2. 有感染的危险 与免疫功能低下有关。

3. 潜在并发症:骨骼畸形、药物不良反应。

4. 知识缺乏 患儿家长缺乏佝偻病预防和护理知识。

【护理目标】

1. 患儿及时得到维生素 D 的补充,临床表现减轻或消失。

2. 患儿不发生感染。

3. 患儿不发生骨骼畸形及维生素 D 中毒,或发生时能及时发现并得到有效处理。

4. 家长能掌握佝偻病的预防和护理知识并能正确应用。

相关链接

维生素 D 中毒的原因

维生素 D 中毒多因以下原因所致:①短期内多次给予大剂量维生素 D 治疗佝偻病;②预防量过大,每日摄入维生素 D 过多,或大剂量维生素 D 数月内反复肌内注射;③误将其他骨骼代谢性疾病或内分泌疾病诊断为佝偻病而长期大剂量摄入维生素 D。维生素 D 中毒剂量的个体差异大。一般儿童每日服用 $500\sim1250\mu g$(2 万 ~5 万 IU),或每日 $50\mu g/kg$(2000IU/kg),连续数周或数月即可发生中毒。敏感儿童每日 $100\mu g$(4000IU),连续 1~3 月即可中毒。

【护理措施】

1. **合理营养**

(1) 增加户外活动:让儿童直接接受日光照射,出生 1 个月后可让婴儿逐渐坚持户外活动。冬季也要保证每日 1~2 小时户外活动时间,如在室内活动时应开窗,让紫外线能够透过。夏季应避免阳光直射,可在阴凉处活动,尽量多暴露皮肤。

(2) 补充维生素 D:①提倡母乳喂养,按时引入换乳期食物,及时添加富含维生素 D、蛋白质、钙、磷的食物如牛奶、蛋黄、肝、肉类等;②遵医嘱给维生素 D 制剂,注意维生素 D 过量的中毒表现,如出现厌食、恶心、烦躁不安、体重下降和顽固性便秘等表现,应立即停用维生素 D,并立即通知医生。

2. **预防感染** 保持室内空气清新,温湿度适宜,预防交叉感染;加强皮肤护理;尽量少去公共场所,减少呼吸道感染的机会。

3. **预防骨骼畸形和骨折** ①衣着柔软、宽松,床铺松软,避免过早过久坐、立、行,以防骨骼畸形。②严重佝偻病患儿护理操作时应轻柔,避免重压和强力牵拉,以防骨折。③对已有骨骼畸形者可采取主动和被动的方法进行矫正,如胸廓畸形可做俯卧位抬头展胸运动,"O"形腿按摩外侧肌,"X"形腿按摩内侧肌,以增加肌张力,矫正畸形。

4. 健康教育

(1) 围生期:孕母应多户外活动,选择富含维生素 D、蛋白质、钙、磷的食物。妊娠后期适量补充维生素 D(800IU~1000IU/d),以利于胎儿维生素 D 的贮存。

(2) 婴儿期:预防的关键是日光浴与适量维生素 D 的补充。足月儿生后应该尽早开始补充维生素 D 400IU~800IU/d,到青春期,不同地区,不同季节可适当调整剂量。

(3) 高危人群:早产儿、低出生体重儿、双胎儿生后即应开始补充维生素 D800IU~1000IU/d,连用 3 个月后改预防量。

(4) 向患儿家长介绍佝偻病的病因、预防及护理等知识,指导家长正确进行户外活动和服用维生素 D,教会家长进行骨骼畸形的矫正方法。

【护理评价】

1. 患儿是否体内维生素 D 含量增加,临床表现是否得以减轻或消失。

2. 患儿是否发生感染。

3. 患儿是否发生骨骼畸形及维生素 D 中毒,或发生时能及时发现并有效处理。

4. 家长能否掌握佝偻病的预防和护理知识并能正确应用。

案例 7-2

患儿,女,6 个月。冬季出生,混合喂养,未添加换乳期食物。近 3 周来,经常烦躁、睡眠不安、夜间啼哭、易惊、多汗。查体:枕秃明显,用手指轻压枕骨或顶骨后部有乒乓球感。心肺(-),腹平软。

思考:该患儿的临床诊断、引起本病的主要原因、应采取的护理措施。

二、维生素 D 缺乏性手足搐搦症

维生素 D 缺乏性手足搐搦症(tetany of vitamin D deficiency)是维生素 D 缺乏性佝偻病的伴发症状之一。主要由于维生素 D 缺乏,血钙浓度降低导致神经肌肉兴奋性增高,而出现惊厥、手足搐搦或喉痉挛等症状,多见于 6 个月以内小婴儿。由于预防工作的开展,本病已较少发生。

【发病机制】

婴儿体内维生素 D 缺乏的早期,甲状旁腺急剧代偿分泌增加,以维持血钙正常。当维生素 D 继续缺乏,甲状旁腺功能反应过度而疲惫,以致出现血钙降低。当血清总钙 <1.75~1.88mmol/L(7~7.5mg/dl)或离子钙 <1.0mmol/L(4mg/dl)时可出现神经肌肉兴奋性增高的症状。

【临床表现】

1. 典型症状 血清钙多低于 1.75mmol/L。

(1) 惊厥:最常见的表现。多见于小婴儿,表现为突发四肢抽动,双眼凝视,面肌颤动,神志不清,发作时间持续数秒至数分钟,发作停止后多入睡,醒后活泼如常,发作次数可数日 1 次或每日数次。一般不发热,发作轻时仅有短暂的眼球上窜和面肌抽动,神志清楚。

(2) 手足搐搦:可见于较大婴幼儿。表现为突发手足肌肉痉挛呈弓状,双手呈腕部屈曲状,手指强直,拇指内收紧贴掌心;足部踝关节伸直,足趾同时向下弯曲,呈"芭蕾舞足"。

(3) 喉痉挛:为最严重表现,多见于婴儿。表现为喉部肌肉及声门突发痉挛,出现呼吸困难和吸气时喘鸣,严重者可突然发生窒息死亡。

2. 隐性体征 血清钙多在 1.75~1.88mmol/L,部分患儿没有典型发作的症状呈隐匿性,可通过刺激神经肌肉引出下列体征。

（1）面神经征（Chvostek sign）：以手指尖或叩诊锤轻叩患儿颧弓与口角间的面颊部，引起眼睑和口角抽动为阳性，新生儿可呈假阳性。

（2）腓反射（peroneal reflex）：以叩诊锤叩击膝下外侧腓骨小头上方的腓神经，引起足向外展者为阳性。

（3）陶瑟征（Trousseau sign）：以血压计袖带包裹上臂，使血压维持在收缩压与舒张压之间，5分钟之内该手出现痉挛症状者为阳性。

【治疗原则】

1. 急救处理　立即吸氧，控制惊厥与喉痉挛，地西泮每次0.1~0.3mg/kg肌内或缓慢静脉注射，或10%水合氯醛，每次40~50mg/kg，保留灌肠；喉痉挛的患儿立即将舌尖拉出，进行人工呼吸或加压给氧，必要时行气管插管。

2. 钙剂治疗　尽快给予10%葡萄糖酸钙5~10ml，加入10%葡萄糖液5~20ml中，静脉滴注或缓慢推注（10分钟以上）。

3. 维生素D治疗　症状控制后按维生素D缺乏性佝偻病补充维生素D。

【常见护理诊断／问题】

1. 有窒息的危险　与惊厥、喉痉挛发作有关。

2. 营养失调：低于机体需要量与维生素D缺乏有关。

【护理措施】

1. 防止窒息

（1）控制惊厥、喉痉挛：遵医嘱立即使用镇静剂、钙剂。补钙最好静脉滴注，需推注时要缓慢注射，注意监测心率，以免血钙骤升，发生呕吐甚至导致心搏骤停；避免药液外渗，不可皮下或肌内注射，以免造成局部坏死。

（2）密切观察惊厥、喉痉挛的发作情况，做好气管插管或气管切开的术前准备。一旦发现症状应立即吸氧，喉痉挛时应立即将舌头拉出口外，同时将患儿头偏向一侧，清除口鼻分泌物，保持呼吸道通畅，避免吸入窒息；对已出牙的儿童在上、下门齿之间放置牙垫，避免舌被咬伤，必要时行气管插管或气管切开。

2. 定期户外活动，补充维生素D　参见营养性维生素D缺乏性佝偻病。

3. 健康教育　教会家长惊厥、喉痉挛发作时的处理方法，如使患儿平卧，松开衣领，颈部伸直，头后仰，以保持呼吸道通畅，同时呼叫医护人员。其他同营养性维生素D缺乏性佝偻病。

第六节　锌缺乏

锌为人体必需微量元素之一。锌缺乏（zinc deficiency）是由于锌摄入不足或代谢障碍导致体内锌缺乏，引起食欲减退、生长发育迟缓、皮炎和异食癖等临床表现的营养素缺乏性疾病。

【病因】

1. 摄入不足　是导致儿童缺锌的主要原因。动物性食物不仅含锌丰富而且易于吸收，坚果类（核桃、板栗、花生等）锌含量也不低，其他植物性食物含锌量少，所以素食者容易缺锌。

2. 吸收障碍　各种原因所致腹泻皆可妨碍锌的吸收。谷类食物中的植酸和粗纤维妨碍锌吸收。牛乳锌含量与母乳相似，但吸收率低，长期纯牛乳喂养也可缺锌。肠病性肢端皮炎因小肠缺乏吸收锌的载体，可表现为严重缺锌。

3. 需要量增加　生长发育迅速阶段的婴儿，组织修复过程中或营养不良恢复期等状态下，机体对锌需要量增多，如补充不及时，则可发生锌缺乏。

4. **丢失过多**　反复出血、大面积烧伤、组织损伤、长期多汗、糖尿病、肾病及长期服用金属螯合剂(如青霉胺)等均可致锌缺乏。

【临床表现】

1. **消化功能减退**　锌缺乏导致味觉敏感度下降,发生食欲减退、味觉异常、厌食、异食癖等症状。

2. **生长发育落后**　锌缺乏可引起生长发育迟缓、体格矮小、性发育延迟。

3. **免疫功能降低**　锌缺乏可致免疫功能减低,易发生各种感染,特别是呼吸道感染。

4. **智能发育延迟**　锌缺乏可导致智能发育迟缓。

5. **其他**　如毛发易脱落、反复口腔溃疡、精神抑郁、夜盲、贫血等。

【辅助检查】

1. **空腹血清锌浓度**　正常最低值为 $11.47\mu mol/L(75\mu g/dl)$。

2. **餐后血清锌浓度反应试验(PICR)**　测定空腹血清锌浓度(AO)作为基础水平,然后给予标准饮食,2小时后复查血清锌(A2)。

【治疗原则】

针对病因治疗原发病;给予含锌量较多的食物;补充锌制剂,常口服葡萄糖酸锌,每日剂量为锌元素 $0.5\sim1mg/kg$(相当于葡萄糖酸锌 $3.5\sim7mg/kg$),连服 $2\sim3$ 个月。

【常见护理诊断／问题】

1. **营养失调:低于机体需要量**　与锌摄入不足、需要量增加、吸收障碍、丢失增多有关。

2. **有感染的危险**　与锌缺乏免疫功能低下有关。

3. **知识缺乏**　患儿家长缺乏营养知识及儿童喂养知识。

【护理措施】

1. **合理营养**　鼓励进食含锌量较多的动物性食物如肝、鱼、瘦肉、禽蛋等;提倡母乳喂养,尽量让新生儿哺到初乳;合理添加换乳期食物;培养儿童不偏食、不挑食的饮食习惯;遵医嘱给予锌制剂。

2. **预防感染**　保持室内空气清新,注意口腔护理和皮肤护理,防止交叉感染。

3. **健康教育**　向患儿家长解释锌对人体的意义及导致缺锌的原因,指导家长能正确配合治疗和护理。

(刘　迎)

母乳喂养是婴儿最佳的喂养方式，具有营养丰富易消化吸收、增强婴儿免疫力、增进母子感情等优点，哺乳时强调尽早开奶，按需喂哺。人工喂养首选配方奶粉，乳量的估计以婴儿每日所需的总能量和总液量计算。

蛋白质 - 能量营养不良是由于缺乏能量和（或）蛋白质所致的营养缺乏症，喂养不当是重要原因，最初表现是体重不增，临床特征为体重不增、体重下降、渐进性消瘦或水肿，皮下脂肪减少甚至消失，常伴有全身各器官不同程度的功能低下及新陈代谢失常，饮食护理要遵循由少到多、由稀到稠、循序渐进、逐渐增加的原则，注意根据病情轻重和消化功能来调整饮食的量及种类。

营养性维生素 D 缺乏性佝偻病是由于儿童体内维生素 D 不足使钙、磷代谢紊乱，产生的一种以骨骼病变为特征的全身慢性营养性疾病，日照不足为主要病因，初期主要表现为非特异性神经精神症状，活动期主要表现为特征性骨骼改变，常见有颅骨软化、方颅、佝偻病串珠、郝氏沟、手镯或足镯等，主要采取增加户外活动、补充维生素 D、预防骨骼畸形和骨折等护理措施，本病重在预防。维生素 D 缺乏性手足抽搐症是佝偻病的伴发症之一，主要强调控制惊厥和喉痉挛的急救护理。

1. 母乳喂养的优点有哪些？如何正确喂哺？

2. 简述蛋白质 - 能量营养不良的临床表现及如何调整饮食。

3. 简述营养性维生素 D 缺乏性佝偻病的病因、临床表现、护理诊断及护理措施。

第八章　新生儿及新生儿疾病患儿的护理

8

08章

学习目标

掌握　正常足月儿及早产儿的常见护理诊断及护理措施；新生儿疾病(新生儿窒息、缺氧缺血性脑病、颅内出血、呼吸窘迫综合征、黄疸及溶血病、败血症、寒冷损伤综合征)的临床表现、护理诊断及其护理措施；新生儿黄疸的分类。

熟悉　新生儿分类、正常足月儿及早产儿的解剖生理特点；常见新生儿疾病的治疗原则。

了解　新生儿疾病的病因、发病机制和辅助检查；新生儿重症监护的内容。

新生儿（neonate，newborn）是指从胎儿娩出、脐带结扎到生后 28 天内的婴儿，是胎儿的延续。新生儿脱离母体后开始独立生活，需进行适应体内外环境变化的多方面重大调整，比如建立自主呼吸，血循环发生改变，器官开始工作等，但此时新生儿各器官的生理功能尚未完善，所以新生儿期是小儿发病率和死亡率最高的时期，为了保证新生儿健康，需要掌握新生儿的特点及护理。

第一节　新生儿分类

新生儿分类常用以下几种方法。

（一）根据胎龄分类

1. **足月儿**（full-term infant）　指胎龄（gestational age，GA）在 37 周及以上且不足 42 周（260~293 天）的新生儿。

2. **早产儿**（preterm infant）　又称未成熟儿，指 GA 不足 37 周（≤259 天）的新生儿，其中 GA<32 周（224 天）的早产儿又称早早产儿（very preterm infant），GA<28 周（196 天）称为极早早产儿或超未成熟儿，而第 34≤GA<37 周（239~259 天）的早产儿称为晚期早产儿。

3. **过期产儿**（post-term infant）　指 GA 超过 42 周（≥294 天）以上的新生儿。

（二）根据出生体重分类

1. **正常出生体重儿**（normal birth weight infant，NBW）　指出生体重（出生 1 小时内的体重）为 2500~4000g 的新生儿。

2. **低出生体重儿**（low birth weight infant，LBW）　指出生体重 <2500g 的新生儿。其中出生体重 1000~1499g 者，称极低出生体重儿（very low birth weight infant，VLBW）；出生体重 <1000g 者，称超低出生体重儿（extremely low birth weight infant，ELBW）。

3. **巨大儿**（macrosomia）　出生体重 >4000g 的新生儿。

（三）根据出生体重与胎龄的关系分类

1. **适于胎龄儿**（appropriate for gestational age，AGA）　出生体重在同胎龄儿平均出生体重的第 10~90 百分位之间者。

2. **小于胎龄儿**（small for gestational age，SGA）　出生体重小于同胎龄儿平均出生体重的第 10 百分位者。胎龄已足月但出生体重 <2500g 的新生儿称为足月小样儿。

3. **大于胎龄儿**（large for gestational age，LGA）　出生体重在同胎龄儿平均出生体重的第 90 百分位以上者。新生儿命名与胎龄及出生体重的关系见图 8-1。

（四）根据出生后周龄分类

1. **早期新生儿**　指出生后 1 周以内的新生儿，属于围生儿。是胎儿转变为独立生活的新生儿的适应阶段，其发病率和死亡率在整个新生儿期最高，需加强监护、治疗和护理。

2. **晚期新生儿**　出生后第 2~4 周的新生儿，此时新生儿初步适应环境，但发育仍不成熟，护理仍然重要。

（五）高危新生儿（high risk infant）

指已发生或有可能发生危重疾病而需要密切观察和监护的新生儿，符合以下几种情况可确定为高危儿。

1. **孕母的高危因素**　母亲患有糖尿病、感染、慢性心肺疾病、贫血、血小板减少、性病；孕期有阴道流血、前置胎盘、胎盘早剥、羊膜早破、妊娠高血压、先兆子痫、死胎或死产史等。孕妇年龄不足 16 岁或超过 40 岁。母亲为 Rh 阴性血型，有吸毒、吸烟、酗酒史等。

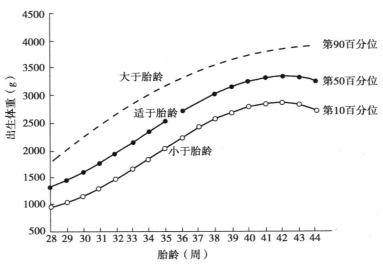

图 8-1 新生儿命名与胎龄及出生体重的关系

2. **分娩过程的高危因素** 难产、手术产、急产、产程异常，分娩过程中使用镇静剂和止痛药物，剖宫产、羊水胎粪污染等。

3. **出生时异常的新生儿** 指早产儿、巨大儿、多胎、出生时 Apgar 评分小于 7 分、胎儿心率或节律异常、有窒息、脐带绕颈、宫内感染和严重先天畸形等的新生儿。

第二节 正常足月儿的特点及护理

正常足月儿（normal full-term infant） 是指胎龄≥37 周至 <42 周，出生体重≥2500g 而≤4000g，身长在 47cm 以上（平均 50cm），无畸形和疾病的活产婴儿。

【正常足月儿的特点】

1. **正常足月儿外观特征** 正常足月儿哭声响亮，四肢屈曲，肌肉有一定张力。其余外观特征见表 8-1。

表 8-1 足月儿与早产儿外观特点

	足月儿	早产儿
皮肤	红润、皮下脂肪丰满和毳毛少	绛红、皮肤发亮、水肿和毳毛多
头	头大（占全身比例 1/4）	头更大（占全身比例 1/3）
头发	分条清楚	细而乱
耳壳	软骨发育好、耳舟成形、直挺	软、缺乏软骨、耳舟不清楚，可折叠
乳腺	乳晕清楚，乳头凸起，结节 >4mm，平均 7mm	乳晕不清，无结节或结节 <4mm
外生殖器		
男婴	睾丸已降至阴囊，阴囊少皱裂	睾丸未降或未全降
女婴	大阴唇覆盖小阴唇	大阴唇不能覆盖小阴唇
指、趾甲	达到或超过指、趾端	未达指、趾端
跖纹	足纹深、遍及整个足底	足底纹理少

2. **解剖生理特点**

（1）呼吸系统：①胎儿在宫内通过脐静脉获得氧气，脐动脉排除二氧化碳，呼吸处于抑制状态，肺内充满液体。出生后呼吸中枢反射性兴奋，新生儿立即出现第一次啼哭，肺泡张开，开始呼吸运动；②新生儿的呼吸中枢发育尚不成熟，呼吸运动浅表，节律不规则，频率快，约 40~45 次 / 分钟；③胸腔小，肋间肌薄弱，胸廓运动较浅，呼吸主要靠膈肌升降，以腹式呼吸为主；④呼吸道管腔狭窄，黏膜柔嫩，纤毛运动能力弱，因此易发生呼吸道阻塞、感染和呼吸困难。

(2) 循环系统：出生后，新生儿的血液循环动力学发生以下重大变化：①脐血管结扎，胎盘 - 脐血液循环终止；②肺膨胀通气，肺循环阻力降低；③肺血管阻力降低，右心压力降低，左心压力增高，卵圆孔功能上关闭；④ PaO_2 增高，动脉导管收缩，出现功能上关闭；⑤新生儿心率波动较大，通常为 90~160 次 / 分，平均为 120~140 次 / 分。血压平均为 70/50mmHg（9.3/6.7kPa）；⑥血液多集中在躯干和内脏部位，四肢血流量较少，故肝脾易触及，易出现四肢发冷、末梢发绀。

(3) 消化系统：新生儿唾液腺发育不成熟，唾液分泌少，吞咽功能完善。新生儿的胃呈水平位，贲门括约肌发育较差，幽门括约肌发育较好，故易出现溢乳和呕吐。消化道可分泌足够的消化酶，但胰淀粉酶尚不成熟，不能消化淀粉类食物。肠管较长，肠管壁较薄，通透性高，有利于乳汁中营养物质的吸收，但肠腔内的毒素及消化不全的产物易进入血液循环，引起中毒症状。足月儿在出生后不久即可排出墨绿色胎便，3~4 天转为过渡性大便，如超过 24 小时仍不排胎便，应排除有无肛门闭锁、巨结肠或其他消化道畸形。新生儿的肝脏发育还不成熟，肝内尿苷二磷酸葡萄糖醛酸基转移酶的量及活性较低，故新生儿易出现生理性黄疸，对某些药物解毒能力低下。

(4) 血液系统：新生儿刚出生时血容量为 85~100ml/kg（延迟脐带结扎可从胎盘多获得 35% 的血容量），血红蛋白为 140~200g/L，其中胎儿血红蛋白占 70%~80%，随后逐渐被成人型血红蛋白替代。出生后 3 天内新生儿血液中的网织红细胞数为 0.04~0.06，随后经历下降和回升的过程。白细胞数在生后第一天为 (15~20)× 10^9/L，3 天后明显下降，5 天后接近婴儿值。出生时中性粒细胞占 65%，淋巴细胞约占 30%，以后中性粒细胞数下降，淋巴细胞及单核细胞上升，到生后 4~6 天，两者几乎相等，随后淋巴细胞占 60%，中性粒细胞占 35%，至 4~6 岁两者又相等。新生儿的血小板数与成人相似。

(5) 泌尿系统：新生儿肾脏发育已完成，与成人肾单位相同，但功能仍不成熟。肾小球滤过率低，肾小管浓缩功能差，排钠能力低，因此易发生水肿或脱水。肾脏的稀释功能尚可，但排磷功能较差，易发生低钙血症。新生儿一般在生后 24 小时内排尿，一周内每日排尿可达 10~20 次。初生时，由于液体量摄入不足，新生儿的尿液呈深红色，较混浊，放置后有红褐色尿酸盐结晶沉淀。如在 48 小时内无尿，应查找原因。

(6) 神经系统：新生儿脑相对较大，但脑沟、脑回仍未完全形成。脊髓相对较长，其下端约在第 3~4 腰椎水平。大脑皮质兴奋性低，睡眠时间长，一般为 14~20 小时。大脑皮层和纹状体发育不完善，髓鞘未完全形成，常出现泛化反应。新生儿出生时已具有觅食反射、吸吮反射、拥抱反射、握持反射和交叉伸腿反射等暂时性无条件反射，正常情况下，上述反射在生后数月自然消失。新生儿期如这些反射减弱或消失，或数月后仍不消失，常提示有神经系统疾病。新生儿视觉、听觉、味觉、触觉、温度觉灵敏，嗅觉、痛觉较迟钝。

(7) 免疫系统：新生儿 T 辅助细胞功能较弱，不能发挥细胞免疫功能，胎儿期只有 IgG 可通过胎盘，但新生儿自身合成 IgG 含量低，且新生儿血清中的 IgM 含量很低，缺乏 IgE 和分泌型 IgA，新生儿易发生呼吸道感染、消化道感染和全身感染（如败血症、菌血症等）。新生儿某些补体、备解素、蛋白调理因子缺乏，各种细胞因子生成不足，使白细胞吞噬作用较弱，溶菌酶和白细胞对真菌的杀灭力也较低，可使新生儿易患真菌感染。

(8) 体温调节：新生儿的体温调节中枢功能尚不完善，体表面积相对较大，皮下脂肪薄，容易散热；寒冷时无寒战反应，产热主要依靠棕色脂肪代谢；故体温不稳定，容易随环境温度的改变而发生变化，易出现脱水热和硬肿症。外界环境温度较子宫腔内的温度低，新生儿出生后 1 小时内其体温可下降 2.5℃，如果环境温度适中，12~24 小时逐渐回升至 36~37℃。中性温度（neutral temperature）是指机体维持正常体核及皮肤温度的最适宜环境温度，在此温度下，机体耗氧量最少，蒸发散热量最少，新陈代谢率最低。新生儿的中性温度与胎龄、日龄和出生体重有关（表 8-2）。新生儿正常体表温度为 36~36.5℃，核心（直肠）温度为

36.5~37.5℃。

表 8-2　不同出生体重新生儿的中性温度

出生体重(kg)	中性温度			
	35℃	34℃	33℃	32℃
1.0	初生 10 天以内	10 天以后	3 周以后	5 周以后
1.5		初生 10 天以内	10 天以后	4 周以后
2.0		初生 2 天以内	2 天以后	3 周以后
>2.5			初生 2 天以内	2 天以后

（9）能量及体液代谢：出生第 1 周内每天需要总能量为 209.2~313.8kJ/kg（50~75kcal/kg），以后逐渐增至 418.4~502.1kJ/kg（100~120kcal/kg）。初生婴儿体内含水量占体重的 70%~80%，出生体重越低、日龄越小，含水量越高。生后第 1 天需水量为每日 60~80ml/kg，第 2 天 80~100ml/kg，第 3 天 100~140ml/kg。足月儿钠需要量为每日 1~2mmol/kg，<32 周的早产儿为每日 3~4mmol/kg，初生婴儿 10 天内一般不需补钾，以后需要量为每日 1~2mmol/kg。新生儿患病时易发生酸碱失衡，特别易发生代谢性酸中毒，应积极纠正。

（10）脐带：出生后 1~2 分钟结扎脐带，延迟结扎可造成红细胞增多症，结扎后残端逐渐干燥，一般在 1~7 天内脱落。

3. 新生儿常见的特殊生理状态

（1）生理性体重下降：新生儿在生后的数日内由于进食少、体内水分丢失较多、胎粪排出，出现体重下降，到第 3~4 天下降至出生体重的 6%~9%，约一周末降至最低点（一般不超过 10%），7~10 天左右恢复到出生时体重。应注意及早喂养。

（2）生理性黄疸：参见本章第八节。

（3）乳腺肿大：男女新生儿在生后 4~7 天均可有乳腺肿大，如蚕豆或核桃大小，部分婴儿可有初乳样黄色液体分泌，这是由于胎儿在宫内受母体雌激素影响，断脐后影响中断导致。一般于 2~3 周消退，切勿挤压，以免感染。

（4）假月经：部分女婴在出生后 5~7 天阴道流出少量血性分泌物或大量非脓性分泌物，这是由于妊娠期母体的雌激素进入胎儿体内，出生后突然被中断造成类似月经的出血所致，持续 1 周可自行停止，无需处理。

（5）"马牙"和"螳螂嘴"：部分新生儿的上腭中线和齿龈切缘上有散在黄白色、米粒大小的点状物，俗称"马牙"，系上皮细胞堆积或黏液腺囊肿所致，属正常现象，于数周至数月可自行消失，不宜挑刮，以免发生感染。新生儿两侧面颊部各有一个隆起的较厚的脂肪垫，俗称"螳螂嘴"，有利于吸吮乳汁，属正常现象，不可挑破。

（6）新生儿红斑及粟粒疹：生后 1~2 天，在头部、躯干及四肢常出现大小不等的多形性斑丘疹，称为"新生儿红斑"，1~2 天后自然消失。由于皮脂腺堆积，在新生儿的鼻尖、鼻翼、颜面部可见细小的、白色或黑色的、突出皮肤表面的皮疹，称为"新生儿粟粒疹"，这是由于皮脂腺未成熟，皮质凝集在皮脂腺内阻塞所致，脱皮后自然消失。

（7）青记或胎生青痣：一些新生儿的背部、臀部常有青蓝色斑，皮肤成蓝色，为正常新生儿一种先天性皮肤色素沉着。随着年龄增长而逐渐消退。

（8）橙红斑：分布于新生儿前额和眼睑上的微血管痣，数月内可消失。

【常见护理诊断／问题】

1. 有体温失调的危险　与体温调节中枢发育不完善，不能适应外界环境温度的变化或与生后保暖、喂养和护理不当等有关。

2. 有窒息的危险　与新生儿易呛奶、呕吐等有关。

3. 有感染的危险　与新生儿免疫功能不足及皮肤黏膜屏障功能差等有关。

4. 知识缺乏：家长缺乏正确喂养及护理新生儿的知识。

【护理措施】

1. **维持体温正常**

(1) 提供适宜的环境：新生儿室应阳光充足、空气流通、清新，有条件时室内安装空调及空气净化装置。调节室温至中性温度，正常足月儿室内温度保持在 22~24℃、相对湿度在 55%~65% 为宜。每张床最好拥有 2.5m² 的空间，床间距在 1m 以上为宜。

(2) 保暖：新生儿出生前应做好保暖准备，一切操作在保暖条件下进行。出生后应立即擦干身体，用温暖的毛毯包裹，减少散热。根据条件采取不同的保暖措施，如应用热水袋(应避免烫伤)、婴儿温箱、远红外辐射台、母体"袋鼠式"怀抱等方法。新生儿头部表面积大，散热量多，寒冷季节应戴绒帽、添加包被。护理操作时不要过分暴露新生儿，接触新生儿的仪器、物品、护理人员的手等均应保持温暖。维持新生儿体温在 36~37℃，定期监测体温，体温过高，应及时查找原因，开包散热。

2. **保持呼吸道通畅、防止窒息**

(1) 在新生儿娩出后开始呼吸前，应迅速清除口、鼻腔内的黏液及羊水，保持呼吸道通畅，有利于建立正常呼吸，避免吸入性肺炎或窒息。

(2) 保持适宜的体位，新生儿仰卧时应避免颈部屈曲或过度后仰，俯卧位时头偏向一侧，以防溢乳和呕吐物误入呼吸道而窒息。

(3) 经常检查呼吸道是否通畅，及时清理呼吸道的分泌物。避免物品遮盖新生儿的口鼻或压迫胸部。

3. **预防感染**

(1) 严格消毒隔离制度：新生儿室应采用湿式清扫，以免灰尘飞扬，室内空气净化消毒；照顾者的指甲应修剪得短而圆钝，禁止佩戴饰物，避免损伤新生儿皮肤；接触新生儿前后要洗手或使用速干手消毒液，避免交叉感染；护理新生儿时勿用手接触自己的鼻孔、面部及口腔，尽量避免身体倚靠床单位或将各种用物随手放置在新生儿床上；在进行治疗护理时应严格执行无菌操作原则；每月对空气、物品及工作人员的手进行监测；与新生儿接触的医护人员身体健康，注意个人卫生，每季度做一次咽拭子培养，患病或带菌者应暂时调离新生儿室。定期进行全面清扫及消毒，减少细菌定植。

(2) 皮肤及黏膜护理：衣服应柔软，宽松舒适，易穿脱、不用纽扣。尿布可用清洁、吸水性强的软棉布，以防皮肤擦伤而感染。胎脂有保护皮肤的作用且可逐渐吸收，故刚出生的新生儿皮肤上的胎脂不必擦去，但头颈、腋窝、腹股沟、会阴等皮肤皱褶处的胎脂需用消毒植物油或温开水轻轻拭去，避免皮肤糜烂。新生儿体温稳定后，每日沐浴，以保持皮肤清洁和促进血液循环，促进新生儿肢体活动，同时检查皮肤的完整性及脐带残端有无感染。每次大便后应及时更换尿布，用婴儿专用湿巾或温水清洁臀部，拭干，局部再涂护臀霜，防止发生臀炎。另外，应保持新生儿眼睛、鼻腔、外耳道、口腔的清洁。

(3) 脐带护理：新生儿娩出后可用脐带夹夹住或用线双道无菌结扎脐带，结扎初期注意有无脐带渗血，尿不湿应向外翻折，避免覆盖脐带，可及时发现脐带渗血，同时防止尿液污染脐带。保持脐部清洁、干燥，脐带脱落前每日用 75% 酒精消毒，避免包裹脐带，防止感染。脐带脱落后注意脐窝有无渗出物及肉芽，有黏液者局部涂碘伏，保持干燥；有脓性分泌物时，先用 3% 过氧化氢溶液局部清洗，然后涂碘伏；若有肉芽形成，用 5%~10% 的硝酸银溶液烧灼。

4. **合理喂养**

(1) 鼓励尽早哺乳，按需哺乳：出生半小时后即可让母亲怀抱新生儿吸吮，以促进母亲乳汁分泌，并预防新生儿低血糖。如新生儿无法吸吮，产妇应在产后 1 小时内吸乳，双侧同时吸乳，每 3 小时吸乳一次，保证泌乳量,并做好母乳的储存,待新生儿可喂哺时再进行母乳喂养。

(2) 无法母乳喂养者先试喂 5%~10% 的葡萄糖水,如新生儿吸吮功能良好且无消化道畸形,可给予配方乳,特殊生理或病理情况下应选择特殊配方乳。人工喂养者,注意奶具消毒及奶的流速,奶嘴孔过小,流速过慢,吸吮费力,奶嘴孔过大,流速过快,容易呛咳。喂哺时观察新生儿的面色、呼吸,必要时暂停喂养,休息片刻后继续喂哺。喂奶后轻拍背部,并采取右侧卧位,防止溢乳。吸吮能力差和吞咽不协调者可用滴管、胃管喂养或胃肠外营养喂养。

(3) 根据新生儿的体重、日龄及耐受能力决定喂乳量:每次的喂乳量应从小剂量开始逐渐增加,以喂奶后安静、无腹胀、无胃潴留及呕吐、保持理想的体重增长值(15~30g/d,生理性体重下降期除外)为宜。每次测量前调零点,定时、定磅秤测量体重,为了解新生儿的营养状况提供依据。

5. 密切观察 应注意监测和记录新生儿的生命体征、进食、精神状态、哭声、神经反射、皮肤颜色、肢体末梢的温度及大小便等情况,发现异常情况及时处理。

6. 健康教育

(1) 促进母婴情感交流:在母婴生理、心理功能良好的情况下,鼓励母婴同室和母乳喂养。提倡早期皮肤接触、早期吸吮,指导母亲正确哺乳及抚触,促进新生儿发育。

(2) 新生儿保健的相关知识宣教:向家长介绍新生儿的日常护理知识及技能;讲解观察新生儿的方法,如生命体征观察、哭闹、呕吐、排便、皮肤颜色等,使家长能及时发现异常情况,及时就诊。告知家长应加强新生儿的安全防护,避免新生儿处于危险的环境中,避免坠床,物品遮挡口鼻,远离可触及的热源、电源及尖锐物品。

(3) 新生儿筛查:护理人员应了解新生儿筛查的项目,如先天性甲状腺功能减退症、苯丙酮尿症和半乳糖症等,以便早期诊断、早期治疗。

第三节　早产儿的特点及护理

【早产儿的特点】

1. 早产儿外观特点 早产儿的体重常多在 2500g 以下,身长不足 47cm,哭声低弱,肌张力低下,四肢呈伸直状。其余外观特征见表 7-1。

2. 早产儿解剖生理特点

(1) 呼吸系统:早产儿的呼吸中枢及呼吸器官发育更加不成熟,哭声低微或不哭,呼吸浅快不规则,易出现吃奶后暂时性发绀、周期性呼吸及呼吸暂停(apnea)。呼吸暂停是指呼吸停止 20 秒以上,伴心率 <100 次 / 分及发绀,发生率与胎龄有关,胎龄愈小,发生率愈高,常在生后第一天出现。早产儿的肺发育不成熟,肺泡表面活性物质少,肺泡表面张力增加,易发生肺透明膜病,常表现为咳嗽反射减弱,呼吸道分泌物不易排除,发生吸入性肺炎或肺不张。

(2) 循环系统:早产儿心率快,血压较足月儿低。在败血症或心功能不全等情况下,易出现血容量不足和低血压。早产儿的毛细血管脆弱,缺氧时易导致出血。肺部小动脉的肌肉层发育未完全,左向右分流增加,易发生动脉导管未闭,若持续开放,可导致肺动脉高血压,造成右心衰竭。

(3) 消化系统:早产儿胎龄越小,其吸吮力越弱,吞咽反射越差。贲门括约肌松弛,幽门括约肌相对紧张,胃容量小,容易呛咳、吐奶,易引起哺乳困难或乳汁吸入导致吸入性肺炎。消化酶含量接近成熟儿,但胆酸分泌少,对脂肪的消化吸收较差,易发生坏死性小肠结肠炎。早产儿的肝功能更不成熟,酶的发育慢,生理性黄疸程度较重,且持续时间更长,易引起核黄疸。肝内糖原少,合成蛋白功能差,易发生低血糖和水肿。维生素 A、D 储存不足,易发生佝偻病。

（4）血液系统：早产儿的红细胞生成素水平低下，先天性铁储备少，因此，"生理性贫血"出现早，且胎龄愈小，贫血持续时间越长。住院早产儿由于反复采血，也可致贫血。白细胞、血小板数量稍低于足月儿，维生素 K 储存不足，凝血因子缺乏，凝血机制不健全，易发生出血性疾病，特别是肺出血和颅内出血。

（5）泌尿系统：与足月儿相比，早产儿肾小球滤过率更低，若严重窒息合并低血压，早产儿可能出现无尿或少尿。早产儿的肾浓缩功能更差，排钠分数高，肾小管对醛固酮反应低下，容易出现低钠血症，其葡萄糖阈值低，易出现糖尿。在感染、呕吐、腹泻、环境温度改变的情况下，容易导致酸碱失衡。

（6）神经系统：神经系统的成熟度与胎龄有关，胎龄愈小，反射越差。早产儿易发生缺氧，导致缺氧缺血性脑病。早产儿脑室管膜下存在着发达的胚胎生发层组织，易发生脑室周围 - 脑室内出血及脑室周围白质软化。

（7）免疫系统：早产儿体液免疫和细胞免疫功能均不完善，缺乏来自母体的抗体，IgG 含量少，皮肤的屏障功能更弱，容易引起败血症，且病情重，预后差。

（8）体温调节：早产儿的体温调节中枢功能更差，棕色脂肪少，肌肉活动少，基础代谢低，皮下脂肪少，但体表面积相对较大，因此机体产热少，暴露在温度较低的环境中会迅速丧失热量，容易发生体温不稳定、体温过低和寒冷损伤综合征。早产儿在高温环境中又易出现发热，应避免过度包裹。合理保暖可提高早产儿成活率。

【常见护理诊断／问题】

1. **体温过低**　与体温调节功能差有关。

2. **自主呼吸受损**　与呼吸中枢不成熟、肺发育不良及呼吸肌无力有关。

3. **营养失调：低于机体需要量**　与早产儿吸吮、吞咽、消化和吸收功能差有关。

4. **有感染的危险**　与免疫功能不足及皮肤黏膜屏障功能差有关。

5. **有出血的危险**　与血小板数量低，维生素 K 储存不足、血管脆性高有关。

【护理措施】

1. **维持体温正常**

（1）提供适宜的环境：早产儿与足月儿分开放置，维持室温在 24~26℃，相对湿度在 55%~65% 为宜，提供发展性照顾，如保持环境安静，调暗室内灯光，减少噪音，将患儿放置在"鸟巢"中，提供非营养性吸吮、宁握护理、抚触等措施，采取适当方法减少疼痛的刺激。

（2）保暖：根据早产儿的体重、成熟度和病情给予不同的保暖措施，密切监测体温。出生前准备好远红外辐射台或预热的温箱，出生后立即擦干水分，用预热的毛毯包裹。维持体温恒定，体重小于 2000g 者应尽早置于婴儿温箱内保暖，保持箱温在中性温度，或监测腹部皮肤温度在 36~37℃，定时测量体温，如体温过高，应及时下调箱温。护理操作应集中进行，减少开箱次数或给予保暖。体重大于 2000g 者，可在婴儿床保暖，头部应戴帽，以降低氧耗量和散热量。如果条件有限，可采取其他保暖措施，因地制宜，并尽量缩短操作时间。

2. **维持有效呼吸**

（1）出生后应及时清除呼吸道的分泌物及羊水，保持呼吸道通畅。仰卧位时在肩下垫一小软枕，以避免颈部屈曲、呼吸道梗阻。发生呼吸暂停时应立即拍打足底、托背、放置水囊垫及刺激皮肤等措施；呼吸暂停反复发作者遵医嘱静脉滴注咖啡因或给予呼吸机辅助通气。

（2）有缺氧症状时应立即查明原因，同时给予吸氧，但吸氧浓度不宜过高、吸氧时间不能过长，可采用空氧混合仪给氧，维持血氧分压在 6.7~10.6kPa（50~80mmHg）为宜。如果长时间、高浓度吸氧会导致视网膜病变而失明以及支气管、肺发育不良，因此应监测血气、经皮血氧饱和度，不断调节氧流量及浓度，直至停氧。

3. **合理营养**

（1）尽早开奶，以防低血糖。开奶前先试喂 5% 糖水 1~2ml，若无异常则可试喂奶，以母乳喂养为最优，适时添加母乳强化剂。无法母乳喂养者可使用早产儿配方乳,早产儿配方乳适用于胎龄在 34 周以内或出生体重小于 2kg 的早产儿。从 1∶1(牛奶∶水)稀释乳逐渐增至 2∶1、3∶1、4∶1、全奶,每次喂乳量及间隔时间应根据早产儿的出生体重、日龄及耐受力而定(表 8-3),以不发生胃潴留、腹胀和呕吐为原则。吸吮能力差及吞咽不协调者应给予非营养性吸吮、微量喂养,或者口饲喂养,刺激早产儿胃肠道激素增加,使消化能力增强,能量不足者遵医嘱静脉输入高营养液。详细记录 24 小时出入量,每天准确测量体重 1 次,以判断早产儿营养状况,调整喂养方案。

表 8-3　早产儿喂乳量与间隔时间

初生体重(g)	<1000	1000~1499	1500~1999	2000~2499
开始量(ml)	1~2	3~4	5~10	10~15
每天隔次增加量(ml)	1	2	5~10	10~15
哺乳间隔时间(h)	2	2	2~3	3

(2) 早产儿出生后 4 天添加维生素 C;2 周后给予维生素 D400~1000 IU/d、维生素 A500~1000IU/d;4 周后补充维生素 E、叶酸及铁剂。极低出生体重儿出生后应给予重组人类红细胞生成素,可减少输血需要。

(3) 早产儿喂养时注意奶嘴的大小、软硬度、奶的流速。早产儿容易疲劳,喂养耐心细致,温柔唤醒,给予患儿足够的休息和呼吸时间,喂哺后将其抱起,轻拍背部。

(4) 液体需要量:早产儿液体需要量包括不显性失水、排泄、生长所需及任何失水量的总和,通常胎龄较小的早产儿水分摄入量第 1 天从 70~80ml/kg 开始,以后逐渐增加到 150ml/kg。在远红外辐射台上放置、光疗期间、发热的患儿不显性失水量增加,应及时补充。注意出入平衡,防止液体量摄入过多引起水肿、心力衰竭等并发症。

4. **预防感染**　严格执行消毒隔离制度,工作人员相对固定,严格控制入室人员,加强皮肤黏膜及脐带的护理(具体见上节足月儿的护理措施中的预防感染)。

5. **预防出血**　由于早产儿缺乏维生素 K 依赖性凝血因子,出生后应立即肌内注射维生素 $K_1$0.5~1mg,每日 1 次,连用 3 天。并及早哺乳,以促进肠道内菌群形成,有利于维生素 K 的合成。

6. **密切观察病情**　早产儿病情变化快,应监测生命体征、血气、血氧饱和度及血糖,同时,还应密切观察患儿的精神反应、皮肤颜色、进食情况及大小便等情况,及时通知医生。需药物治疗及补液者,应确保剂量精确,在输液过程中,最好使用输液泵,严格控制输液速度,定期监测血糖。

7. **健康教育**　在提供隔离措施的前提下,鼓励父母进入新生儿室,进入前指导父母沐浴,更换干净的衣服,入室后穿隔离衣,鼓励其与患儿进行交流、抚触、母乳喂养等,帮助他们了解患儿的治疗护理过程,建立战胜疾病的信心。向家长传授早产儿保暖、喂养、监测体温、预防感染和观察病情的相关知识。指导患儿出院后要定期到医院检查眼底、智力及生长发育等情况。

第四节　新生儿窒息

新生儿窒息(asphyxia of newborn)是指胎儿因缺氧发生宫内窘迫,或出生后不能建立正常呼吸而导致机体发生低氧血症、高碳酸血症和代谢性酸中毒,引起全身多脏器损伤,是新生儿死亡和儿童伤残的重要原因之一。

【病因】

新生儿窒息是由于多种原因影响了气体交换而导致的机体缺氧。多与胎儿宫内环境和产程有关,绝大多数出现在产程开始后,多为胎儿窒息的延续。

1. 孕母因素 ①孕母缺氧:如心、肺功能不全、严重贫血、糖尿病、子痫、原发性癫痫、一氧化碳中毒等;②孕母因素致胎盘循环障碍:妊娠高血压综合征、原发性高血压、慢性肾炎、充血性心力衰竭、低血压等;③孕母吸毒、吸烟或被动吸烟,其年龄≥35岁或<16岁以及多胎妊娠等。

2. 胎盘及脐带因素 如胎盘老化、前置胎盘、胎盘早剥等,脐带绕颈、打结、扭转等均可影响胎盘至胎儿的血液循环。

3. 胎儿因素 早产儿、巨大儿、先天畸形如呼吸道畸形、宫内感染、宫内失血、羊水或胎粪吸入气道等。

4. 分娩因素 难产、手术助产如高位产钳、胎头吸引等,产程中药物使用不当如麻醉剂、镇痛剂或催产剂,使胎儿呼吸中枢受抑制。

5. 新生儿疾病因素 颅内出血、肺透明膜病、严重的中枢神经系统疾病、肺炎、膈疝、贫血等。

【发病机制】

由于呼吸功能障碍所导致的一系列改变。

1. 窒息导致新生儿呼吸、循环的适应性转变受阻 窒息时未建立呼吸,肺内充满肺液,或仅有浅表而不规则的无效呼吸时,不能使肺泡充分扩张和肺液迅速清除,肺泡表面活性物质产生减少、肺血管阻力增加、持续性肺动脉高压、胎儿循环重新开放,造成组织严重缺血、缺氧、酸中毒、脑、心、肾等器官功能衰竭。

2. 呼吸改变

(1)原发性呼吸暂停(primary apnea):胎儿或新生儿在缺氧的初期,当低氧血症、高碳酸血症和酸中毒时,呼吸和心率增快,血流重新分布,血管收缩,血压增高,心输出量增加。如不及时纠正缺氧状态,很快出现呼吸停止,心率减慢。即原发性呼吸暂停。如此阶段病因解除,清理呼吸道,给予必要刺激,可恢复自主呼吸。

(2)继发性呼吸暂停(secondary apnea):如原发性呼吸暂停阶段病因不能解除,持续缺氧,则出现喘息样呼吸。此时患儿的肌张力逐渐消失,发绀加重或转为皮肤苍白,心率继续减慢,血压下降,重要脏器供血量减少,呼吸越来越浅,最后停止,同时可发生心力衰竭、心源性休克,必须立即正压通气方可恢复自主呼吸,否则将死亡。

3. 各器官缺血缺氧改变 缺氧初期,体内血液重新分布,外周血管收缩,血流量减少,从而保证脑、心、肾上腺等重要生命器官的血供。持续缺氧时,无氧代谢进一步加重了代谢性酸中毒,此时血流代偿机制丧失,生命器官供血减少,心率和血压下降,心脏功能受损,脑血流量明显减少,引起缺氧缺血性脑损害。

【临床表现】

1. 胎儿宫内窒息 胎儿缺氧时早期胎动增加(兴奋状态),胎心率增快≥160次/分;缺氧持续存在,晚期表现为胎动减少甚至消失(抑制状态)。胎心率减慢<100次/分或不规则,最后心脏停搏。窒息较重者伴肌张力低下,肛门括约肌松弛排出胎粪,羊水被胎粪污染成黄绿色。

2. 新生儿窒息 根据皮肤颜色、呼吸、心率、对刺激的反应、肌张力来判断严重程度。目前多采用Apgar评分标准(表8-4),用来评估新生儿窒息程度,Apgar评分8~10分为正常,4~7分为轻度窒息,0~3分为重度窒息。根据出生后1分钟的Apgar评分判断窒息的程度,出生后5分钟和10分钟的评分,有助于判断复苏效果及预后。但不能将Apgar评分作为针对窒息的唯一指标,可结合脐动脉血气等增加其准确性。

3. 各器官受损的表现

(1)中枢神经系统:长时间缺氧导致缺氧缺血性脑病和颅内出血。

(2)呼吸系统:易发生羊水吸入或胎粪吸入综合征、早产儿易发生肺透明膜病;少数出现肺出血、气胸、急性肺损伤等。

表 8-4　新生儿 Apgar 评分标准

体征	评分标准			出生后评分	
	0	1	2	1分钟	5分钟
皮肤颜色	青紫或苍白	躯干红、四肢青紫	全身红		
心率(次/分)	无	<100	>100		
弹足底或插鼻管反应	无反应	有些动作,如皱眉	哭、喷嚏		
肌张力	松弛	四肢略屈曲	四肢活动		
呼吸	无	慢、不规则	正常、哭声响		

(3) 心血管系统:可出现心肌受损、持续肺动脉高压,严重表现为各种心律失常、心源性休克和心力衰竭。

(4) 泌尿系统:表现为肾功能不全、急性肾衰时有尿少或无尿、蛋白尿、红细胞、白细胞及管型,血尿素氮及肌酐增高;肾静脉栓塞时可见肉眼血尿。

(5) 消化系统:导致应激性溃疡、坏死性小肠结肠炎,酸中毒可使黄疸加重或时间延长。

(6) 血液生化和代谢方面:缺氧导致 $PaCO_2$ 升高,pH 和 PaO_2 降低。常出现低血糖、代谢性酸中毒、低钠血症、低钙血症。

【辅助检查】

1. 血气分析、血生化检查。

2. 影像学检查　X 线胸片、头颅 B 超或 CT 扫描,必要时做磁共振、脑电图等检查。

3. 羊膜镜检查　适用于宫内缺氧胎儿,了解羊水被胎粪污染的程度。

【治疗原则】

1. 预防及治疗孕母疾病　做好妊娠期检查,尽早发现异常,及时治疗。

2. 评估-决策-措施　在整个复苏中不断重复,评估基于 3 个体征:呼吸、心率、脉搏、血氧饱和度。按 ABCDE 复苏方案立即复苏,A(airway):清理呼吸道;B(breathing):建立呼吸,增加通气;C(circulation):维持正常循环,保证足够心输出量;D(drug):药物治疗;E(evaluation):评价和环境(保温)。ABC 三步最为重要,其中 A 是根本,B 是关键,评价和保温贯穿于整个复苏过程。

3. 复苏后的处理　评估和监测呼吸、心率、血压、尿量、体温、血氧饱和度、皮肤颜色、末梢循环及神经反射等情况;维持内环境稳定,及时纠正酸中毒、水及电解质紊乱,治疗脑水肿,合理应用抗生素控制感染。

【常见护理诊断/问题】

1. 自主呼吸受损　与羊水、分泌物阻塞气道导致的低氧血症和高碳酸血症有关。

2. 体温过低　与缺氧有关。

3. 有感染的危险　与患儿机体免疫功能低下、羊水及胎粪吸入有关。

4. 恐惧(家长)　与患儿病情危重、预后不良有关。

【护理措施】

1. 复苏的护理

(1) 快速评估:出生后立即快速评估 4 项指标:①足月吗;②羊水清吗;③有哭声或呼吸吗;④肌张力好吗。如 4 项均为"是",应快速彻底擦干,与母亲皮肤接触,常规护理。如 4 项中有 1 项为"否",则需进行初步复苏。如羊水有胎粪污染,进行有无活力的评估及决定是否气管插管吸引胎粪。

(2) 复苏,维持自主呼吸:在胎儿分娩前做好抢救准备,备好远红外辐射台,吸氧吸痰装置,复苏器、复苏囊,气管插管、喉镜、监护仪等抢救设备,复苏人员应熟练掌握复苏技能,分秒必争。配合医生严格按照

A→B→C→D→E方案依次实施抢救,其顺序不能颠倒。

1) 畅通气道(A):患儿出生后在15~20秒内迅速完成以下操作:①立即将其置于预热的远红外辐射台或保暖台上,迅速用温热干毛巾擦干头部及全身,对于胎龄<32周的早产儿可加用塑料袋保暖,减少散热;②保持呼吸道通畅,仰卧位时肩部垫高2~2.5cm,呈"鼻吸气"位;③立即清理呼吸道的黏液和羊水,每次吸引时间不超过10秒,压力不超过100mmHg(13.3kPa),先吸口腔后吸鼻腔。

2) 建立有效呼吸(B):①触觉刺激:拍打或弹足底和摩擦患儿背部2次促使患儿出现呼吸。如果患儿呼吸正常或心率>100次/分,皮肤转红润或仅有手足青紫时可给予观察;②气囊面罩正压通气:经触觉刺激如果患儿仍无自主呼吸或心率<100次/分,则立即用气囊面罩加压给氧。推荐使用T-组合复苏器(T-Piece复苏器),能提供恒定的吸气峰压(PIP)及呼气末正压(PEEP),建议使用空氧混合仪,选择适宜的氧浓度,足月儿开始用空气进行复苏,早产儿给予30%~40%浓度的氧。面罩应型号适宜,密闭口、鼻,下颌,但不遮住眼睛;通气频率为40~60次/分,吸呼比为1:2,压力以见胸廓起伏,听诊呼吸音正常为宜。经30秒充分正压通气后,如出现自主呼吸或心率>100次/分,可逐步停止正压通气。持续气囊面罩正压通气可产生胃充盈,应常规经口插入胃管,注射器抽气。如果患儿仍无规律性呼吸或心率<100次/分,需行气管插管正压通气,气管插管时间不超过20秒。

3) 建立有效循环(C):气管插管正压通气30秒后,如果患儿无心率或心率持续<60次/分,或心率在60~80次/分不再增加,应立即行胸外心脏按压。按压方法:①拇指法:双拇指并列或重叠于胸骨,其余手指环绕胸廓,首选方法,可在头侧进行操作;②双指法:一手中示指并排按压胸骨,另一只手支撑患儿背部(或背部垫硬垫),按压部位为胸骨体下1/3处,按压频率为90次/分,按压与通气比例为3:1,按压深度以胸廓下陷约前后胸直径的1/3为宜,按压时手指不可离开胸壁,胸外按压30秒后评估心率恢复情况。

4) 药物治疗(D):经正压通气同时心外按压30秒后,心率仍<60次/分,应立即遵医嘱静脉注射1:10 000肾上腺素0.1~0.3ml/kg或气管滴入1:10 000肾上腺素0.3~1ml/kg,5分钟可重复一次。给药30秒后。如果心率仍<100次/分,并有血容量不足表现时,给予生理盐水,剂量为每次10ml/kg,于10分钟以上缓慢输注。根据病情给予纠酸、扩容剂。在复苏过程中一般不推荐使用碳酸氢钠。

5) 评估(E):评估贯穿于整个复苏过程中。复苏全过程中做好保暖,减少耗氧。

(3) 复苏后监护:主要监护内容为体温、呼吸、心率、血氧饱和度、血压、尿量,密切观察有无惊厥、震颤、尖叫、凝视和肌张力异常等脑受损表现。记录24小时出入量。复苏后应使血氧饱和度维持在90%~95%,避免氧损害。

2. 保暖　生后立即将患儿置于远红外辐射台上。给予加温加湿的氧气吸入,避免患儿吸入寒冷、干燥的氧气而增加氧耗量。

3. 预防感染　加强新生儿室的环境管理,控制人员出入;护理操作过程中严格执行无菌操作和消毒隔离制度。

4. 心理支持、健康教育　耐心细致地与患儿家长沟通,介绍相关病情、治疗及预后,减轻家长的恐惧心理,树立战胜疾病的信心。对于早产儿复苏后应定期眼底检查随访。

第五节　新生儿缺氧缺血性脑病

新生儿缺氧缺血性脑病(hypoxic-ischemic encephalopathy,HIE)是由于各种围生期窒息因素引起的部分或完全缺氧、脑血流减少或暂停而导致的胎儿或新生儿脑损伤,是围生期窒息最常见的严重并发症,病情重、病死率高,部分小儿可留有不同程度的神经系统后遗症。

【病因】

宫内窘迫、围生期窒息是本病最主要的病因,缺氧是发病的核心,可发生在围产期各个阶段。出生前缺氧主要是由于胎儿宫内窘迫,与孕母患有全身性疾病有关,如妊娠高血压、贫血、糖尿病、心肺疾患等,也可由于胎盘、脐带异常影响血供和气体交换。出生后缺氧主要原因是影响机体氧合状态的新生儿疾病,如胎粪吸入综合征、重度溶血、休克等,不及时治疗可导致 HIE。

【发病机制】

缺氧、呼吸性酸中毒导致体内代偿性血液重新分布,心、脑、肾等重要器官的血液增加,肺、胃肠道、皮肤血流减少;如缺氧继续存在,失代偿后脑血流灌注下降,供应大脑半球血流减少,以保证丘脑、脑干和小脑的血液灌注量,此时大脑皮层矢状旁区和其下面的白质(大脑前、中、后动脉灌注的边缘带)最易受损。缺氧及高碳酸血症还可导致脑血管自主调节功能障碍,形成压力被动性脑血流,当血压升高时,可致脑室周围毛细血管破裂出血;当血压下降、脑血流减少,又可引起缺血性损伤。

【临床表现】

主要表现为意识及肌张力异常、脑干功能受损等状况,根据病情程度可分为轻、中、重三度。

1. **轻度** 出生后 24 小时内症状最明显,主要表现为过度兴奋,激惹,肢体及下颏出现颤动,吸吮反射正常、拥抱反射活跃、肌张力正常,前囟平,一般无惊厥,脑电图正常,3~5 天后症状逐渐减轻或消失,很少留有神经系统后遗症。

2. **中度** 出生 24~72 小时症状最明显,表现为嗜睡,反应迟钝,肌张力减退,前囟张力正常或稍升高;拥抱反射、吸吮反射等原始反射减弱,瞳孔缩小,对光反射迟钝,有惊厥,脑电图呈癫痫样波或低电压,1~2 周后可逐渐恢复。如果患儿反复抽搐,出现持续 5 天以上的浅昏迷,则提示预后不良,可留有后遗症。

3. **重度** 出生后 72 小时症状最明显,表现为意识不清,肌张力低下,各种反射消失,频繁惊厥,常伴有瞳孔对光反射及眼前庭反射消失和呼吸暂停等脑干功能障碍,脑电图表现为等电位和暴发抑制波形,常处于昏迷状态,重度患儿死亡率高,幸存者多数留有神经系统后遗症。

【辅助检查】

1. **影像学检查** 头颅 B 超(72 小时内)、CT(生后 4~7 天)、磁共振(MRI)检查可确定病变部位、范围及性质等情况。B 超可床旁动态监测,价格低廉;CT 图像清晰,不能床旁检查,有一定量放射线;MRI 无射线损伤,对灰质、白质的分辨率清晰,能清晰显示 B 超或 CT 不易探查部位,对判断足月儿和早产儿脑损伤的类型、范围及严重程度提供重要影像学信息。

2. **血生化检查** 脑组织受损时,血清磷酸肌酸激酶同工酶升高(正常值 <10U/L),该项检查有助于确定脑组织损伤的程度和判断预后。

3. **脑功能检查** 脑电图(EEG),于生后 1 周内检查,可发现新生儿不典型的微小发作,有条件时,可在出生早期进行振幅整合脑电图(aEEG)连续监测。

【治疗原则】

1. **对症支持疗法** ①吸氧,维持良好的通气功能(此为治疗的关键),改善通气以纠正呼吸性酸中毒,在此基础上应用碳酸氢钠以纠正代谢性酸中毒,24 小时使血气达到正常;②应用多巴胺和多巴酚丁胺,以维持正常心率、血压,改善微循环,保证各脏器的血液灌注;③维持正常血糖在正常高值(5mmol/L),保证神经细胞代谢需要,但要防止高血糖,引起组织酸中毒;④补液:每日补液量控制在 60~80ml/kg,根据病情尽早开奶,保证热量摄入。

2. **控制惊厥** 首选苯巴比妥,顽固性抽搐者可加用地西泮或水合氯醛保留灌肠。

3. **治疗脑水肿** 可首先用呋塞米 0.5~1mg/kg 静脉推注,或用甘露醇静脉注射降低颅内压。

4. **亚低温疗法** 治疗于发病 6 小时之内,即在继发性能量衰竭前进行,持续 48~72 小时,采用人工诱导方法使体温下降 2~4℃,以减少脑组织耗氧,保护脑细胞。采用全身性的降温方式易出现新生儿硬肿症,所以多选择头部降温,但此法仅适用于足月儿。

【常见护理诊断/问题】

1. 低效性呼吸型态 与缺氧引起的呼吸中枢抑制有关。

2. 颅内压调节能力下降 与缺氧引起的脑水肿有关。

3. 营养失调:低于机体需要量 与患儿吸吮能力降低/不能吸吮有关。

4. 有废用综合征的危险 与缺氧导致的脑功能受损有关。

【护理措施】

1. 维持有效呼吸

(1)清除呼吸道分泌物,保持呼吸道通畅,将患儿头偏向一侧,防止窒息。窒息复苏后立即给氧,保持输氧管道通畅,保证有效给氧。根据缺氧和呼吸困难的程度,选择头罩或面罩吸氧,观察用氧效果。一旦发生呼吸暂停,立即给予物理刺激,如果上述方法无效则用复苏囊面罩加压给氧或气管插管,呼吸机辅助通气。注意避免 PaO_2 过高或 $PaCO_2$ 过低,保持 PaO_2>7.98~10.64kPa(60~80mmHg)、$PaCO_2$<5.32kPa(40mmHg)、pH 在正常范围。

(2)床旁备好急救物品,密切观察患儿的体温、呼吸、心率、血压和血氧饱和度、尿量等情况,注意观察患儿的神志、瞳孔、前囟张力及抽搐等症状,观察药物反应。

(3)遵医嘱给予咖啡因及呼吸兴奋剂。

(4)将患儿置于中性温度环境中,使患儿体温保持在 36~37℃,以减少耗氧量。

2. 降低颅内压、控制惊厥

(1)保持安静,减少刺激,各种护理操作集中进行。抽搐时遵医嘱给予注射苯巴比妥和(或)安定(地西泮),如需两药合用时应密切观察呼吸,避免出现呼吸抑制。

(2)遵医嘱给予脱水剂,静脉推注呋塞米或快速静脉滴注 20% 甘露醇,应用甘露醇时应特别注意避免液体外渗,以免导致皮下组织坏死。

3. 合理喂养

(1)根据患儿情况合理喂养,少量多次增加奶量,如果患儿无吸吮能力、吞咽能力较差,应给予鼻饲喂养,每次鼻饲后取右侧卧位,防止溢奶。应选择质软、细小的鼻饲管,防止损伤食管和胃黏膜。必要时给血浆或白蛋白及静脉高营养,保证热量供给。

(2)每日测量并记录体重 1 次。

4. 促进脑功能恢复

(1)亚低温治疗的护理

1)皮肤护理:将患儿放置在温箱内,平卧位,加强皮肤护理,可给予按摩,保护头部、身体,避免压疮,严防冻伤,复温后观察有无硬肿发生。

2)温度控制:在亚低温治疗仪的水箱中加入灭菌注射用水,选择大小合适的控温服包住患儿身体。将直肠探头插入 4cm,避免排便反射使探头脱出。调节降温速度,保持体温稳定。治疗结束逐渐复温,一般选择自然复温,每 4 小时复温 1℃,体温升至 35℃,可维持 2~3 小时再继续复温。需在 12 小时以上使患儿体温恢复至 37℃左右。

3)病情观察:治疗过程中持续监测生命体征,观察患儿面色、意识、反应、肌张力、末梢循环,有无出血发生,做好雾化吸入、吸痰,防止肺部感染,记录 24 小时出入水量,发现异常及时通知医生。

(2)早期康复干预 患儿病情稳定后必须定期随访,出现神经系统异常信号可早期干预,制定干预措施,如新生儿期进行视、听、触、本体等感知觉刺激及四肢活动训练,婴儿期给予感知觉刺激,大运动、精细运动、语言、适应能力,社交行为等训练,同时配合抚触,婴儿被动操、按摩、亲子活动等,必要时进行功能训练,针灸,仪器、药物治疗,做好健康教育工作,取得家属配合,提高患儿生命质量。坚持定期随访。

案例 8-1

　　患儿,男,生后 2 小时,以"窒息复苏后 10 分钟"为主诉入院,患儿系母孕 1 产 1,孕 37^{+6} 周,因"胎动减少 2 天"剖宫产娩出,生后 Apgar 评分 1 分钟 2 分,5 分钟评分 5 分,患儿出生后状态差,无自主呼吸,肌张力松弛,周身皮肤灰白,心跳微弱,立即给予患儿气管插管、胸外按压,呼吸机辅助通气,对症治疗。生后 24 小时内出现抽搐 2 次,表现为左下肢规律抖动,同时伴经皮血氧饱和度下降,经 10 余秒自行缓解。动态脑电图示双半球间断低电压,MRI 示双侧半卵圆中心、侧脑室旁白质损伤,基底节大理石样变。患儿现生命体征平稳,状态可。

　　思考:目前该患儿可能的临床诊断、主要护理问题及应采取的护理措施。

第六节　新生儿颅内出血

　　新生儿颅内出血(intracranial hemorrhage of the newborn,ICH)是新生儿期常见的严重疾病,主要因缺氧和产伤引起,临床以中枢神经系统兴奋或抑制为主要表现,早产儿多见,病死率高,存活者常留有神经系统后遗症。

【病因与发病机制】

　　1. **早产及缺氧**　胎龄不足 32 周的早产儿其脑室周围的室管膜下及小脑软脑膜下的颗粒层均留存胚胎发生基质。此类结构对动脉压升高的耐受性差,易破裂导致脑室内出血。早产儿的大脑对缺氧、酸中毒极为敏感,缺氧、缺血可使脑血管的自主调节功能受损,血管呈被动扩张状态,大脑毛细血管内皮细胞损伤,导致毛细血管破裂。常见于孕母有严重贫血、妊娠高血压综合征、胎儿脐带绕颈或出生时使用吗啡类药物等情况。

　　2. **产伤**　头部受挤压是产伤性颅内出血的重要原因,足月儿体重较大者多见。常因胎位不正、产程过长、急产、臀位产、使用高位产钳或胎头吸引器助产等使胎儿头部过受挤压变形而致颅内出血。

　　3. **其他**　新生儿肝功能不成熟,凝血因子不足或患有其他出血性疾病;孕妇使用苯巴比妥、利福平等药物引起新生儿血小板及凝血因子减少;惊厥及不适当地输入碳酸氢钠、葡萄糖酸钙、甘露醇等高渗溶液。

【临床表现】

　　1. 临床表现与出血部位及出血量有关,一般在出生后 1~2 天内出现症状,大量出血者可短期内病情恶化而死亡。表现为意识状态改变及颅内压增高,常见的主要症状与体征有以下方面。

　　(1) 神志改变:激惹、过度兴奋或表情淡漠、嗜睡、昏迷等,一般早产儿呈抑制状态,足月儿多为兴奋表现,兴奋转为抑制多为病情危重的标志。

　　(2) 颅内压增高:前囟紧张或隆起,血压增高,呕吐,脑性尖叫,抽搐。

　　(3) 呼吸改变:呼吸增快或缓慢、呼吸不规则或暂停等。

　　(4) 瞳孔改变:双侧瞳孔不等大,对光反射迟钝或消失。

　　(5) 眼部症状:双眼凝视、斜视、眼球上转困难、眼球震颤等。

　　(6) 肌张力改变:早期增高,后逐步降低或消失。

　　(7) 其他:原因不明的黄疸、贫血、皮肤苍白。

(8) 后遗症：常有脑性瘫痪、脑积水、癫痫、智能低下、视力或听力障碍等。

2. 常见类型颅内出血

(1) 脑室周围-脑室内出血：最常见，根据影像学检查严重程度分为四期：①Ⅰ期，局限于生发层基质；②Ⅱ期，脑室内出血不伴脑室扩张；③Ⅲ期，脑室内出血 >50% 伴脑室扩张；④Ⅳ期，脑室扩大伴脑室旁白质损伤或者出血性梗死。

(2) 原发性蛛网膜下腔出血：蛛网膜下腔桥静脉出血，不包括硬膜下、脑室内或者小脑等部位出血后向蛛网膜下腔扩展。大多数病例表现为少量出血无症状，预后良好。部分病例第 2 天出现惊厥，发作间歇情况良好。极少数病例因大量出血短期内死亡。

(3) 硬脑膜下出血：是产伤性颅内出血最常见的类型，多见于足月巨大儿，或者臀位异常难产、高位产钳助产儿。由于机械损伤使硬膜下血窦及附近血管破裂而发生出血。天幕、大脑镰撕裂和大脑表浅静脉破裂所造成的急性大量出血，数分钟或几小时内死亡；亚急性者，生后 24 小时后出现症状，惊厥为主，有局灶性脑征。新生儿期也可表现不明显，数月后产生症状。

(4) 脑实质出血：常见于足月儿，多因小静脉栓塞后毛细血管内压力增高破裂而出血。由于出血部位和量不同，临床表现差异较大。少量点状出血可无症状，如脑干出血可出现瞳孔变化，呼吸不规则等表现。主要后遗症为脑性瘫痪、癫痫和智力或运动功能发育迟缓。

(5) 小脑出血：症状不典型，多发生在胎龄 <32 周的早产儿、体重小于 1500 克早产儿，或者有产伤史的足月儿。临床症状与病因和出血量有关。

【辅助检查】

1. **脑脊液检查** 脑脊液呈血样或黄色，新鲜脑脊液发现皱缩红细胞有诊断意义。

2. **B 超** 早产儿脑室内、脑室周围出血较敏感，一般生后 3~7 天检查为宜。

3. **CT** 明确定位出血部位及量，生后 5~7 天检查为宜。

4. **MRI** 较敏感的检测手段。

【治疗原则】

1. **止血** 可选择使用维生素 K_1、酚磺乙胺（止血敏）、血凝酶（立芷雪）等，有条件者输血。

2. **控制惊厥** 镇静、止痉，首选苯巴比妥，也可选用安定、水合氯醛等。

3. **降低颅内压** 首选呋塞米，每次 0.5~1.0mg/kg，每日 2~3 次静脉滴注，若有脑疝时可用小剂量 20% 甘露醇静脉推注，每次 0.25~0.5g/kg，每 6~8 小时一次。

4. **支持疗法** 保持患儿安静、尽可能避免搬动、减少刺激性操作，维持正常的 PaO_2、$PaCO_2$、pH、渗透压及灌注压。

5. **外科处理** 危及生命的较大血肿，应由神经外科紧急处理。脑积水早期有症状者可行侧脑室穿刺引流，进行性加重者行脑室-腹腔分流术。

【常见护理诊断/问题】

1. 潜在并发症：颅内压增高。

2. **低效性呼吸型态** 与呼吸中枢受抑制有关。

3. 营养失调：低于机体需要量 与昏迷不能维持有效吸吮有关。

【护理措施】

1. **密切观察病情，降低颅内压**

(1) 保持环境安静，患儿绝对静卧，避免烦躁，使头肩部抬高 15°~30°，尽量减少对患儿的移动和刺激，少搬动患儿的头部，必要的治疗和护理操作应做到轻、稳、准、快。采用静脉留置，避免头皮穿刺，避免反复操作加重颅内出血。需头偏向一侧，卧位时，整个身体也应取同向侧位，以保持头呈正中位，避免平卧头侧位，防止颈动脉受压。必要时遵医嘱给予镇静。

（2）严密观察神志、瞳孔、呼吸、脉搏、体温、肌张力及囟门张力变化；定期测量头围大小；观察惊厥发生的时间、持续时间、发作过程；若有脑疝征兆，及时报告医生，并做好抢救准备。

2. 合理吸氧，维持有效呼吸 及时清理呼吸道分泌物，保持呼吸道通畅；根据缺氧程度选择给氧方式和浓度，维持 PaO_2 在 60~80mmHg、血氧饱和度在 90%~95%，缺氧症状改善，及时停止吸氧，防止氧中毒。呼吸衰竭或严重的呼吸暂停者应采用人工呼吸机辅助呼吸，并做好相关护理。

3. 保证热量供给 根据病情推迟喂乳时间，根据病情选择鼻饲、静脉营养，保证热量供应。注意喂乳时卧床喂哺，不应抱起患儿，避免因体位变换刺激患儿加重出血。

4. 健康教育 向家属讲解出血的严重性，告知患儿的治疗效果及可能出现的后遗症，并给予心理安慰，减轻其不良情绪。如有后遗症，教育家长坚持治疗和随访，教会家长对患儿进行功能训练及智能训练的方法，提高生存质量，促进患儿康复。

第七节　新生儿呼吸窘迫综合征

新生儿呼吸窘迫综合征（neonatal respiratory distress syndrome，NRDS）又称肺透明膜病（hyaline membrane disease，HMD），是新生儿呼吸系统疾病，由于肺发育不成熟，产生或释放肺泡表面活性物质（pulmonary surfactant，PS）不足，引起广泛的肺泡萎陷和肺顺应性降低，常以出生后不久即出现的进行性呼吸困难、发绀及呼吸衰竭为特征，多见于早产儿，发生率与胎龄有关，胎龄越小，发病率越高。

【病因】

本病主要是由于缺乏 PS 引起。PS 由肺泡Ⅱ型上皮细胞产生，主要成分为磷脂，具有降低肺泡表面张力，使呼气时肺泡张开而不萎陷的作用。以下情况易发生 NRDS：

1. 早产儿 胎儿在第 20~24 周时肺泡上皮已存在 PS，于第 35 周后 PS 迅速增加，不足 35 周的早产儿易发生 NRDS，而且胎龄越小，PS 量越少。

2. 剖宫产 产道分娩刺激 PS 分泌，加速肺液吸收，而剖宫产儿未经正常宫缩，儿茶酚胺和肾上腺皮质激素应激反应弱，导致 PS 缺乏，肺液也较多。

3. 糖尿病孕母 胎儿胰岛素分泌增加，拮抗肾上腺皮脂激素对卵磷脂的合成，肺成熟延迟，胎儿受母亲的影响，虽然肥胖巨大，但肺发育不成熟，其发生率可增加 5~6 倍。

4. 其他 在缺氧、肺部严重感染情况下，本病的发病率显著增高。

【发病机制】

PS 缺乏使肺泡壁表面张力增加，肺泡半径缩小，呼气时肺内残余气量减少，使肺泡逐渐萎陷而导致肺不张，吸气时增加压力，导致通气不良，呼吸困难，出现缺氧和酸中毒，而缺氧和酸中毒又引起肺血管痉挛，肺循环阻力增加，肺动脉高压，右心压力增高，导致动脉导管和卵圆孔开放，形成右向左分流，使肺血流灌注不足，毛细血管和肺泡壁通透性增高，纤维蛋白渗出，沉着于肺泡表面，形成嗜伊红透明膜，进一步加重了气体弥散障碍，加重缺氧和酸中毒，并抑制 PS 的合成，形成恶性循环。

【临床表现】

患儿出生时正常或有窒息史，多在生后 2~6 小时内出现呼吸困难（频率 >60 次 / 分），并进行性加重，表现为呼吸表浅、呼吸节律不规则，呼气性呻吟，吸气时三凹征，鼻翼扇动，青紫，烦躁不安，肌张力低下，严重者可出现面色青灰，四肢松弛，反应迟钝，呼吸暂停，甚至呼吸衰竭。两肺叩诊浊音，听诊两肺呼吸音降低，早期无啰音，以后可听到细小水泡音；心音由强转弱，有时在胸骨左缘可闻及Ⅱ~Ⅲ级收缩期杂音。病情轻无并发症者，72 小时以上肺成熟度增加，可有望恢复，病情重者于 3 天内死亡。

【辅助检查】

1. 血气分析示 $PaCO_2$ 升高、PaO_2 降低、pH 下降。

2. 胎儿时期肺泡表面活性物质从肺部排入羊水,所以分娩前抽取羊水测卵磷脂(PL)和鞘磷脂(S)的比值,可预测肺成熟度,如低于 2∶1,提示胎儿肺发育不成熟。泡沫试验:取患儿胃液或气道吸引物 1ml 加 95% 酒精 1ml,震荡 15 秒,静置 15 分钟后沿管壁有多层泡沫形成可除外 RDS。其原理是由于 PS 利于泡沫形成和稳定,而酒精起抑制作用。

3. X 线检查分级:①I 级:早期两肺透明度降低,可见均匀细小网状及颗粒状阴影,无肺气肿;②II 级:全肺可见较大密集颗粒阴影,支气管则充盈为黑色,形成"支气管充气征";③III 级:全肺透明度丧失,呈毛玻璃样,横膈及心界部分模糊,支气管充气征明显;④IV 级:两肺不透光而呈"白肺"。

【治疗原则】

目的是保证通气换气功能正常,待自身 PS 产生增加,RDS 得以恢复。机械通气和应用 PS 是治疗的重要手段。

1. **纠正缺氧** NRDS 主要为低氧血症,首要治疗为改善缺氧,根据患儿病情选择吸氧和通气方式。

2. **维持酸碱平衡** 根据血气结果判断酸碱失衡,改善通气,纠正呼吸性酸中毒;应用 5% 碳酸氢钠纠正代谢性酸中毒。

3. **PS 替代疗法** PS 推荐策略为:胎龄 <26 周者吸入氧分数(FiO₂)需求 >0.30,或胎龄 >26 周者 FiO₂ 需求 >0.40 时应予 PS 治疗,早期给药是治疗成败的关键,应使用天然的 PS 制剂,首剂为 200mg/kg,使用时从气管插管中滴入两肺内,用药后肺顺应性改善,对氧气和呼吸机需求减少。如果有证据提示 NRDS 在进展,如持续不能离氧及持续需要机械通气,应使用第 2 剂甚至第 3 剂。考虑 INSURE 技术(气管插管 - 使用 PS- 拔管使用持续气道正压通气(continuous positive airway pressure,CPAP))。较成熟的患儿接受 PS 治疗后经常能够迅速拔除气管插管改为 CPAP 或经鼻间歇正压通气(nasal intermittent positive pressure ventilation,NIPPV),但需根据临床情况判断患儿是否适用于此项处理。

4. **支持疗法** 保暖维持体温,监测体温、呼吸、心率、动脉血气、血压等生命体征。保证液体及营养,不能经口进食,应部分或全部胃肠外营养,严格控制输液量,以防止动脉导管开放。

5. **防治感染** 原则上不主张用抗生素,但合并感染者,应根据细菌培养和药敏试验结果选择相应的抗生素。

【预防】

1. 加强高危妊娠和分娩的监护及治疗,做好孕期保健,预防早产和宫内缺氧。对提前分娩者,应做穿刺抽取羊水检查卵磷脂和鞘磷脂的比值,以判断胎肺成熟度。

2. 促进肺 PS 增长,对孕 24~34 周需提前分娩的胎儿,出生 48 小时前选择易通过胎盘进入胎儿的肾上腺皮质激素,给孕母肌内注射地塞米松或倍他米松,可明显降低 NRDS 的发生率和死亡率。

3. 预防性应用 PS 对胎龄 <28~30 周的早产儿,在生后 30 分钟或 24 小时内应用 PS。产前孕母已用激素预防,产后早产儿 PS 联合预防,效果更好。

4. 正确使用人工呼吸器及氧疗预防 NRDS 后期的严重并发症。

【常见护理诊断 / 问题】

1. **自主呼吸受损** 与缺乏 PS 导致的肺不张和呼吸困难有关。

2. **气体交换受损** 与肺泡缺乏 PS、肺泡萎陷及肺透明膜形成有关。

3. **营养失调:低于机体需要量** 与患儿消耗增加、摄入量不足有关。

4. **体温过低** 与早产儿体温调节功能差,产热少有关。

5. **有感染的危险** 与患儿免疫功能低下有关。

【护理措施】

1. 保持呼吸道通畅,维持自主呼吸

(1) 取半卧位或头高侧卧位,及时清除口、鼻腔的分泌物,保持呼吸道通畅。必要时湿化或雾化吸入后吸痰。每 2 小时翻身一次。

(2) 氧疗和辅助呼吸:根据患儿呼吸状况及缺氧程度选择以下吸氧方法,使 PaO_2 维持在 50~70mmHg(6.7~9.3kPa),经皮血氧饱和度($TcSO_2$)维持在 90%~95%。

1) 轻症者选用鼻导管、面罩、鼻塞及头罩吸氧。头罩吸氧时头罩大小要适合患儿的头颅,以防降低实际吸入的氧气浓度;调节氧流量 >5 L/min,吸入的氧气要加温湿化到 36℃左右。

2) 持续气道正压通气(CPAP):可使肺泡在呼气末保持正压,防止肺泡萎陷。当患儿的吸氧分数($FiO_2>0.4$,$PaO_2<50$mmHg 或 $TcSO_2<90\%$)时,可给予 CPAP。

3) 常频机械通气(conventional mechanical ventilation,CMV):目前尚无统一标准,参考标准为:① $FiO_2=0.6$,$TcSO_2<50$mmHg 或 $TcSO_2<85\%$(发绀型先心病除外);② $PaCO_2>60$~70mmHg 伴 pH<7.25;③严重或药物治疗无效的呼吸暂停。具备上述任意一项者可经气管插管应用机械通气。

(3) 使用呼吸机的护理:①根据病情准确设置呼吸机参数,保持各管道通畅,连接紧密;②使用 CMV 时,最好选择持续气流、时间转换、压力限制型呼吸机;③监测生命体征、经皮血氧饱和度和血气;④密切观察病情,防止发生肺气漏、慢性肺疾病、早产儿视网膜病和呼吸机相关性肺炎等并发症。

2. 正确使用 PS 协助医生尽早将 PS 替代品经气管插管直接滴入肺内,方法:预热 PS,混匀并抽吸备用,滴入前彻底吸净气道内分泌物,将患儿头稍后仰,使气道伸直,将药液送入下部气管,边注入边复苏囊加压给氧,以助药液弥散,避免药液外溢。用药后 4~6 小时内禁止气道内吸引。

3. 保证营养及水分的供给 根据耐受情况采取不同喂养方式,不能吸吮和吞咽者可用鼻饲法或静脉补充营养。应用输液泵控制输液速度,防止动脉导管开放,预防心力衰竭。

4. 保暖 维持中性温度,保持皮肤温度在 36~37℃。环境温度维持在 22~24℃,室内相对湿度在 55%~65%,以减少水分损耗。

5. 防治感染 保持室内空气新鲜,定时通风。在抢救治疗过程中,尤其是在呼吸机使用时,应严格执行无菌操作,如合并感染,应及时做细菌培养和药敏试验,遵医嘱给予有效的抗生素。

6. 密切观察病情 出现呼吸困难加重,烦躁不安,呼吸节律不规则,及时通知医生,配合抢救。

7. 健康教育 让家长了解该病的危险性、预后及治疗情况,安慰家长,使其理解和配合治疗。教会家长居家照顾的相关知识。

第八节　新生儿黄疸及新生儿溶血病

一、新生儿黄疸

新生儿黄疸(neonatal jaundice)是指新生儿期因胆红素在体内积聚引起的皮肤、黏膜和组织黄染。若新生儿血中胆红素超过 5~7mg/dl(成人超过 2mg/dl)即可出现肉眼可见的黄疸,分为生理性黄疸和病理性黄疸,严重病理性黄疸可致胆红素脑病(核黄疸),可留有不同程度的后遗症,甚至死亡。

【新生儿胆红素的代谢特点】

1. 胆红素生成过多 胆红素主要来自衰老红细胞中的血红蛋白。新生儿每日生成的胆红素高于成人两倍以上(新生儿 8.8mg/kg,成人 3.8mg/kg),其主要原因为:①胎儿的血氧分压低,其红细胞数量代偿性增加,出生后肺呼吸建立,血氧分压升高,大量的红细胞破坏,分娩时损伤也可使红细胞破坏增多;②新生儿红细胞寿命短(早产儿低于 70 天,足月儿约 80 天,成人为 120 天);③新生儿肝脏和其他组织中的血红素及骨髓红细胞前体较多,旁路胆红素来源多。

2. 运转胆红素的能力不足　刚娩出的新生儿常有不同程度的酸中毒,血中胆红素与白蛋白的联结能力较低,早产儿白蛋白的含量低,运送胆红素的能力不足。

3. 肝细胞处理胆红素的能力差　①新生儿出生时肝细胞内 Y、Z 蛋白含量低(生后 5~10 天才达正常水平),对胆红素摄取的能力差;②肝细胞内尿苷二磷酸葡萄糖醛酸基转移酶的含量低(生后 1 周接近正常)且活力不足,将未结合胆红素转变为结合胆红素的功能差;③肝细胞将结合胆红素排泄到肠道的能力暂时低下,可出现暂时性肝内胆汁淤积。

4. 肠肝循环增加　直接胆红素随胆汁排入肠管,被降解还原为胆素原,大部分经粪便排除,小部分被肠黏膜重吸收,转入肝脏,再转变为直接胆红素,排入胆道,构成肠肝循环。刚出生时,新生儿肠道内的正常菌群尚未建立,不能将进入肠道的结合胆红素还原成尿胆原,加之肠道内有 β 葡萄糖醛酸苷酶活性较高,能将结合胆红素水解成未结合胆红素并被肠黏膜重吸收,加重肝脏负担。如胎粪排泄延迟,可加重胆红素的重吸收。

【新生儿黄疸分类】

1. 生理性黄疸　50%~60% 的足月儿和 80% 的早产儿可出现生理性黄疸。其特点为:①一般情况良好,黄疸程度较轻,先见于面颈部,重者遍及躯干、四肢、巩膜,一般无其他症状;②足月儿生后 2~3 天开始出现,4~5 天达高峰,10~14 天消退,最迟不超过 2 周;早产儿于生后 3~5 天出现黄疸,5~7 天达高峰,最长可延迟到 3~4 周消退,早产儿黄疸程度较足月儿重,消退慢;③每日血清胆红素升高 <85μmol/L(5mg/dl)。生理性黄疸始终是排除性诊断,判断其是"生理"还是"病理"的血清胆红素最高界值,由于受个体差异、种族、地区、遗传及喂养方式等影响,迄今不存在统一标准。采用日龄和小时龄胆红素评估,目前被多数学者接受。

2. 病理性黄疸　①黄疸出现早(生后 24 小时内);②黄疸程度重,血清总胆红素值已达到相应日龄及相关危险因素下的光疗干预标准(图 8-2)或每日上升 >85μmo/L(5mg/dl);③黄疸持续时间长,足月儿 >2 周,早产儿 >4 周,并呈进行性加重;④黄疸退而复现;⑤血清结合胆红素 >34μmol/L(2mg/dl)。若具备上述任何一项者均可诊断为病理性黄疸。

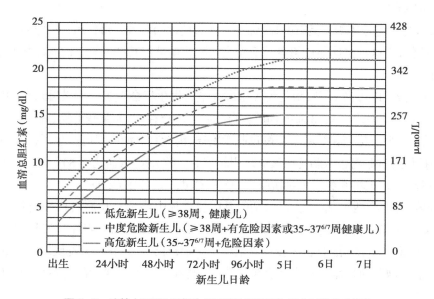

图 8-2　胎龄大于 35 周新生儿不同胎龄和出生后小时龄光疗标准

【病因】

病理性黄疸按其发病原因分为以下三类。

1. 胆红素生成过多 因红细胞破坏增多,胆红素生成过多,使血清未结合胆红素升高。多见于同族免疫性溶血、红细胞酶缺陷、红细胞形态异常、血红蛋白病、红细胞增多症、体内出血、感染、维生素 E 缺乏和微量元素缺乏、各种药物诱发红细胞膜缺陷而发生溶血性贫血。

2. 肝脏胆红素代谢障碍 由于肝细胞摄取和结合胆红素的功能低下,使血清未结合胆红素升高。多见于感染、窒息、缺氧、酸中毒;低体温、低血糖、低蛋白血症;某些药物如磺胺、水杨酸盐、吲哚美辛等与胆红素竞争 Y、Z 蛋白结合位点,噻唑类利尿药使胆红素与白蛋白分离,酶类清洁剂抑制葡萄糖醛酰转移酶的活性等;先天性非溶血性未结合胆红素增高症、家族性暂时性新生儿黄疸、先天性甲状腺功能低下。

3. 胆汁排泄障碍 肝细胞排泄结合胆红素障碍或胆管梗阻,可致高结合胆红素血症,如果同时伴有肝细胞功能受损,则未结合胆红素也增高。多见于新生儿肝炎、先天性胆道闭锁、先天性非溶血性结合胆红素增高症、胆管阻塞等。

【病理性黄疸的治疗原则】

1. 去除引起病理性黄疸的病因,积极治疗原发病。

2. 给予蓝光治疗,降低血清胆红素;尽早喂养以诱导肠道建立正常菌群,减少胆红素的肠肝循环;保持大便通畅,减少肠壁对胆红素的重吸收。

3. 保护肝脏 避免应用对肝脏有损害及可能引起黄疸、溶血的药物。

4. 降低游离胆红素 适当应用酶诱导剂和白蛋白。

5. 控制感染、保暖、营养支持,及时纠正酸中毒和缺氧。

二、新生儿溶血病

新生儿溶血病(hemolytic disease of newborn,HDN)是指母婴血型不合引起的同种免疫性溶血。在目前发现的 160 种血型系统中,因 ABO 血型系统不合所致的新生儿溶血病最常见,约占新生儿溶血病的 85.3%,其次是 Rh 血型系统不合,占新生儿溶血病的 14.6%,其他如 MN、Kell、Duffy 系统等较少见。

【病因与发病机制】

胎儿从父亲遗传获得母体所不具有的显性血型抗原,通过胎盘进入母体后,该血型抗原刺激母体产生相应的 IgG 血型抗体,当这种抗体通过胎盘绒毛膜进入胎儿循环与其红细胞上的相应抗原结合,引起胎儿红细胞破坏而出现溶血。

1. ABO 血型不合 以母亲 O 型,胎儿为 A 型或 B 型者发生机会较多。如果母亲是 AB 型血或婴儿为 O 型血,则不发生 ABO 溶血病。A、B 血型物质在自然界中广泛存在,如某些植物、寄生虫、伤寒疫苗、破伤风及白喉类毒素等,O 型血母亲在孕前就接触过此类物质,因此其血清中早已产生了抗 A、抗 B 抗体(IgG),在妊娠时这两类抗体通过胎盘进入胎儿血液循环引起溶血。故 ABO 溶血病约 50% 发生在第一胎。

2. Rh 血型不合 Rh 血型系统有 6 种抗原,即 D、E、C、d、e、c,分成 Cc、Dd、Ee3 组。每组任意一个抗原,组成一基因复合体,每人有两组基因复合体,两组基因复合体中均无 D 抗原者称 Rh 阴性;有 D 抗原者称 Rh 阳性。其中以 RhD 溶血病最常见,其次为 RhE 溶血病,且多发生于 Rh 阴性孕妇和 Rh 阳性胎儿之间。由于自然界无 Rh 血型物质,Rh 溶血病一般不发生在第一胎,首次妊娠发生免疫反应产生的抗体不能通过胎盘进入胎儿,当再次妊娠时,第二次发生免疫反应,仅需数日就可出现能通过胎盘的抗体,故第二胎才发病。

【临床表现】

症状的轻重和母亲产生 IgG 抗体量、抗体与胎儿红细胞的结合程度及胎儿代偿能力有关。ABO 溶血病多为轻症,病情进展较慢,Rh溶血病较重,病情进展快。

1. 黄疸　ABO溶血病多在生后第2~3天出现,血清胆红素以未结合胆红素升高为主,但也有因胆汁淤积而在恢复期出现结合胆红素升高者。Rh溶血病者多在生后24小时内出现黄疸,并迅速加重。

2. 贫血　ABO溶血病者较少出现贫血,多在新生儿后期才出现,且症状较轻,而Rh溶血病者生后即有全身水肿、皮肤苍白、胸腹腔积液及贫血性心衰,部分贫血可持续生后3~6周。

3. 肝脾肿大　ABO溶血病者较少发生,Rh溶血病者多有不同程度的肝脾肿大,这是由于髓外造血活跃所致。

【并发症】

胆红素脑病(核黄疸)是指未结合胆红素浓度过高或血脑屏障通透性增强,致使未结合胆红素通过血脑屏障进入脑组织引起的脑组织病理性损伤,是新生儿溶血病最严重的并发症。当足月儿血清总胆红素迅速增加,透过血脑屏障时。即可能发生核黄疸,早产儿更易发生,尸检结果表明即使低水平的胆红素也可导致核黄疸的病理改变。一般于重度黄疸高峰后12~48小时出现症状,通常胆红素脑病临床上分为四期:警告期、痉挛期、恢复期和后遗症期,现多将前三期称为急性胆红素脑病,第四期称为慢性胆红素脑病。

1. 急性胆红素脑病　第一阶段生后前几天,反应略低下,嗜睡,肌张力轻度减低,活动减少,哭声轻微高调,吸吮弱。此阶段表现可逆;第二阶段患儿易激惹,哭声高调,拒乳,呼吸暂停,不规则,出现呼吸困难,嗜睡、肌张力增高。重症深度昏迷甚至死亡。此阶段如紧急换血可逆转;第三阶段通常在1周后,肌张力减低,吸吮力及对外界反应逐渐恢复,呼吸好转,1~2周后急性期症状消失。

2. 慢性胆红素脑病　出现典型的核黄疸后遗症表现。可有手足徐动,眼球运动障碍,听觉障碍,牙釉质发育不良等后遗症。

【辅助检查】

1. 母婴血型检测　检查母体ABO和Rh血型,可见血型不合。

2. 确定有无溶血检测　溶血时红细胞计数和血红蛋白降低,网织红细胞计数显著增加,涂片中见有核红细胞增多,血清胆红素增高。

3. 致敏红细胞和血型抗体测定　三项试验阳性(改良直接抗人球蛋白试验、患儿红细胞抗体释放试验、患儿血清中游离抗体试验),这是诊断本病的主要依据。

【治疗原则】

1. 产前监测和处理

(1) 血浆置换:对产前血Rh抗体效价明显增高,但又不宜提前分娩的孕妇,可采用反复血浆置换术,以置换抗体,减轻新生儿溶血。但该方法临床已极少应用。

(2) 宫内输血:对胎儿水肿或胎儿Hb<80g/L,且肺未成熟者,可直接将与孕妇血清不凝集的浓缩红细胞在B超引导下注入脐血管或胎儿腹腔内,以纠正贫血。

(3) 提前分娩:既往有输血、死胎、流产史的Rh阴性孕妇,本次妊娠Rh抗体效价升高,羊水胆红素增高,且羊水磷脂酰胆碱/鞘磷脂(L/S)的比值>2者(提示胎肺成熟),可提前分娩,以减轻胎儿受累。

2. 新生儿治疗　采用光照疗法和换血疗法,以降低血清胆红素、纠正贫血;及时纠正酸中毒和缺氧;遵医嘱输入白蛋白、血浆;应用肝酶诱导剂;加强保暖,避免快速输入高渗性药物等。

三、新生儿黄疸的护理

【常见护理诊断/问题】

1. 潜在并发症:胆红素脑病。

2. 知识缺乏　家长缺乏黄疸护理的相关知识。

【护理措施】

1. 密切观察病情,防止胆红素脑病的发生

(1) 注意每4~6小时监测经皮胆红素值或血清胆红素,判断黄疸的发展速度,避免延误诊断与治疗。

(2) 对病理性黄疸者应密切观察患儿的生命体征、皮肤黏膜及巩膜的色泽、黄染的部位和范围、黄染出现的时间、进展及有无肝脾肿大等伴随症状。观察大小便次数、颜色、量及其性状,如果患儿出现胎粪延迟,应给予灌肠,以促进粪便及胆红素排出。观察有无出血倾向,头部血肿、出血点等;观察黄疸进展情况,特别注意患儿有无神经系统的表现:如尖叫、拒食、嗜睡、肌张力减退、抽搐、前囟张力增高等胆红素脑病的表现,发现异常,立即通知医生,给予抢救。

(3) 维持体温正常　维持体温稳定,体温低时游离脂肪酸增加,与胆红素竞争白蛋白,促进未结合胆红素增加,使黄疸加重;体温过高时,应间断光疗,散热降温。

(4) 合理喂养　出生后应尽早喂养以刺激肠蠕动,利于胎粪的排出,促进肠道正常菌群建立,减少肠肝循环,有利于减轻黄疸。如吸吮无力、食欲缺乏,应采取少量多次、间歇喂养、鼻饲等方法,必要时静脉营养支持。

(5) 做好光照疗法及换血疗法的护理。

(6) 遵医嘱输入白蛋白,加速胆红素排除;纠正酸中毒,以利于胆红素与白蛋白结合,减少胆红素脑病的发生;应用肝酶诱导剂,增加葡萄糖醛酸转移酶的生成,促进胆红素转化和排泄,降低胆红素水平。

(7) 合理补液:保证摄入充足液体,适当增加奶量或静脉补液,严格控制输液量及速度,防止心力衰竭,切忌快速输入高渗性药物,避免血脑屏障暂时开放,导致已与白蛋白结合胆红素进入脑组织。

2. 健康教育　向家长讲解新生儿黄疸的原因、治疗与检查、胆红素脑病的严重性及可能出现的后遗症。母乳性黄疸可继续母乳喂养或改为隔次母乳喂养,逐渐过渡到正常母乳喂养。若为红细胞葡萄糖-6-磷酸脱氢酶(glucose-6-phosphate dehydrogenase, G-6-PD)缺陷者,忌食蚕豆及其制品,患儿衣物保管时勿放樟脑丸,避免使用诱发溶血的药物。指导胆红素脑病患儿的家长早期对患儿进行康复锻炼。

案例 8-2

　　患儿,女,3天,以皮肤重度黄染1天入院,患儿系母孕2产1,母孕40周顺产娩出,出生体重3420g,生后Apgar评分1分钟10分、5分钟10分,患儿母31岁,血型O型Rh血型(+),查体:T36.5℃,P140次/分,R44次/分,神志清,呼吸平稳,周身皮肤及黏膜重度黄染。实验室检查:总胆红素370.6μmol/L,间接胆红素349.20μmol/L,直接抗人球蛋白试验(-),游离抗体(ABO血型系统以外抗体)(-),游离抗体-抗A(+),抗体放散-抗A(+),放散试验(ABO血型系统以外抗体)(-),红细胞不规则抗体筛选试验(-)。给予患儿心电血氧监护,维生素K_1预防出血,光照疗法,足月儿奶30毫升喂养。

　　思考:目前该患儿主要的临床诊断、主要护理问题及应采取的护理措施。

第九节　新生儿败血症

　　新生儿败血症(neonatal septicemia)是指新生儿期病原体侵入新生儿血液循环,并在血液中生长、繁殖、产生毒素而引起的全身感染性炎症反应综合征。其发病率和病死率较高,尤其以早产儿、极低出生体重儿及长期住院者多见。

【病因与发病机制】

1. **新生儿免疫系统功能不完善** 新生儿非特异性免疫功能和特异性免疫功能低下,易发生全身感染性疾病。

2. **病原菌** 因地区而异,我国以葡萄球菌最常见,其次为大肠埃希菌等 G⁻ 杆菌。近年来随着极低出生体重儿存活率的提高以及静脉留置针、气管插管等技术的应用,表皮葡萄球菌、克雷伯杆菌、铜绿假单胞菌等条件致病菌感染有增多趋势。

3. **感染途径** ①产前感染:与母亲的感染性疾病有关,特别是羊膜腔感染,致病菌以大肠埃希菌多见,由于母亲发热时及时就医,胎盘屏障作用,故较少发生;②产时感染:如胎膜早破、产程延长、分娩消毒不严等均可使胎儿感染,致病菌以大肠埃希菌多见;③产后感染:最常见,细菌经脐部、皮肤黏膜损伤处或呼吸道、消化道侵入,致病菌以葡萄球菌多见。近年来医源性感染亦有增多趋势,如吸痰器、温箱湿化罐中的水等易被污染,或者各种侵入性操作所致。

【临床表现】

无特征性表现。早发型常在出生后 7 天内起病,多在生后 24 小时内,多为出生前或出生时感染,病原菌以大肠埃希菌等革兰氏阴性杆菌为主,易并发肺炎,病死率较高。晚发型在出生 7 天以后起病,多为产后感染,以葡萄球菌、机会致病菌为主,易发生脑膜炎、脐炎等局灶性感染,病死率较早发型低。

1. **一般状况** 早期症状、体征不典型,尤其早产儿。一般表现为反应低下、食欲欠佳,哭声减弱,体温不稳定、体重不增等,病情发展迅速可进展为不吃、不哭、皮肤颜色较差,精神萎靡、嗜睡。

2. **体温** 较大患儿常有发热,早产儿常表现为体温不升。

3. **黄疸** 黄疸有时是败血症的唯一表现,常为生理性黄疸消退延迟,或一周后出现黄疸,迅速加重或退而复现。

4. **休克** 患儿面色苍白,四肢凉,皮肤出现花纹,脉细而速,毛细血管充盈时间延长,肌张力低下,尿少或无尿,血压下降,严重有 DIC。

5. **其他** 累及皮肤黏膜、消化系统、呼吸系统、中枢神经系统、血液系统、泌尿系统等出现相应临床表现。

【辅助检查】

1. **血常规检查** 白细胞(WBC)在出生 12 小时后采血结果较准确,WBC$<5 \times 10^9$/L 为 WBC 减少,≤3 天者 WBC$>25 \times 10^9$/L,>3 天者 WBC$>20 \times 10^9$/L 为 WBC 增多;血小板 $<100 \times 10^9$/L 有意义。由于新生儿出生后早期白细胞总数正常范围波动很大,应根据采血的日龄行具体分析。细胞分类:杆状核细胞 / 中性粒细胞大于等于 0.16。

2. **C 反应蛋白** 炎症、组织损伤时 C 反应蛋白在急性感染 6~8 小时迅速增高,有助于早期诊断。

3. **血培养及药敏试验** 血培养是诊断的金标准,尽量在应用抗生素前严格消毒下采集。

4. **其他检查** 病原菌抗体检测、脑脊液检查、血沉检查、血清降钙素原(PCT)等有助于明确诊断。

【诊断】

1. **确诊败血症** 具有临床表现并符合下列任意一条。

(1)血培养或无菌体腔内培养出致病菌。

(2)如果血培养培养出机会致病菌,则必须于另(次)份血,或无菌体腔内,或者导管头培养出同种细菌。

2. **临床诊断败血症** 具有临床表现且具备以下任意一条。

(1)非特异性检查≥2 条。

(2)血标本病原菌抗原或者 DNA 检测阳性

【治疗原则】

1. **抗生素治疗** 应遵循早期、联合、足量、静脉给药、足疗程(10~14 天或更长)的原则。在病原菌未明确前,应针对国内最常见的葡萄球菌及大肠埃希菌等 G 杆菌或结合当地菌种流行病学特点和耐药菌株情况选择两种抗生素联合使用,病原菌明确后根据药敏试验选择药物。血培养阴性,但经抗生素治疗病情好转时应继续治疗 5~7 天;血培养阳性,疗程至少 10~14 天;有并发症者应治疗 3 周以上。注意药物的毒副作用:一周以内的新生儿,尤其是早产儿,肝肾功能不成熟,给药次数宜相应减少。

2. 严重并发症的治疗　休克时输新鲜血浆或白蛋白,应用血管活性药;及时纠正酸中毒和低氧血症,减轻脑水肿。

3. 对症、支持疗法　保暖,维持体温恒定、吸氧、纠正酸中毒和电解质紊乱;保证营养供给,正氮平衡;及时处理脐炎、脓疱疮等皮肤感染病灶;维持循环,必要时输注粒细胞。针对黄疸、惊厥、脑水肿、休克等进行相应治疗。严重感染者或早产儿可静脉注射免疫球蛋白。

【常见护理诊断 / 问题】

1. **体温调节无效**　与感染有关。

2. **皮肤完整性受损**　与脐炎、脓疱疮等皮肤感染病灶有关。

3. **营养失调:低于机体需要量**　与吸吮无力、摄入不足有关。

4. **潜在并发症:**化脓性脑膜炎、感染性休克、DIC 等。

【护理措施】

1. 维持体温正常

(1) 对体温过高者以物理降温为主,一般不予药物降温,可采取调节室温、散开包被、多喂温开水、温水浴等措施。对体温偏低或不升的患儿,应及时予以保暖措施。

(2) 观察体温:当体温波动较大时,每 1~2 小时测体温一次,体温平稳后每 4 小时测体温一次,并做好记录。

2. 及时处理局部感染病灶　对脐炎、鹅口疮、脓疱疮、皮肤破损等病灶加强护理,促进皮损早日愈合,防止感染蔓延扩散。脐部感染者用 3% 过氧化氢清洗,再用 2% 碘酊涂抹直至愈合;若有肉芽形成,可用 5%~10% 硝酸银溶液点烧。皮肤小脓疱可用无菌针头刺破(刺破前后用 0.5% 络合碘消毒)。口腔溃疡时用 4% 硼酸水清洗,并多喂开水。保证抗生素有效进入体内,注意药物的配伍禁忌及毒副作用。

3. 合理喂养　病情许可鼓励母乳喂养,应少量多次,耐心喂养。不能进食时可行鼻饲或静脉补充能量和水,必要时输注新鲜血、血浆等。每日测量体重 1 次。

4. 密切观察病情,防止并发症发生　加强巡视,注意患儿的生命体征、面色、神志、意识等。如果患儿出现面色青灰、脑性尖叫、前囟隆起、双眼凝视、眼睑及面肌小抽动等表现,提示有化脓性脑膜炎的可能。如出现口渴、皮肤弹性降低、尿量减少等症状表明患儿有水电解质紊乱,遵医嘱及时补充液体和电解质。应特别注意患儿有无面色苍白、皮肤花纹、四肢厥冷、心音低弱、皮下有出血点等感染性休克或 DIC 的症状,发现异常,应立即与医生联系,及时抢救。

5. 健康教育　提供良好的生活环境,指导家长正确护理患儿,掌握新生儿沐浴、皮肤、口腔、眼部、脐部、臀部的基础护理,保持皮肤清洁,教会其预防脐炎的方法,学会识别感染的表现,注意营养供给提高免疫力。

第十节　新生儿寒冷损伤综合征

新生儿寒冷损伤综合征(neonatal cold injure syndrome)简称新生儿冷伤(cold injury),因多有皮肤硬肿,故又称之为新生儿硬肿症(sclerema neonatorum),系由于寒冷和(或)多种疾病导致新生儿低体温及皮肤硬肿,重症者可有多器官功能衰竭,是新生儿危重症之一。早产儿多见。随着卫生事业发展和医疗条件及技术提高,发病率明显降低。

【病因及发病机制】

主要与寒冷、早产、窒息及重症感染有关。

1. 寒冷和保温不足　新生儿尤其早产儿易发生的原因。

（1）新生儿尤其是早产儿的体温调节中枢发育不完善，体温调节功能差，体表面积相对大，皮下脂肪层薄，血管丰富，易散热。

（2）新生儿缺乏寒战的物理产热机制以及产热代谢的内分泌调节功能（如儿茶酚胺，甲状腺水平低下等），寒冷时主要通过棕色脂肪代偿产热，早产儿的棕色脂肪储备少，代偿能力有限，产热不足，因此，寒冷时易发生低体温。

（3）新生儿皮下脂肪中饱和脂肪酸含量比不饱和脂肪酸高，由于饱和脂肪酸熔点高，低温时易发生凝固，出现皮肤硬肿。

2. 某些疾病　严重感染、缺氧、休克、肺炎、败血症、腹泻、窒息、严重先天性心脏病等疾病时易发生体温调节和能量代谢紊乱。

3. 新生儿硬肿时，由于低体温、缺氧、酸中毒、血流缓慢及血流量减少，抑制神经反射调节及棕色脂肪产热，使组织灌注不足和缺氧可引起肺出血、肾衰竭、DIC 等多器官功能衰竭。

4. 摄入不足　早产儿热量摄入不足，且糖原储存少，产热来源受限。

【临床表现】

寒冷季节发病较多，多见于冬春季节，与温度低下有关，我国北方省份多见，也可因感染及其他因素发生在夏季和南方地区。出生 3 天内或早产新生儿多见。临床表现以低体温、皮肤硬肿和多器官功能损害为特征。

1. **低体温**　体核温度（距肛门口约 5cm 处的温度）常低于 35℃，伴有心率减慢；严重者体温低于 30℃，出现四肢和（或）全身冰冷。通常以腋 - 肛温差（T_{A-R}）来判断棕色脂肪产热状态的指标：新生儿的腋窝下有较多的棕色脂肪，寒冷时可氧化产热，提高局部温度，此时腋温高于或等于肛温。正常状态下，棕色脂肪不产热，$T_{A-R}<0℃$；新生儿硬肿症初期，棕色脂肪代偿性产热增加，故 $T_{A-R}≥0℃$，病程短，硬肿面积小，复温效果佳，预后良好，病死率低；而重度硬肿症时，棕色脂肪耗尽，则 $T_{A-R}<0℃$，病程长，硬肿面积大，复温效果差，预后不良，病死率高。

2. **皮肤硬肿**　皮肤硬、肿、冷，紧贴皮下组织，不易活动，触之橡皮样，局部颜色呈紫红色或苍黄，严重呈苍灰或发绀，伴黄疸者呈黄色。硬肿常呈对称性，发生的顺序依次为：小腿→大腿外侧→整个下肢→臀部→面部→上肢→躯干至全身。硬肿面积可按头颈部 20%、双上肢 18%、前胸及腹部 14%、背及腰骶部 14%、臀 8%、双下肢 26% 进行计算，眼皮、手心、足底、阴囊、阴茎等因皮下脂肪少，不发生硬肿。

3. **多器官功能损伤**　常有心音低钝，心率减慢，呼吸浅慢，尿量减少，严重时出现昏迷、休克、心力衰竭、肺出血、急性肾衰竭、DIC 等多脏器功能受损等表现。

【治疗原则】

1. **正确复温**　是治疗的关键。根据体温下降的程度不同，选择相应的复温方法，复温原则为循序渐进、逐渐复温。

2. **补充足够热量和体液**　充足的热量对维持正常体温十分重要。根据患儿病情选择经口喂养或静脉营养，应严格控制输液速度及液体入量。

3. **纠正脏器功能紊乱**　及时处理循环衰竭、肾衰竭、DIC、肺出血。

4. **控制感染**　根据血培养和药敏试验结果应用抗生素。

【护理评估】

1. **健康史**　了解新生儿胎龄、分娩方式、Apgar 评分、体重、喂养、保暖等情况。是否有拒乳、不哭、尿少等。了解患儿体温、硬肿的范围及变化。

2. 身体状况 评估患儿有无反应低下,监测生命体征,尿量等变化,观察皮肤颜色,评估硬肿的范围及程度,注意有无心衰及脏器出血。

3. 心理、社会因素 评估患儿家长心理状况,对疾病的病因、性质、护理、知识的了解程度,评估居住环境及经济状况。

【常见护理诊断/问题】

1. 体温过低 与新生儿体温调节功能低下、寒冷、早产、缺氧及感染有关。

2. 营养失调:低于机体需要量 与吸吮无力有关。

3. 皮肤完整性受损 与皮肤硬肿及水肿、局部血液循环障碍有关。

4. 潜在并发症:肺出血、DIC。

5. 知识缺乏 家长缺乏正确保暖及育儿知识。

【护理目标】

1. 患儿体温恢复正常。

2. 患儿皮肤完整性保持良好,硬肿逐渐消失。

3. 患儿维持良好营养状况,体重逐渐增长。

4. 患儿住院期间未出现感染及并发症。

5. 家长能正确采取保暖措施,正确护理患儿。

【护理措施】

1. 复温护理 通过提高环境温度(减少散热或外加热)来恢复和保持正常体温。

(1)肛温在 30~35℃且 $T_{AR} \geq 0℃$ 的患儿,其棕色脂肪产热较好,此时可通过减少散热来促进体温回升,复温方法为:足月儿用温暖的襁褓包裹,置于 25~26℃ 的环境中,同时用热水袋保暖;早产儿则置于已预热为 30℃ 的温箱中,每小时测体温一次。一般在 6~12 小时内体温可恢复正常。

(2)肛温 <30℃ 且 $T_{AR}<0℃$ 的患儿,其体温很低,棕色脂肪被耗尽,此时靠患儿自身的棕色脂肪产热难以恢复正常体温,因此,应将患儿置于箱温比肛温高 1~2℃ 的温箱中进行外加热,此后每小时提高箱温 0.5~1℃ (箱温不超过 34℃)。一般在 12~24 小时内可使体温恢复正常。待肛温恢复至 35℃ 时,维持温箱温度于中性温度或用远红外辐射台快速复温,床面温度从 30℃ 开始,每 15~30 分钟升高体温 1℃,逐渐提高台温(最高 35℃),体温恢复正常后置于中性温度的温箱中,辐射台环境温度易受对流影响,可用塑料薄膜覆盖患儿。如无上述条件,可采用热水袋、温水浴、电热毯或母亲怀抱等方法复温,但要注意防烫伤和闷捂窒息,如无效应转至上级医院。

2. 合理喂养 从 210kJ/kg·d(50kcal/kg·d) 开始供给热量,当体温回升、消化功能好后增至 419kJ/kg·d (10kcal/kg·d)。有吸吮能力者可经口喂养,吸吮无力者可用滴管、鼻饲或静脉营养来保证营养供给。重症伴有尿少、无尿或明显心肾功能损害者,应严格限制输液速度和液量。

3. 预防感染,加强皮肤护理 严格遵守操作规程,做好消毒隔离,按医嘱使用对肾脏无毒副作用的抗生素;经常变换体位,防止坠积性肺炎;加强皮肤护理,保持皮肤的清洁和完整。

4. 密切观察病情 ①密切观察患儿的体温、脉搏、呼吸、硬肿范围及程度、尿量及有无出血等情况,详细记录出入水量;②在复温过程中用低体温计测肛温和腋温,每 1~2 小时一次,体温正常 6 小时后改为每 4 小时一次,计算 T_{AR},评估病情的进展和程度;③备好抢救药、氧气、吸引器、复苏囊和呼吸机等急救用物,如发现患儿呼吸困难、面色突然青紫、肺部湿啰音等肺出血症状,立即告知医生,及时救治;④保证液体供给,严格控制输液速度,根据病情调节输液速度,严防因输液速度过快引起心衰和肺出血。

5. 健康教育 鼓励母乳喂养,保证足够的热量;介绍新生儿硬肿症的相关知识,指导患儿家长保持适宜的环境温度和湿度、患儿保暖及喂养的方法。

【护理评价】

1. 患儿体温是否恢复正常。

2. 患儿皮肤是否保持完整,硬肿是否消退。

3. 患儿住院期间是否出现感染症状及有无并发症。

4. 患儿能否得到正确的护理及喂养。

第十一节　新生儿重症监护

新生儿重症监护中心(neonatal intensive care unit,NICU)是对高危新生儿进行连续的病情监护和有效的抢救及护理的集中病区,NICU的建立使新生儿得到及时合理的治疗,降低新生儿的病死率,促进新生儿生长发育。NICU为独立病区,应邻近产房、新生儿室、手术室和急诊科,设加强护理区、中间护理区及辅助区。床位应依据本院新生儿入院人数、本地区出生人数和周边地区转诊人数确定,以10~20张床为宜,并保持20%的空床,随时接收危重患儿。

【NICU的配置】

1. NICU护士的配置及素质要求

(1) 护士配置:通常护士人数:患儿人数为2.5∶1。

(2) NICU护士的素质要求:NICU护士应具有高度的责任心、慎独精神、良好的团队协作力,训练有素,业务水平高;掌握急救护理技术,熟悉临床监护指标,有细致敏锐、全面的病情观察能力。此外,NICU的护士经培训后还应熟练掌握以下专科技术:①心肺复苏术;②氧疗技术;③各种监护仪的使用及监测方法;④呼吸机的使用及监测方法;⑤气管插管术的配合及术后气道管理的方法;⑥心电图的常规诊断;⑦辐射台、蓝光治疗仪、保温箱、一氧化氮治疗仪的连接与使用及输液泵的使用方法;⑧换血疗法的配合和护理方法;⑨动静脉留置技术;⑩生命岛的管理。

2. NICU的常规设备及用物配置　NICU的室内光线应充足,有空气净化装置,室温以24~26℃、湿度以55%~65%为宜。常规的设备及用物配置包括:

(1) 中央监护台或护士工作站:中央监护系统应与床边监护仪、呼吸机同步报警,可观察到每个监护仪、呼吸机等仪器的图像和数据。

(2) 吊塔或设备带:包括电源和气源,电源数量充足,可满足监护仪、输液泵、呼吸机、辐射台等供电,中心供气设备包括氧气、压缩空气和负压吸引,氧气源至少2个,负压吸引1个,空气源1个。如无中心供气设备,可用氧气瓶、空气压缩机、电动负压吸引器代替。

(3) 呼吸机,为便于转运患儿,还应配有便携式呼吸机。

(4) 经皮胆红素测定仪、氧浓度测定仪、血糖仪、空氧混合仪、心电监护仪、除颤仪、心电图仪、血气分析仪、红外线辐射保温床或温箱、蓝光治疗仪、泵吸器。

(5) 抢救车、抢救药及常规药。

(6) 空调、空气净化器、电子降温设备。

(7) 微量输液泵及注射泵、输液调速器及加温器。

(8) 生命岛:指患儿所需物品全部集中并定点、定位存放的柜。包含抢救时所需的全部物品,如复苏囊、面罩、无菌包(气管切开包、气管插管包、脐静脉插管包、PICC穿刺包、清创缝合包等)敷料、体温计、一次性物品、消耗品等。

(9) 有条件者配置超净工作台、纤维支气管镜、床旁脑电图、颅内压监测、转运车、T-组合复苏器(T-Piece复苏器)、B超、X光、生化、细菌学等检查设备。

（10）应急设备:如便携式氧气筒、应急插排、应急灯等。

3. **NICU 的消毒隔离**

（1）工作人员管理:严格遵守无菌技术操作原则;进入 NICU 前应更换衣帽及口罩穿专用鞋;进行医疗操作前后应按要求洗手或手消毒;患有传染性及感染性疾病者应暂离工作岗位。

（2）患儿管理:感染性与非感染性疾病患儿应分类隔离,床间距应大于 1m。新生儿用品专人专用,奶具应消毒后使用。限制入室探视,特殊情况下探视时,探视者应穿隔离衣及专用鞋,戴口罩、帽子。

（3）环境消毒隔离:①空气消毒:每日开窗自然通风 2~3 次,每次 15~30 分钟;紫外线照射消毒每日 1 次,每次 70 分钟;空气 24 小时持续净化;②地面消毒:每日湿式擦洗(采用含氯消毒剂)2~3 次;③室内物品、床单位、各种仪器表面、连接线等用含氯消毒剂每日擦拭 1 次。

【 NICU 的监护对象 】

1. 胎龄 <28 周、出生体重 <1500g 的新生儿;胎龄 <30 周、生后 48 小时内的所有新生儿。

2. 需要进行呼吸管理的新生儿,如急慢性呼吸衰竭、应用辅助通气及拔管后 24 小时内的患儿、需要氧疗的患儿。

3. 大手术后,尤其是术后 24 小时内的患儿,如先天性心脏病、食管气管瘘、膈疝、脑积水等。

4. 病情危重、需要进行急救的患儿,如颅内出血、反复惊厥、HIE、脑水肿、呼吸暂停、重度窒息者。

5. 多器官功能衰竭、弥散性血管内凝血者、反复抽搐经处理后 24 小时以上不能缓解者,需要全胃肠外营养或需换血,严重心律失常、重度脱水、酸中毒、血糖不稳定的患儿。

6. 感染性、低血容量性或心源性休克的患儿。

【 NICU 的监护内容及其护理 】

危重新生儿病情变化快,护理人员应加强巡视,认真细致观察病情、仪器设备的监护指标,以便尽早发现病情变化,及时处理。

1. **心血管系统监护**

1）心电监护仪持续监护患儿的心电活动,每小时记录 1 次,包括心率和节律、波形改变。

2）正确安放心电图电极片,正极粘贴于左胸大肌下,负极粘贴于右锁骨下,地极粘贴于腋中线下胸部或大腿,24 小时更换一次,重新粘贴时应更换部位,避免皮肤损伤。出现伪差和信号不能引出,应及时查找原因。

3）血压监护:包括直接测压法(即创伤性测压法,经脐动脉测压)和间接测压法(即无创伤性测压法,经传统的气囊袖带测压)。直接测压法准确性高,适用于重症休克、明显水肿、严重低体温等,但有创性操作,并发症较多,临床多采用间接测压法,通过心电监护测量,准确性虽然不如直接测压法,但周围循环灌注良好时数值基本接近。每 2 小时测量并记录 1 次。

4）经皮血气监护:TcPO$_2$ 或 SaO$_2$ 和 TcPCO$_2$ 监护者,每 1~2 小时记录 1 次,每日测动脉血气分析 1~2 次,患儿末梢循环较差时,监护仪不能读数,应更换部位、保暖,密切观察患儿状态。

2. **呼吸功能监护**

1）一般观察:观察呼吸频率、节律、深度,有无呼吸暂停、呻吟、呼吸困难、发绀等;观察患儿的自主呼吸是否与呼吸机同步。观察皮肤颜色、末梢循环、肢端温度、胸廓运动等状况。

2）使用灵敏度较高的新生儿专用监护装置,对反复呼吸暂停可使用具有窒息唤醒功能的监护仪。

3）通气量和呼吸力量的监护:持续监测机械通气患儿的气体流速、气道压力,据此准确调节通气参数。

4）经皮监测动脉血氧饱和度、氧分压,以评估患儿的肺通气和换气功能及体内环境状况。

5）保持呼吸道通畅:及时清除呼吸道分泌物,必要时雾化吸入,病情允许可给予轻叩背部,以利排除呼吸道分泌物。鼻咽部吸痰时,吸引器的压力应 <100mmHg(13.3kPa),每次吸痰时间不超过 10 秒;气管插管内吸痰时,以两人协同操作为宜,一人负责吸引,一人负责吸引前后的加压给氧及病情观察。及时记录呼吸

道分泌物的量、性质、黏稠度;每 2 小时记录氧浓度 1 次、记录呼吸机各项参数一次。

3. 体温监护　将患儿置于已预热的远红外辐射台上或温箱内,保持中性温度,每 4 小时测量并记录温箱温度、患儿体温一次,保持体温在 36~37℃。体温监测的探头应妥善固定在正确位置,并定期更换,避免脱落,防止烫伤。

4. 神经系统的监护

(1) 观察患儿的神志意识状态、神经反射、瞳孔大小及其对光反射、肌张力等状况,每 4 小时记录一次。

(2) 头围测量:一般每日或隔日测头围 1 次;行颅内压监护者,每 2 小时测量并记录 1 次。

5. 泌尿系统和代谢功能的监护

(1) 每日 1 次或数次测量尿比重、尿糖、尿蛋白及渗透压、血离子、血糖,必要时测血胆红素、肌酐、尿素氮。

(2) 记录 24 小时出入水量。

(3) 每日称体重 1 次或数次。

6. 血液及消化系统的监测　根据病情需要定期监测血常规、血生化、动脉血气分析等。观察腹胀、呕吐、大便的量及其性质;鼻饲前检查胃内残留物的量及性质。

7. 血糖监护　床旁快速血糖监测可动态了解血糖波动情况,生后应开始监测血糖,血糖低于 2.7mmol/L 应积极处理。

(杨　凡)

学习小结

本章介绍了足月儿、早产儿及新生儿常见疾病的护理。应掌握足月儿及早产儿的解剖生理特点及常规护理。新生儿窒息最突出的护理问题是自主呼吸受损,按 ABCDE 实施复苏是抢救的关键。缺氧缺血性脑病常出现惊厥,颅内压增高和脑损伤后遗症,主要护理措施为控制惊厥、降颅压和早期康复干预。早产儿易发生呼吸窘迫综合征,易致自主呼吸受损、气体交换受损和体温过低,维持有效呼吸、保暖是护理的关键。颅内出血可有神志、呼吸及双侧瞳孔异常改变,护理重点为绝对静卧、降颅压和止血。病理性黄疸出现早、程度重、消退延迟、退而复现;新生儿溶血病多见于 ABO 血型不合的母子,胆红素脑病是其严重并发症,应合理喂养、保暖、做好蓝光治疗和换血疗法的护理。新生儿败血症常有黄疸、肝脾肿大等,主要护理问题为体温调节无效、皮肤完整性受损、营养失调和潜在并发症,应维持体温正常、及时处理感染。新生儿硬肿症常呈对称性表现,硬肿部位按顺序依次发生,复温、营养支持是其护理重点。

复习参考题

1. 早产儿的生理特点及护理措施有哪些?

2. 叙述新生儿窒息复苏方案的主要步骤。

3. 叙述新生儿硬肿症复温的护理措施。

第九章　消化系统疾病患儿的护理

9

学习目标	
掌握	口炎的护理;婴幼儿腹泻的临床表现、治疗要点、护理诊断及护理措施;轮状病毒肠炎的临床特点。
熟悉	鹅口疮、疱疹性口炎的病因及临床特点;迁延性腹泻、慢性腹泻、生理性腹泻等概念。
了解	儿童消化系统解剖生理特点;婴幼儿腹泻的病因及发病机制。

消化系统疾病是儿科常见疾病之一,此类疾病往往对营养物质的摄取、消化和吸收造成影响。由于儿童的消化功能尚不完善,极易发生消化紊乱、水电解质和酸碱平衡失调,从而造成慢性营养障碍甚至影响儿童的生长发育,同时也会造成儿童机体抵抗力下降而导致感染。因此,应全面评估消化系统疾病对消化系统功能以及儿童身心方面的影响。

第一节　儿童消化系统解剖生理特点

(一) 口腔

足月新生儿在出生时已具有较好的吸吮和吞咽功能;早产儿则较差。婴幼儿口腔黏膜薄嫩,血管丰富,唾液腺发育不完善,唾液分泌少,口腔黏膜干燥,因此容易受损和发生局部感染;3 个月以下婴儿因唾液中淀粉酶含量低,故不宜喂淀粉类食物;3~4 个月婴儿唾液分泌开始增加,5~6 个月时明显增多,但由于口底浅,不能及时吞咽所分泌的全部唾液,常可发生生理性流涎。

(二) 食管

新生儿食管长度为 8~10cm,1 岁时为 12cm,5 岁时为 16cm,学龄儿童为 20~25cm,成人为 25~30cm。婴儿的食管呈漏斗状,黏膜薄嫩,腺体缺乏、弹力组织和肌层不发达,食管下端贲门括约肌发育不成熟,控制能力差,常发生胃食管反流,绝大多数在 8 至 10 个月时此症状消失。婴儿吸奶时常因吞咽过多空气,而易发生溢奶。

(三) 胃

胃容量新生儿为 30~60ml,1~3 个月时 90~150ml,1 岁时 250~300ml,5 岁时为 700~850ml,成人约为 2000ml。由于哺乳后不久幽门即开放,胃内容物逐渐流入十二指肠,故实际哺乳量常超过上述胃容量。胃排空时间因食物种类不同而异:一般水的排空时间为 1.5~2 小时;母乳 2~3 小时;牛乳 3~4 小时;早产儿胃排空慢,易发生胃潴留。

(四) 肠

儿童肠管相对比成人长,一般为身长的 5~7 倍。小肠黏膜肌层发育差,肠系膜柔软而长,升结肠与后壁固定差,易发生肠扭转和肠套叠。肠壁薄故通透性高,屏障功能差,肠内毒素、消化不全产物和过敏原等可经肠黏膜进入体内,引起全身感染和变态反应性疾病。由于儿童大脑皮层功能发育不完善,进食时常引起胃 - 结肠反射,产生便意,所以大便次数多于成人。

(五) 肝

年龄愈小,肝相对愈大。婴幼儿肝在右肋下可触及,6~7 岁后则不易触及。婴儿肝血管丰富,肝细胞再生能力旺盛,但肝功能不成熟,解毒能力差,故在感染、缺氧、中毒等情况下易发生肝肿大和变性。婴儿期胆汁分泌较少,故对脂肪的消化和吸收较差。

(六) 胰腺

出生时胰液分泌量少,3~4 个月时随着胰腺的发育而增多,但 6 个月以内胰淀粉酶活性较低,1 岁后才接近成人。婴儿胰脂肪酶和胰蛋白酶的活性均较低,故对脂肪和蛋白质的消化和吸收不够完善,易发生消化不良。

(七) 肠道细菌

在母亲体内,胎儿的肠道是无菌的,生后数小时细菌即从空气、乳头、用具等经口、鼻、肛门入侵至肠道,主要分布在结肠和直肠。肠道菌群受食物成分影响,单纯母乳喂养儿以双歧杆菌占绝对优势;部分母乳喂养儿和人工喂养儿肠内的大肠埃希菌、嗜酸杆菌、双歧杆菌及肠球菌所占比例几乎相等。正常肠道菌群对侵入肠道的致病菌有一定的拮抗作用。婴幼儿肠道正常菌群脆弱,易受许多内外界因素影响而致菌群失调,导致消化功能紊乱。

(八)健康儿童粪便

食物进入消化道至粪便排出时间因年龄及喂养方式而异:母乳喂养儿平均为 13 小时,人工喂养者平均为 15 小时,成人平均为 18~24 小时。

1. 母乳喂养儿粪便 呈黄色或金黄色,多为均匀糊状,偶有细小乳凝块,或较稀薄,绿色、不臭,呈酸性(pH4.7~5.1)。每日排便 2~4 次,一般在引入换乳期食物后次数即减少。

2. 人工喂养儿粪便 呈淡黄色或灰黄色,较干稠,呈中性或碱性反应(pH6~8),每日排便 1~2 次,易发生便秘。

3. 部分母乳喂养儿粪便 与人工喂养儿粪便相似,但较软、黄。引入谷类、蛋、肉、蔬菜、水果等换乳期食物后,粪便性状逐渐接近成人,每日排便 1 次。

第二节 口炎

口炎(stomatitis)是指口腔黏膜的炎症,若病变仅限于局部如舌、齿龈、口角亦可称为舌炎、齿龈炎、口角炎。本病常由真菌、病毒、细菌引起,多见于婴幼儿,可单独发生,亦可继发于全身疾病,如急性感染、腹泻、营养不良、久病体弱和维生素 B、C 缺乏等。目前细菌感染性口炎已经很少见,但真菌及病毒感染引起的口炎仍较常见。

一、鹅口疮

鹅口疮(thrush,oral candidiasis)又称雪口病,为白色念珠菌感染所致。多见于新生儿、营养不良、腹泻、长期使用广谱抗生素或激素的患儿。新生儿多由产道感染或因哺乳时乳头不洁及使用污染的奶具而感染。

【临床表现】

轻症可见口腔黏膜表面覆盖白色乳凝块样小点或小片状物,可逐渐融合成大片,不易擦去,若强行剥离后局部黏膜潮红、粗糙、可有溢血,患处不痛,患儿不流涎,一般不影响吃奶,无全身症状;重症则全部口腔均被白色斑膜覆盖,甚至可蔓延到咽、喉头、食管、气管、肺等处,可伴低热、声音嘶哑、拒食、吞咽困难或呼吸困难等。取白膜化验检查,在显微镜下可见真菌的菌丝和孢子。

【治疗原则】

1. 保持口腔清洁 可用 2% 碳酸氢钠溶液于哺乳前后清洁口腔。

2. 局部用药 局部涂抹 10 万 ~20 万 U/ml 制霉菌素鱼肝油混悬溶液,每日 2~3 次。

二、疱疹性口炎

疱疹性口炎(herpetic stomatitis)为单纯疱疹病毒 I 型感染所致,多见于婴幼儿。全年均可发病,冬春季多见,传染性强,在卫生条件差的家庭和集体托幼机构中感染容易传播。

【临床表现】

起病时发热,体温可达 38~40℃,1~2 天后,齿龈、唇内、舌、颊黏膜等部位出现单个或成簇的小疱疹,直径约 2mm,周围有红晕,迅速破溃后形成浅表溃疡,其上覆盖黄白色膜样渗出物。多个溃疡可融合成不规则的较大溃疡,有时累及软腭、舌及咽部。口角及唇周皮肤亦常发生疱疹,疼痛剧烈,患儿可表现拒食、流涎、烦躁、颌下淋巴结肿大,常因拒食啼哭才被发现。体温在 3~5 天后恢复正常,病程 1~2 周。局部淋巴结肿大可持续 2~3 周。

【治疗原则】

1. **保持口腔清洁**　多饮水,可用 3% 过氧化氢溶液清洗口腔,避免刺激性食物。

2. **局部用药**　局部可涂碘苷(疱疹净)抑制病毒,亦可喷西瓜霜、锡类散等。为预防继发感染可涂 2.5%~5% 金霉素鱼肝油。疼痛严重者可在进食前用 2% 利多卡因涂抹于局部。

3. **对症处理**　发热者给予物理或药物降温,补充足够的营养和水分;有继发感染时遵医嘱使用抗生素治疗。

三、溃疡性口炎

溃疡性口炎(ulcerative stomatitis)是由链球菌、金黄色葡萄球菌、肺炎链球菌或大肠埃希菌等引起的。多见于婴幼儿,常发生于急性感染、长期腹泻等机体抵抗力降低时,口腔不洁更有利于细菌繁殖而致病。

【临床表现】

口腔各部位均可发生,常见于唇、舌及颊黏膜等处,可蔓延到咽喉部。初起黏膜充血、水肿、可有疱疹,随后形成大小不等的糜烂或溃疡,创面覆盖较厚的纤维素性渗出物形成的灰白色或黄色假膜,边界清楚,易拭去,露出溢血的创面,不久又重新出现假膜。患儿局部疼痛、流涎、拒食、烦躁、发热 39~40℃,局部淋巴结肿大。全身症状轻者 1 周左右体温恢复正常,溃疡逐渐愈合,重者可出现脱水和酸中毒。

血常规:白细胞总数和中性粒细胞增多。

【治疗原则】

1. **控制感染**　选用有效抗生素。

2. **保持口腔清洁**　可用 3% 过氧化氢溶液或 0.1% 依沙吖啶(利凡诺)溶液清洁口腔。

3. **局部处理**　溃疡面涂 5% 金霉素鱼肝油、锡类散等。

4. **对症处理**　发热者给予物理或药物降温,补充足够的营养和水分。

四、口炎的护理

【常见护理诊断/问题】

1. **口腔黏膜受损**　与口腔感染有关。

2. **疼痛**　与口腔黏膜糜烂、溃疡有关。

3. **体温过高**　与口腔炎症有关。

4. **知识缺乏**　患儿及家长缺乏本病的预防及护理知识。

【护理措施】

1. **促进口腔黏膜愈合**

(1)口腔护理:根据病因选择恰当的溶液清洁口腔后涂药,年长儿可用含漱剂。鼓励患儿多饮水,进食后漱口,以保持口腔黏膜湿润和清洁。对流涎者,及时清除分泌物,保持皮肤干燥、清洁,避免引起皮肤湿疹及糜烂。

(2)正确涂药:为了确保局部用药疗效,涂药前应先将纱布或干棉球放在颊黏膜腮腺管口处或舌系带两侧,以隔断唾液;再用干棉球吸干病变表面的水分方能涂药。涂药后嘱患儿闭口 10 分钟,然后取出隔离唾液的纱布或棉球,并嘱患儿不可马上漱口、饮水或进食。

2. **疼痛的护理**　饮食以高热量、高蛋白(发热患儿不宜)、富含维生素的温凉流质或半流质为宜,避免摄入刺激性食物。对疼痛影响进食者,在进食前局部涂 2% 利多卡因。对不能进食者,应给予肠外营养,以保证能量和水分的供给。

3. 维持体温正常 监测体温注意观察体温变化,体温超过 38.5℃,给予松解衣服、冷湿敷等物理降温,必要时给予药物降温,同时做好皮肤护理。

4. 健康教育 教育孩子养成良好的卫生习惯,纠正吮指、不刷牙等不良习惯;年长儿应教导其进食后漱口,避免用力或粗暴擦伤口腔黏膜。宣传均衡饮食对提高机体抵抗力的重要性,避免偏食、挑食,培养良好的饮食习惯。指导家长食具专用,患儿使用过的食具应煮沸消毒或高压灭菌消毒。

第三节　腹泻

腹泻(diarrhea)是一组多病原、多因素引起的疾病,以大便次数增多和大便性状改变为特点的消化道综合征,严重时可引起水、电解质和酸碱平衡紊乱。发病年龄以 6 个月 ~2 岁多见,其中 1 岁以内者约占半数。一年四季均可发病,但夏秋季发病率最高,是我国婴幼儿最常见的疾病之一。

【病因】

1. 易感因素

(1) 消化系统发育不成熟:胃酸和消化酶分泌不足,消化酶活性低,对食物质和量变化的耐受性差。

(2) 生长发育快:对营养物质的需求相对较多,且婴儿食物以液体为主,入量较多,使得消化道负担加重。

(3) 机体防御功能差:婴儿血液中免疫球蛋白、胃肠道 SIgA 及胃内酸度均较低,对感染的防御功能差。

(4) 肠道菌群失调:新生儿出生后尚未建立正常肠道菌群,或因使用抗生素等导致肠道菌群失调,使正常菌群对入侵肠道致病微生物的拮抗作用丧失,而引起肠道感染。

(5) 人工喂养:母乳中含有大量体液因子(如 SIgA、乳铁蛋白),巨噬细胞和粒细胞、溶菌酶、溶酶体等,有很强的抗肠道感染作用。兽乳中虽有某些上述成分,但在加热过程中被破坏,而且人工喂养的食物和食具易受污染,故人工喂养儿肠道感染发生率明显高于母乳喂养儿。

2. 感染因素

(1) 肠道内感染:可由病毒、细菌、真菌、寄生虫引起,尤以病毒和细菌多见。

1) 病毒感染:寒冷季节的婴幼儿腹泻 80% 由病毒感染引起,以轮状病毒引起的秋冬季腹泻最为常见,其次有星状病毒、杯状病毒和肠道病毒等。

2) 细菌感染(不包括法定传染病):以引起腹泻的大肠埃希菌为主,包括致病性大肠埃希菌(EPEC)、产毒性大肠埃希菌(ETEC)、侵袭性大肠埃希菌(EIEC)、出血性大肠埃希菌(EGEC)和黏附 - 集聚性大肠埃希菌(EAEC)五大组。其次是空肠弯曲菌和耶尔森菌等。

3) 真菌感染:以白色念珠菌多见,其次是曲霉菌和毛霉菌等。

4) 寄生虫感染:常见有蓝氏贾第鞭毛虫、阿米巴原虫和隐孢子虫等。

(2) 肠道外感染:如患中耳炎、上呼吸道感染、肺炎、泌尿道及皮肤感染时,也可引起腹泻,可能是由于发热及病原体毒素作用使消化功能紊乱,或肠道外感染的病原体(主要是病毒)同时感染肠道。

3. 非感染因素

(1) 饮食因素:①喂养不当:如喂养不定时、食物的质和量不适宜、过早给予淀粉类或脂肪类食物等均可引起腹泻;给予含高果糖或山梨醇的果汁,可导致高渗性腹泻;给予肠道刺激物,如调料或富含纤维素的食物等也可引起腹泻;②过敏因素:如对牛奶、大豆(豆浆)及某些食物成分过敏而引起腹泻;③其他因素:包括原发性或继发性双糖酶缺乏,乳糖酶的活性降低,肠道对糖的消化吸收不良而引起腹泻。

(2) 气候因素:气候突然变冷,腹部受凉使肠蠕动增加;天气过热致消化液分泌减少或口渴饮奶过多,都可诱发消化功能紊乱而引起腹泻。

【发病机制】

导致腹泻的发病机制包括：肠腔内存在大量不能吸收的具有渗透活性的物质（渗透性腹泻）、肠腔内电解质分泌过多（分泌性腹泻）、炎症所致的液体大量渗出（渗出性腹泻）及肠道运动功能异常（肠道功能异常性腹泻）等。但临床上部分腹泻并非由某种单一机制引起，而是多种机制共同作用的结果。

1. 感染性腹泻　大多数病原微生物通过污染的食物、水，或通过污染的手、玩具及日用品，或带菌者传播进入消化道。当机体的防御功能下降、大量的微生物侵袭并产生毒力时可引起腹泻。

（1）病毒性肠炎：病毒侵入肠道后，在小肠绒毛顶端的柱状上皮细胞上复制，使小肠绒毛细胞受损，受累的肠黏膜上皮细胞脱落而遗留不规则的裸露病变，导致小肠黏膜回吸收水、电解质能力下降，肠液在肠腔内大量集聚而引起腹泻；同时，发生病变的肠黏膜细胞分泌双糖酶不足且活性低，使肠腔内的糖类消化不完全并被肠道内细菌分解成小分子的短链有机酸，使肠腔的渗透压增高；微绒毛破坏亦造成载体减少，上皮细胞钠转运功能障碍，水和电解质进一步丧失，加重腹泻（图9-1）。

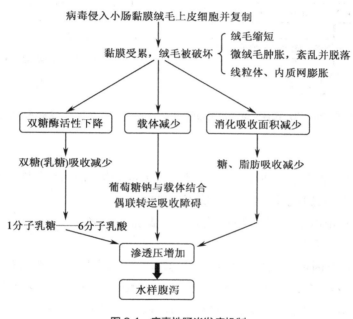

图 9-1　病毒性肠炎发病机制

（2）细菌性肠炎：肠道感染的病原体不同，其发病机制亦不相同。

1）肠毒素性肠炎：如产毒性大肠埃希菌和霍乱弧菌等，虽不直接侵袭破坏肠粘膜，但能分泌肠毒素，包括不耐热肠毒素（LT）和耐热肠毒素（ST），两者最终通过抑制小肠绒毛上皮细胞吸收 Na^+、Cl^- 和水，促进肠腺分泌 Cl^-，使小肠液量增多，超过结肠吸收限度而发生腹泻，排出大量水样便，导致患儿脱水和电解质紊乱（图9-2）。

2）侵袭性肠炎：如志贺菌属、沙门氏菌、侵袭性大肠埃希菌等可直接侵入小肠或结肠肠壁，引起肠黏膜充血、水肿、炎症细胞浸润、溃疡和渗出等病变，产生广泛的炎性反应，患儿排出含有大量白细胞和红细胞的菌痢样大便。结肠由于炎症病变而不能充分吸收来自小肠的液体，且某些致病菌还会产生肠毒素，故亦可发生水泻。

2. 非感染性腹泻　主要是由饮食不当引起。当摄入食物的质和量突然改变并超过消化道的承受能力时，食物不能被充分消化和吸收而积滞于小肠上部，使肠腔局部酸度减低，有利于肠道下部细菌上移和繁殖，使食物发酵和腐败而产生短链有机酸，致肠腔的渗透压增高，并协同腐败性毒性产物刺激肠壁致肠蠕动增加，引起腹泻，进而发生脱水和电解质紊乱（图9-3）。

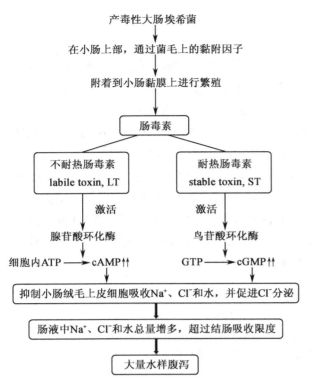

图 9-2 肠毒素引起的肠炎发病机制—以产毒性大肠埃希菌为例

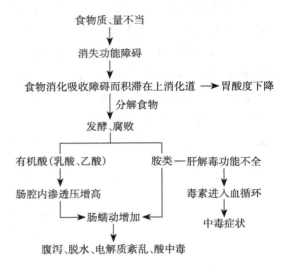

图 9-3 饮食不当引起腹泻的发病机制

【临床表现】

不同病因引起的腹泻常具有不同临床过程。病程在 2 周以内的腹泻为急性腹泻;病程在 2 周至 2 个月之间的腹泻为迁延性腹泻;病程超过 2 个月的腹泻为慢性腹泻。

1. **急性腹泻** 不同病因引起的腹泻常具相似的临床表现,同时各有其特点。

(1)腹泻的共同临床表现

1)轻型腹泻:多由饮食因素或肠道外感染引起。起病可急可缓,以胃肠道症状为主,表现为食欲不振,偶有溢奶或呕吐,大便次数增多,一般每天多在 10 次以内,每次量少,大便呈黄色或黄绿色,有酸味,粪质不多,常见白色或黄白色奶瓣和泡沫。一般无脱水及全身中毒症状,多在数日内痊愈。

2)重型腹泻:多由肠道内感染所致,起病常较急;也可由轻型逐渐加重而致。除有较重的胃肠道症状外,还有明显的水电解质和酸碱平衡紊乱及全身中毒症状。①胃肠道症状:腹泻频繁,每日大便从十余次到数十次;除了腹泻外,常伴有呕吐(严重者可吐咖啡样物)、腹胀、腹痛、食欲不振等。大便呈黄绿色水样或蛋花汤样、量多,含水分多,可有少量黏液,少数患儿也可有少量血便。②水、电解质和酸碱平衡紊乱症状:有脱水、代谢性酸中毒、低钾及低钙、低镁血症等(参见第五章第六节)。③全身中毒症状:如发热,体温可达40℃,烦躁不安或精神萎靡、嗜睡,进而意识模糊,甚至昏迷、休克等。

(2)几种常见类型肠炎的临床特点

1)轮状病毒肠炎:好发于秋、冬季,以秋季流行为主,故又称秋季腹泻。多见于 6 个月~2 岁的婴幼儿,潜伏期 1~3 天。起病急,常伴有发热和上呼吸道感染症状,病初 1~2 天常出现呕吐,随后出现腹泻。大便次数及水分多,呈黄色或淡黄色,水样或蛋花汤样,无腥臭味,大便镜检偶有少量白细胞。常并发脱水、酸中毒及电解质紊乱。本病为自限性疾病,自然病程约 3~8 天。轮状病毒感染也可侵犯多个脏器,如神经系统、心脏等。

2)大肠埃希菌肠炎:多发生在 5~8 月气温较高的季节。①产毒性大肠埃希菌肠炎:起病较急,轻症仅大便次数稍增,性状轻微改变。重症腹泻频繁,量多,呈蛋花汤样或水样,混有黏液,常伴呕吐,严重者伴有发热、脱水、电解质及酸碱平衡紊乱,大便镜检无白细胞。本病为自限性疾病,自然病程 3~7 天或更长。

②侵袭性大肠埃希菌肠炎:起病急,高热,腹泻频繁,大便呈黏液样,带脓血,有腥臭味,常伴恶心、呕吐、腹痛和里急后重,可出现严重的全身感染中毒症状甚至休克,大便镜检有大量白细胞及数量不等的红细胞,粪便细菌培养可找到相应的致病菌。③出血性大肠埃希菌肠炎:大便开始呈黄色水样便,后转为血水便,有特殊臭味,常伴腹痛,大便镜检有大量红细胞,一般无白细胞。

3) 抗生素诱发性肠炎:①金黄色葡萄球菌肠炎:多继发于使用大量抗生素后,与菌群失调有关。常表现为发热、呕吐、腹泻,不同程度中毒症状、脱水和电解质紊乱,甚至发生休克。典型大便暗绿色,量多,带黏液,少数为血便。大便镜检有大量脓细胞和成簇的 G^+ 球菌,培养有葡萄球菌生长。②伪膜性小肠结肠炎:由难辨梭状芽孢杆菌引起,主要症状为腹泻,轻者每日数次,停用抗生素后很快痊愈;重者腹泻频繁,呈黄绿色水样便,可有毒素致肠黏膜坏死所形成的伪膜排出,大便厌氧菌培养可协助诊断。③真菌性肠炎:常见于营养不良或长期使用广谱抗生素的患儿,多为白色念珠菌感染所致,常并发于其他感染如鹅口疮,大便次数增多,黄色稀便,泡沫较多带粘液,有时可见豆腐渣样细块(菌落)。大便镜检有真菌孢子和菌丝。

2. 迁延性腹泻和慢性腹泻 多与营养不良和急性期未彻底治疗有关。以人工喂养儿多见,表现为腹泻迁延不愈,病情反复,大便次数和性质极不稳定,严重时可出现水、电解质紊乱。由于营养不良儿患腹泻时易迁延不愈,持续腹泻又加重了营养不良,最终引起免疫功能低下,继发感染,形成恶性循环,导致多脏器功能异常。

3. 生理性腹泻 多见于 6 个月以内的婴儿。患儿外观虚胖,常伴湿疹,生后不久即出现腹泻。一般无其他症状,食欲好,生长发育正常,添加辅食后,大便即逐渐转为正常。研究发现,此类腹泻可能为乳糖不耐受的一种特殊类型。

相关链接

乳糖不耐受性腹泻

乳糖不耐受是由于乳糖酶分泌少,不能完全消化分解母乳或牛乳中的乳糖所引起的非感染性腹泻,又称乳糖酶缺乏症。婴幼儿腹泻后因肠道黏膜受损,会使小肠黏膜上的乳糖酶遭到破坏,导致奶中乳糖消化不良,引起乳糖不耐受性腹泻。特别是轮状病毒性肠炎后,容易继发乳糖不耐受。

母乳和牛乳中的糖类主要是乳糖,小肠尤其是空肠黏膜表面绒毛的顶端乳糖酶的分泌量减少或活性不高就不能完全消化和分解乳汁中的乳糖,部分乳糖被结肠菌群酵解成乳酸、氢气、甲烷和二氧化碳。乳酸刺激肠壁,增加肠蠕动而出现腹泻。二氧化碳在肠道内产生胀气和增加肠蠕动,使儿童表现不安,偶尔还可能诱发肠痉挛出现肠绞痛。

【辅助检查】

1. 血常规 细菌感染时白细胞总数及中性粒细胞增多;寄生虫感染和过敏性腹泻时嗜酸性粒细胞增多。

2. 大便常规 肉眼检查大便的性状如外观、颜色、是否有黏液脓血等;大便镜检有无脂肪球、白细胞、红细胞等。

3. 病原学检查 细菌性肠炎大便培养可检出致病菌;真菌性肠炎,大便镜检可见真菌孢子和菌丝;病毒性肠炎可做病毒分离等检查。

4. 血液生化 血钠测定可了解脱水的性质;血钾测定可了解有无低钾血症;碳酸氢盐测定可了解体内酸碱平衡失调的性质及程度。

【治疗原则】

调整饮食,预防和纠正脱水;合理用药,预防并发症的发生。

1. **调整饮食** 根据病情适当调整饮食（见饮食护理部分）。

2. **纠正水电解质及酸碱平衡紊乱** 口服补液（ORS）可用于预防脱水及纠正轻、中度脱水，中、重度脱水伴周围循环衰竭者需静脉补液。重度酸中毒或经补液后仍有酸中毒症状者，给予 5% 碳酸氢钠纠正酸中毒；有低钾血症者遵循"见尿补钾"的原则，可口服或静脉补充，但静脉补钾浓度不超过 0.3%，且不可推注（参见第五章第六节）。

3. **药物治疗**

（1）控制感染：病毒性肠炎以饮食疗法和支持疗法为主，一般不用抗生素。其他肠炎应对因选药，如大肠埃希菌肠炎可选用抗 G^- 杆菌抗生素；抗生素诱发性肠炎应停用原使用的抗生素，可选用万古霉素、新青霉素、抗真菌药物等；寄生虫性肠炎可选用甲硝唑、大蒜素等。

（2）肠道微生态疗法：有助于恢复肠道正常菌群的生态平衡，抵御病原菌侵袭，控制腹泻，常用双歧杆菌、嗜酸乳杆菌等制剂。

（3）肠黏膜保护剂：腹泻与肠黏膜屏障功能破坏有密切关系，因此维护和修复肠黏膜屏障功能是治疗腹泻的方法之一，常用蒙脱石散。

（4）补锌治疗：WHO/ 联合国儿童基金会建议，对于急性腹泻患儿，年龄 >6 个月者，应每日给予元素锌 20mg；年龄 <6 个月者，应每日给予元素锌 10mg。疗程 10~14 天，可缩短病程。

（5）对症治疗：腹泻一般不宜用止泻剂，因止泻会增加毒素的吸收。腹胀明显者可肌内注射新斯的明或肛管排气；呕吐严重者可肌内注射氯丙嗪或针刺足三里等。

4. **预防并发症** 迁延性、慢性腹泻常伴营养不良或其他并发症，病情复杂，必须采取综合治疗措施。

【护理评估】

1. **健康史**

（1）评估喂养史：向家长询问喂养史，详细了解喂养的方式，人工喂养儿乳品的种类及配置方法，喂哺次数、量，添加辅食及断奶情况。

（2）了解消化道症状：了解腹泻开始时间，大便颜色、次数、性状、量、气味，有无发热、呕吐、腹胀、腹痛、里急后重等不适。

（3）询问既往史：询问既往有无腹泻史；注意有无不洁饮食史和食物过敏史；有无其他疾病及长期使用抗生素史。

2. **身体状况**

（1）评估患儿生命体征，如神志、体温、脉搏、呼吸、血压等。

（2）评估患儿体重、前囟、眼窝、皮肤黏膜、循环状况和尿量等。

（3）评估脱水程度和性质，有无低钾血症和代谢性酸中毒等症状。

（4）检查肛周皮肤有无发红、糜烂、破损。

（5）了解血常规、大便常规、致病菌培养、血液生化等检查结果及临床意义。

3. **心理社会状况** 评估患儿和（或）家长的心理状况，对疾病的认识程度，对小儿喂养和卫生保健知识掌握的程度；了解患儿家庭卫生条件、卫生习惯，以及家庭生活环境、经济状况、家长的文化程度等。

【常见护理诊断 / 问题】

1. 腹泻 与喂养不当、感染导致胃肠道功能紊乱等因素有关。

2. 体液不足 与腹泻、呕吐致体液丢失过多和摄入量不足有关。

3. 体温过高 与肠道感染有关。

4. 营养失调：低于机体需要量 与摄入不足及慢性、迁延性腹泻有关。

5. 有皮肤完整性受损的危险 与大便次数增多刺激臀部皮肤有关。

6. 潜在并发症：水、电解质及酸碱平衡紊乱。

【护理目标】

1. 患儿腹泻次数减少,大便性状正常。

2. 脱水的症状和体征得到改善。

3. 患儿体温逐渐恢复正常。

4. 家长能对儿童进行合理喂养,体重恢复正常。

5. 患儿臀部皮肤保持完整、无破损。

6. 住院期间不发生水、电解质及酸碱平衡紊乱。

【护理措施】

1. **合理营养** 调整饮食,继续进食是必要的治疗与护理措施。根据患儿病情适当调整饮食,以减轻胃肠道负担,恢复消化功能。

(1) 停止使用可能被污染的食物和饮料,以及可能引起消化不良的食物及富含脂肪类食物。禁食生、冷、硬、粗纤维含量高的食物。

(2) 母乳喂养者可继续哺乳,减少哺乳次数,缩短每次哺乳时间,暂停换乳期食物引入;人工喂养者,可喂等量米汤、稀释的牛奶或其他代乳品,随着病情的稳定和好转,逐渐过渡到正常饮食。

(3) 疑为双糖酶缺乏者不宜用蔗糖,并暂停乳类,改为豆制代用品或发酵奶喂养。

(4) 呕吐严重者,可暂时禁食 4~6 小时(不禁水),待好转后继续喂食,由少到多,由稀到稠。

(5) 腹泻停止后,继续给予营养丰富的饮食,并每日加餐 1 次,共 2 周,以满足生长的需求。恢复期应为患儿提供良好的进食环境和喜爱的食物,少量多餐,以保证营养的摄入。

(6) 迁延性和慢性腹泻患儿多有营养障碍,应针对病因进行治疗护理,同时注意肠道菌群失调及饮食疗法。

2. **维持水、电解质及酸碱平衡**

(1) 口服补液:ORS 用于腹泻时预防脱水及纠正轻、中度脱水。轻度脱水需 50~80ml/kg,中度脱水需 80~100ml/kg,于 8~12 小时内将累积损失量补足;脱水纠正后,可将 ORS 用等量水稀释按病情需要随时口服。有明显腹胀、休克、心功能不全或其他严重并发症者及新生儿不宜口服补液。

(2) 静脉补液:用于中、重度脱水或吐泻严重或腹胀患儿。根据不同的脱水程度和性质,结合患儿年龄、营养状况、自身调节功能,决定补给溶液的总量、种类和输液速度。

1) 第 1 天补液:①输液总量:包括累积损失量、继续损失量和生理需要量。对于营养不良以及心、肺、肾功能不全的患儿应根据具体病情分别进行精确计算;②输液种类:根据脱水性质而定,若临床判断脱水性质有困难时,可先按等渗性脱水处理;③输液速度:主要取决于累积损失量(脱水程度)和继续损失量,遵循"先快后慢"的原则,若呕吐、腹泻缓解,可酌情减少补液量或改为口服补液。

2) 第 2 天及以后补液:此时脱水和电解质紊乱已基本纠正,一般只补继续损失量和生理需要量,于 12~24 小时内均匀输入,能口服者应尽量口服。

3. **维持体温正常** 密切观察体温,体温过高时应给患儿多饮水、擦干汗液、及时更换汗湿的衣服,并给予头部冰敷等物理降温。必要时给予药物降温。遵医嘱使用抗生素。严格按肠道传染病消毒隔离,护理患儿前后需认真洗手,防止交叉感染。对患儿的衣物、尿布、用具及便盆分类消毒。

4. **维持皮肤完整性**

(1) 选用吸水性强、柔软布质或纸质尿布,勤更换,避免使用不透气塑料布或橡皮布。

(2) 每次便后用温水清洗臀部并擦干,以保持皮肤清洁、干燥。

(3) 评估并记录患儿皮肤状况,观察皮肤的颜色及表皮有无破溃。

(4) 局部皮肤发红处涂以 5% 鞣酸软膏或 40% 氧化锌油并按摩片刻,促进局部血液循环。

(5) 局部皮肤糜烂或溃疡者,可采用暴露法,臀下仅垫尿布,不加包扎,使臀部皮肤暴露于空气中或阳光下。

(6) 女婴尿道口接近肛门,应注意会阴部的清洁,预防上行性尿路感染。

5. 密切观察病情

(1) 监测生命体征:如神志、体温、脉搏、呼吸、血压等。体温过高时应给患儿多饮水、擦干汗液、及时更换汗湿的衣服,并予头部冰敷等物理降温。

(2) 观察大便情况:观察并记录大便次数、颜色、气味、性状、量,做好动态比较,为输液方案提供可靠依据。

(3) 观察水、电解质和酸碱平衡紊乱症状:如脱水情况及其程度、代谢性酸中毒表现、低钾血症表现。

(4) 观察全身中毒症状:如发热、精神萎靡、嗜睡、烦躁等。

6. 健康教育

(1) 指导护理:向家长解释腹泻的病因、潜在并发症以及相关的治疗措施;指导家长正确洗手并做好污染尿布及衣物的处理、出入量的监测以及脱水表现的观察;说明调整饮食的重要性;指导家长配制和使用ORS溶液,强调应少量多次饮用,呕吐不是禁忌证。

(2) 做好预防:①指导合理喂养,提倡母乳喂养,避免在夏季断奶,按时逐步添加换乳期食物,防止过食、偏食及饮食结构突然变动;②注意饮食卫生,食物要新鲜,食具要定时消毒。教育儿童饭前便后洗手,勤剪指甲,培养良好的卫生习惯;③加强体格锻炼,适当户外活动;注意气候变化,防止受凉或过热;④避免长期滥用广谱抗生素。

【护理评价】

1. 患儿大便次数是否减少。

2. 脱水、电解质及酸碱平衡紊乱是否得到纠正,尿量有无增加。

3. 体温及体重是否恢复正常。

4. 臀部皮肤是否保持正常。

5. 住院期间是否发生了水、电解质及酸碱平衡紊乱。

6. 家长是否掌握合理喂养知识。

案例 9-1

患儿,女,10 个月,平日体重 9.2kg,部分母乳喂养。因"腹泻、呕吐 3 天,加重 1 天"于 2016 年 11 月 20 日入院。

患儿于入院前 3 天开始腹泻,大便每日 5~6 次,呈黄色稀水样便,量中等;有时呕吐,呈非喷射状,吐出胃内容物,每日 3~4 次,量少;伴轻咳、流涕,发热,体温波动于 37.5~38.5℃。1 天前大便次数增多,每日 10 余次,量多。发病后患儿精神萎靡,食欲减退,尿量稍少。

体格检查:T38.3℃,P118 次 / 分,R26 次 / 分,现体重 8.4kg,精神萎靡,皮肤干、弹性差,前囟约 1.0cm×1.5cm,明显凹陷,眼窝凹陷,口唇及口腔黏膜干燥,咽红,双肺呼吸音清,HR118 次 / 分,律齐,无杂音,腹胀,肝脾肋下未及,肠鸣音 3 次 / 分,四肢凉,膝腱反射减弱,肛周皮肤发红。

辅助检查:血钠 138mmol/L,血钾 3.3mmol/L,血 HCO_3^- 15mmol/L。

思考:根据病史考虑该患儿腹泻最可能的原因是什么?该患儿目前主要的护理诊断及护理措施有哪些?

（林晓云）

　　本章的重点疾病是腹泻病。由于儿童消化系统的解剖生理特点,使得腹泻病成为婴幼儿最常见的疾病之一。腹泻病的病因有易感因素、感染因素与非感染因素,而肠道内感染中,病毒感染以轮状病毒最常见,是婴幼儿秋冬季腹泻的主要病原;细菌以致腹泻大肠埃希菌最常见。腹泻病根据病程分为急性腹泻、迁延性腹泻和慢性腹泻;根据病情分为轻型腹泻和重型腹泻,轻型与重型的主要区别在于是否发生了水、电解质及酸碱平衡紊乱。治疗原则为调整饮食、预防和纠正脱水、合理用药、预防并发症的发生。护理措施主要有合理营养、维持体液平衡、维持体温正常、加强臀部皮肤护理、密切观察病情等。鹅口疮和疱疹性口炎是临床常见的口炎,鹅口疮由白色念珠菌引起,临床特点为口腔黏膜表面出现白色乳凝块样小点或小片状物,局部涂抹制霉菌素鱼肝油混悬液予以治疗;疱疹性口炎由单纯疱疹病毒Ⅰ型引起,临床特点为发热、口腔黏膜出现单个或成簇的小疱疹,患儿可表现拒食、流涎、烦躁、颌下淋巴结肿大,局部可涂碘苷(疱疹净)等予以治疗。口炎的护理重点是促进口腔黏膜愈合。

复习参考题

1. 解释婴幼儿为什么容易患腹泻病?

2. 比较鹅口疮与疱疹性口炎的临床特点的异同。

3. 腹泻患儿在输液过程中,护士应如何观察病情?

呼吸系统疾病患儿的护理

10

学习目标	
掌握	呼吸系统急性感染性疾病和支气管哮喘的临床表现及护理措施。
熟悉	常见呼吸系统疾病的病因、治疗原则、护理诊断及急性呼吸衰竭的护理措施。
了解	儿童呼吸系统解剖生理特点、常见呼吸系统疾病的发病机制及辅助检查。

呼吸系统疾病是儿童常见病,其中以急性呼吸道感染最为多见,约占门诊患儿60%以上。由于婴幼儿免疫功能尚未发育成熟,住院患儿中肺炎最为多见,且仍是第一位的死亡原因,因此WHO(世界卫生组织)将它列为儿童重点防治四病(肺炎、腹泻、佝偻病、贫血)中的首位。据世界卫生组织统计,每年5岁以下儿童死亡数约1400万,其中死于各类呼吸道疾病的儿童有320万~400万,绝大多数为肺炎,2/3为婴儿。

第一节　儿童呼吸系统解剖生理特点

儿童易发生呼吸道疾病,尤其是呼吸道感染,与其呼吸道解剖生理特点和机体免疫特点密切相关。

(一)解剖特点

呼吸系统以环状软骨为界分为上、下呼吸道。上呼吸道包括鼻、鼻窦、咽、咽鼓管、会厌及喉;下呼吸道包括气管、支气管、毛细支气管、肺泡管及肺泡。

1. 上呼吸道

(1)鼻:婴幼儿鼻腔相对短小,鼻道狭窄,无鼻毛,鼻黏膜柔嫩,血管丰富,易发生感染。感染时,鼻黏膜易充血、肿胀而发生鼻塞,出现呼吸及吃奶困难。婴儿期鼻黏膜下层缺乏海绵组织,以后逐渐发育,所以在婴幼儿期很少发生鼻出血。

(2)鼻窦:婴幼儿由于鼻窦黏膜与鼻黏膜相连续,且鼻窦口相对大,故急性鼻炎常累及鼻窦,易发生鼻窦炎,以上颌窦和筛窦最易感染。但小婴儿因鼻窦发育差,很少发生鼻窦炎。

(3)咽鼓管:婴幼儿咽鼓管较宽,且短而直,呈水平位,故鼻咽炎时易致中耳炎。

(4)咽部:婴幼儿咽部相对狭小且方向垂直,富于集结的淋巴组织。扁桃体包括咽扁桃体及腭扁桃体,咽扁桃体又称腺样体,6个月已发育,位于鼻咽顶部与后壁交界处,严重的腺样体肥大是小儿阻塞性睡眠呼吸暂停综合征的重要原因。腭扁桃体1岁末才逐渐增大,4~10岁时发育达高峰,14~15岁时又逐渐退化,故扁桃体炎常见于学龄儿童,1岁以内很少见。

(5)喉部:婴幼儿喉腔相对较狭长,呈漏斗形,声门裂狭小,软骨柔软,黏膜柔嫩且富含血管及淋巴组织,故轻微炎症即可引起喉头水肿、喉腔狭窄而致声音嘶哑和吸气性呼吸困难。

2. 下呼吸道

(1)气管、支气管:婴幼儿气管、支气管较成人狭窄,黏膜柔嫩,血管丰富,软骨柔软,缺乏弹力组织,支撑作用薄弱;黏液腺分泌不足,气道较干燥,纤毛运动差,不能有效清除吸入的微生物,故婴幼儿容易发生呼吸道感染,一旦感染则易于发生充血、水肿导致呼吸道不畅。左支气管细长,由气管向侧方伸出,而右支气管短粗,为气管直接延伸,故异物易进入右支气管,引起右侧肺段不张或肺气肿。

(2)肺:肺泡数量较少,弹力纤维发育差,血管丰富,间质发育旺盛,使肺含血量丰富而含气少,故易发生感染,感染时易引起间质性炎症、肺不张或肺气肿等。

3. 胸廓和纵隔

婴幼儿胸廓较短,前后径相对较长,与横径相近,呈桶状;肋骨呈水平位,膈肌位置较高,倾斜度较小,几乎呈横位,因而使心脏呈水平位,故胸腔较小;而肺相对较大,呼吸肌不发达,呼吸时胸廓活动范围小,肺不能充分地扩张,影响通气和换气,易引起缺氧和二氧化碳潴留。小儿纵隔相对较大,占胸腔的体积较大;纵隔周围组织松软、富于弹性,故在胸腔积液或气胸时易致纵隔移位。

(二)生理特点

1. 呼吸频率和节律　儿童年龄越小,呼吸频率越快(见表10-1)。婴儿期呼吸中枢发育尚未成熟,呼吸调节功能差,易出现呼吸节律不整,尤其早产儿和新生儿。

表 10-1　不同年龄段儿童呼吸和脉搏频率(次/分)

年龄	呼吸	脉搏	呼吸：脉搏
新生儿	40~45	120~140	1:3
~1 岁	30~40	110~130	1:3~1:4
2~3 岁	25~30	100~120	1:3~1:4
4~7 岁	20~25	80~100	1:4
8~14 岁	18~20	70~90	1:4

2. 呼吸类型　婴幼儿呼吸肌发育不全,胸廓活动范围小,呈腹膈式呼吸。随着年龄增长,呼吸肌逐渐发育,膈肌和腹腔脏器下降,肋骨由水平位逐渐变为斜位,转为胸腹式呼吸。

3. 呼吸功能的特点

(1) 肺活量:儿童为 50~70ml/kg。安静时年长儿仅用肺活量的 12.5% 来呼吸,婴幼儿则需用 30% 左右,说明婴幼儿呼吸储备量较小,当发生呼吸功能障碍时,其代偿呼吸量最大不超过正常的 2.5 倍,而成人可达 10 倍,因此易发生呼吸衰竭。

(2) 潮气量:儿童为 6~10ml/kg。年龄越小,潮气量越小。

(3) 每分通气量:即潮气量乘以呼吸频率。正常婴幼儿由于呼吸频率较快,若按体表面积计算,其每分通气量与成人相近。

(4) 气体弥散量:二氧化碳的排出主要靠弥散作用,其弥散速率较氧大,故比氧易于弥散。儿童肺脏小,肺泡毛细血管总面积与总容量均比成人小,故气体弥散量小。但若以单位肺容量计算则与成人相近。

(5) 气道阻力:由于儿童气道管腔小,故气道阻力大于成人,因此儿童发生喘息的机会较多。但随年龄的增长,管腔的发育,气道阻力逐渐减低。

4. 血气分析　血气分析可反映气体交换情况和血液酸碱平衡状态,为诊断和治疗提供依据,儿童动脉血液血气分析正常值见表 10-2。

表 10-2　儿童动脉血液血气分析正常值

项目	新生儿	~2 岁	>2 岁
pH	7.35~7.45	7.35~7.45	7.35~7.45
PaO_2(mmHg)	60~90	80~100	80~100
$PaCO_2$(mmHg)	30~35	30~35	35~45
HCO_3^-(mmol/L)	20~22	20~22	22~24
BE(mmol/L)	−6~+2	−6~+2	−4~+2
SaO_2(%)	90~97	95~97	96~98

(三)免疫特点

儿童呼吸道的非特异性和特异性免疫功能均较差。如咳嗽反射、气道平滑肌收缩能力及纤毛运动功能均差,难以有效清除吸入的尘埃和异物颗粒。肺泡吞噬功能不足。婴幼儿辅助性 T 细胞功能暂时性低下,使 SIgA、IgA、IgG 含量均低,尤其是 IgG 亚类低微。此外,乳铁蛋白、溶菌酶、干扰素、补体等的数量和活性不足,故易患呼吸道感染。

(四)呼吸系统检查时的重要体征

1. 呼吸频率　呼吸增快是婴儿呼吸困难的第一征象,年龄越小越明显。WHO 儿童急性呼吸道感染防治规则强调呼吸增快是肺炎的主要表现。呼吸急促是指:<2 月婴儿,呼吸≥60 次/分;2~12 个月婴儿,呼吸≥50 次/分;1~5 岁儿童,呼吸≥40 次/分。

2. **呼吸音**　儿童特别是小婴儿由于胸壁薄,容易听到呼吸音。严重气道梗阻时,几乎听不到呼吸音,称闭锁肺,是病情危重的征象。

3. **发绀**　为血氧不足的重要表现,是毛细血管床还原血红蛋白增加所致。肢端发绀为末梢性发绀,舌、黏膜的发绀为中心性发绀。中心性发绀较末梢性发绀发生晚,但更有意义。因发绀与还原血红蛋白量有关,严重贫血时虽血氧饱和度下降也不一定出现发绀,需注意。

4. **吸气时胸廓凹陷**　上呼吸道梗阻或肺实变时,吸气时胸骨上窝、锁骨上窝及肋间隙软组织凹陷,称为“三凹征”,其结果是吸气时胸廓不但不能扩张,反而下陷,形成矛盾呼吸,在增加呼吸肌能量消耗的同时,并不能增加通气量。

5. **吸气喘鸣**　是上呼吸道梗阻的表现,常伴吸气延长。

6. **呼气呻吟**　是小婴儿下呼吸道梗阻和肺扩张不良的表现,常见于新生儿呼吸窘迫综合征。其作用是在声门半关闭情况下,声门远端呼气时压力增加,有利于已萎陷的肺泡扩张。

第二节　急性上呼吸道感染

急性上呼吸道感染(acute upper respiratory infection,AURI)系由各种病原引起的鼻、鼻咽和咽部的急性感染,简称上感,俗称“感冒”,是儿童最常见的疾病。当某一局部炎症特别突出,可按该炎症部位命名,如急性鼻炎、急性咽炎、急性扁桃体炎等;当上呼吸道局部感染部位不明确,则统称为急性上呼吸道感染。本病一年四季均可发生,但以冬春季节及气候骤变时多见。

【病因】

各种病毒和细菌均可引起,但 90% 以上为病毒,如鼻病毒、呼吸道合胞病毒、流感病毒、副流感病毒、腺病毒、柯萨奇病毒等。病毒感染后可继发细菌感染,最常见的有溶血性链球菌,其次为肺炎球菌、流感嗜血杆菌等。

由于上呼吸道的解剖、生理和免疫特点,致使婴幼儿易患本病。若患有营养不良、维生素 D 缺乏性佝偻病、贫血等,或护理不当、气候改变及环境不良等均是本病的诱发因素。

【临床表现】

病情的缓急、临床表现的轻重与年龄、病原体及机体抵抗力有关。

1. **一般类型上感**

(1)症状:年长儿以局部症状为主,全身症状较轻;婴幼儿以全身症状为重,局部症状不明显。

1)局部症状:流涕、鼻塞、喷嚏、轻咳、咽部不适或咽痛等,可在 3~4 天内自然痊愈。

2)全身症状:发热、头痛、全身不适、乏力、烦躁不安等。部分患儿有食欲不振、呕吐、腹泻、腹痛等消化道症状。腹痛多为脐周阵发性疼痛,无压痛,可能与肠蠕动亢进有关;也可持续存在,多因并发急性肠系膜淋巴结炎所致。

婴幼儿多骤然起病,以全身症状为主,常有消化道症状,局部症状较轻。多有发热,体温可达 39~40℃,热程 2~3 天至 1 周左右,甚至出现热性惊厥。

(2)体征:体格检查可见咽部充血,扁桃体肿大,咽部可见淋巴滤泡或扁桃体有脓性分泌物。有时可见颌下和颈部淋巴结肿大、触痛。婴儿可因鼻塞致张口呼吸。肺部体征阴性。肠道病毒感染者可见不同形态的皮疹。

2. **两种特殊类型上感**

(1)疱疹性咽峡炎(herpangina):是由柯萨奇 A 组病毒引起,多发于夏秋季。起病急、高热、咽痛、流涎、拒食等,体检可见咽部充血,咽腭弓、悬雍垂、软腭上有散在的 2~4mm 大小疱疹,周围有红晕,疱疹破溃后形成小溃疡。病程为 1 周左右。

本病须与疱疹性口炎鉴别,后者由单纯疱疹病毒引起,无明显季节性,疱疹常见于齿龈、口唇、舌和颊黏膜,有时累及上腭及咽部。常有颌下淋巴结肿大,病程 1~2 周。

(2) 咽—结合膜热(pharyngo-conjunctival fever):由腺病毒 3、7 型引起,常发生于春夏季,以发热、咽炎、眼结膜炎为特征,可在集体儿童机构中流行。临床表现为高热、咽痛、眼部刺痛,一侧或双侧眼结合膜炎、颈部或耳后淋巴结肿大等,病程为 1~2 周。

3. 流行性感冒　流行性感冒简称流感,是由流感病毒、副流感病毒引起的,有明显的流行病学史,潜伏期一般 1~3 天,起病初期传染性最强。呼吸道症状不明显,全身症状重。

4. 并发症　婴幼儿上感可并发鼻窦炎、中耳炎、喉炎、咽后壁脓肿、颈淋巴结炎、支气管炎、肺炎等。年长儿若因溶血性链球菌感染可引起急性肾小球肾炎和风湿热。

【辅助检查】

病毒感染者白细胞计数偏低或正常,病毒分离和血清学检查可明确病原。细菌感染时白细胞计数和中性粒细胞增高,链球菌感染后 2~3 周抗链球菌溶血素 O(ASO)滴度可增高。

【治疗原则】

病毒性上呼吸道感染为自限性疾病,以对症、支持治疗为主,并要做好呼吸道隔离,预防并发症的发生。大多数病毒感染者可给予抗病毒药物、中药等治疗。若为流感病毒感染,可用磷酸奥司他韦口服。如继发细菌感染或有并发症者,可选用抗生素治疗,常选用青霉素类、头孢霉素类及大环内酯类抗生素。如为链球菌感染或既往有肾炎或风湿热病史者,应用青霉素或红霉素 10~14 天。

相关链接

上感治疗新观点

上感为自限性疾病,无需特殊治疗。以支持疗法与对症处理为主,注意预防并发症。引起感冒的病毒有 200 多种,尚无针对普通感冒的抗病毒药,所以不需用抗病毒药物。以利巴韦林为主的抗病毒药物,临床疗效不确定且副作用较大,不建议使用。当病情严重、继发细菌感染者用抗生素,常用青霉素类,疗程 3~5 天。如确为链球菌感染者需用青霉素,疗程 10~14 天。

【常见护理诊断/问题】

1. **体温过高**　与病毒和(或)细菌感染有关。

2. **舒适的改变**　与咽痛、鼻塞等有关。

3. **潜在并发症**:热性惊厥。

【护理措施】

1. 维持体温正常

(1) 急性期患儿应卧床休息,室内环境的温度应保持 18~22℃,湿度 50%~60%。保持室内安静、空气清新,每日通风 2 次,每次 15~30 分钟,但应避免冷风直接吹到患儿。

(2) 保证充足的营养和水分。鼓励患儿多饮水,给予富含维生素、易消化的清淡饮食,应少食多餐。必要时遵医嘱进行静脉补液。

(3) 监测体温,遵医嘱降温。发热患儿每 4 小时测量体温一次并准确记录,如为超高热或有热性惊厥史者每 1~2 小时测量一次,退热处置 1 小时后还应复测体温。当体温超过 38.5℃时给予物理降温,如头部冷敷、温水擦浴或冷盐水灌肠等,或遵医嘱给予对乙酰氨基酚等退热剂。

（4）遵医嘱应用抗病毒药物或抗生素。

2. 促进舒适

（1）保持呼吸道通畅，及时清除鼻腔分泌物和干痂。及时更换汗浸的衣被，保持皮肤干燥、清洁。衣被不可过厚，以免影响机体散热，

（2）加强口腔护理，嘱饭后温开水清洗口腔或漱口，保持口腔清洁。咽部不适时可给予润喉含片或咽喉喷雾剂等。

（3）鼻塞严重时应先清除鼻腔分泌物后用 0.5% 麻黄素液滴鼻，每次 1~2 滴，每日 2~3 次，若婴儿因鼻塞而影响吸吮，可在哺乳前 15 分钟使用 0.5% 麻黄素液滴鼻，使鼻腔通畅，保证吸吮。

3. 密切观察病情，防止并发症发生 监测体温变化，若高热患儿出现烦躁、激惹等热性惊厥先兆，应立即通知医生。密切观察病情变化，检查口腔黏膜及皮肤有无皮疹等，观察咳嗽和神经症状的变化，以便早期发现麻疹、流行性脑脊髓膜炎、百日咳等急性传染病。在疑有咽后壁脓肿时，应及时报告医生，同时要注意防止脓肿破溃后脓液流入气管引起窒息。

4. 健康教育 指导家长掌握上呼吸道感染的预防知识和护理要点。合理喂养，保证摄入足量的蛋白质及维生素，积极防治营养不良和维生素 D 缺乏性佝偻病等营养障碍性疾病。按时预防接种，加强体格锻炼，多做户外活动，提高呼吸系统适应环境的能力。保持居室空气新鲜，经常通风。气温骤变时，应及时增减衣服。在呼吸道疾病流行期间，应尽量减少去人多拥挤的公共场所。如有疾病流行趋势时，可用食醋熏蒸法进行居室空气消毒。

第三节　急性支气管炎

急性支气管炎（acute bronchitis）是支气管黏膜的急性炎症，因气管常同时受累，故又称为急性气管支气管炎。常继发于上呼吸道感染，或为急性呼吸道传染病的一种表现，是儿童常见的呼吸道疾病。

【病因】

病原体为各种病毒或细菌，或病毒与细菌混合感染。凡能引起上呼吸道感染的病原体都可引起支气管炎。特异性体质、免疫功能失调、营养不良、佝偻病及支气管局部结构异常等均为本病的诱发因素。

【临床表现】

起病可急可缓，大多先有上呼吸道感染症状，之后以咳嗽为主要症状，起初为干咳，以后有痰。婴幼儿全身症状较明显，常有发热、精神不振、呕吐、腹泻等。肺部听诊呼吸音粗，可闻及不固定的散在干、湿啰音，其特点是易变，常在体位改变或咳嗽后减少甚至消失。一般无气促和发绀。

相关链接

哮喘性支气管炎

哮喘性支气管炎（asthmatoid bronchitis）又称喘息性支气管炎，是婴幼儿时期有哮喘表现的一种特殊类型的急性支气管炎。除支气管炎的临床表现外，其特点为：①多见于婴幼儿，常有湿疹或其他过敏史；②有类似哮喘的表现，起病急，表现为呼气性呼吸困难，肺部叩诊呈鼓音，听诊两肺布满哮鸣音，为支气管平滑肌痉挛所致；③有反复发作的倾向，大多与感染有关。一般随年龄增长发作逐渐减少，直至痊愈，仅少数可发展为支气管哮喘。目前有学者认为哮喘性支气管炎是婴幼儿哮喘的一种表现。

【辅助检查】

胸部 X 线检查多无异常改变或有肺纹理增粗。病毒感染者白细胞计数偏低或正常,合并细菌感染时白细胞计数和中性粒细胞明显增高。

【治疗原则】

1. **一般治疗**　多休息、多饮水,经常变换体位,使呼吸道分泌物易于咳出。

2. **控制感染**　由于病原体多为病毒,一般不用抗生素。怀疑有细菌感染者可加用适当抗生素。如为支原体感染,则应予以大环内酯类抗生素。

3. **对症治疗**　一般不用镇咳剂或镇静药,以免抑制咳嗽反射,影响黏痰咳出。

(1) 祛痰止咳:刺激性咳嗽可用复方甘草合剂等,痰多、黏稠者可口服、静点或雾化吸入盐酸氨溴索。

(2) 止喘:对喘憋严重者,可使用支气管扩张剂,如布地奈德、沙丁胺醇等雾化吸入,也可口服或静滴氨茶碱,还可短期使用糖皮质激素,如泼尼松等。

【常见护理诊断 / 问题】

1. **清理呼吸道无效**　与痰液黏稠、不易咳出有关。

2. **体温过高**　与病毒或细菌感染有关。

【护理措施】

1. **保持呼吸道通畅**

(1) 保持室内空气新鲜,温湿度适宜,一般室温 18~22℃,相对湿度 50%~60%。患儿应注意休息,避免剧烈的活动,以防加重咳嗽。

(2) 鼓励患儿多饮水,以防止痰液黏稠不易咳出。鼓励患儿进食营养丰富、易消化的饮食,但应少量多餐,以免因咳嗽引起呕吐。

(3) 患儿头胸部稍抬高,注意经常更换体位,定时拍背,指导并鼓励患儿有效咳嗽,促使呼吸道分泌物的排出。

(4) 痰液黏稠者可给予雾化吸入,以湿化气道,消除炎症,促进排痰。必要时用吸引器及时清除痰液,保持呼吸道通畅。

(5) 遵医嘱给予抗生素、祛痰止咳剂、平喘剂,并密切观察药物疗效和副作用。

(6) 对哮喘性支气管炎的患儿,注意观察呼吸变化,若有呼吸困难、发绀者,应给予氧气吸入,并协助医生积极处理。

2. **维持体温正常**　体温在 38.5℃以上时应采取物理降温或遵医嘱药物降温,以防止发生热性惊厥。

3. **健康教育**　指导患儿及家长适当户外活动,进行体格锻炼,增强机体对温度变化的适应能力;根据气温变化增减衣物,避免受凉或过热;在呼吸道疾病流行期,避免到人多拥挤的公共场所,以免交叉感染;积极预防营养不良、贫血、佝偻病及各种传染病;按时接种疫苗,增强机体的免疫力。

第四节　肺炎

肺炎(pneumonia)是由不同病原体及其他因素(如吸入羊水、油类及过敏反应)等所引起的肺部炎症。临床上以发热、咳嗽、气促、呼吸困难和肺部固定湿啰音为特征。肺炎是婴儿时期重要的常见病,占我国住院儿童死因的第一位。

目前尚无统一的肺炎分类方法,常用方法如下。

1. **病理分类**　分为大叶性肺炎、支气管肺炎(小叶性肺炎)、间质性肺炎等。

2. **病因分类**　分为感染性和非感染性肺炎。感染性肺炎,如病毒性肺炎、细菌性肺炎、支原体肺炎、衣原体肺炎、真菌性肺炎、原虫性肺炎等;非感染性肺炎,如吸入性肺炎、坠积性肺炎、过敏性肺炎(嗜酸性粒细胞性肺炎)等。

3. 病程分类 分为:①急性肺炎:病程在 1 个月以内;②迁延性肺炎:病程为 1~3 个月;③慢性肺炎:病程在 3 个月以上。

4. 病情分类 分为:①轻症肺炎:以呼吸系统表现为主,其他系统无或仅轻微受累,无全身中毒症状;②重症肺炎:除呼吸系统受累外,出现其他系统受累表现,全身中毒症状明显。

5. 临床表现典型与否分类 分为:①典型性肺炎:由肺炎链球菌、金黄色葡萄球菌、肺炎杆菌、流感嗜血杆菌、大肠杆菌等引起的肺炎;②非典型性肺炎:由肺炎支原体、衣原体、军团菌、病毒等引起的肺炎。2003 年春季我国发生了一种传染性非典型性肺炎(infectious atypical pneumonia),世界卫生组织(WHO)将其命名为严重急性呼吸道综合征(severe acute respiratory syndrome, SARS),初步认定为新型冠状病毒引起,以肺间质病变为主,传染性强,病死率高,儿童患者的临床表现较成人轻,病死率也较低。还有近年发生的禽流感病毒所致的肺炎。

6. 发生肺炎的地点进行分类 分为:①社区获得性肺炎:指无明显免疫抑制的患儿在院外或住院 48 小时内发生的肺炎;②院内获得性肺炎:指住院 48 小时以后发生的肺炎。

临床上若病原体明确,按病因分类,否则按病理分类。本节重点介绍支气管肺炎。

支气管肺炎(bronchopneumonia)是儿童时期最常见的肺炎,以 3 岁以下婴幼儿最多见,一年四季均可发生,北方多发生于冬春寒冷季节及气候骤变时。营养不良、先天性心脏病、低出生体重儿、免疫缺陷者更易发生。

【病因】

常见病原体为病毒和细菌。发达国家儿童肺炎病原体以病毒为主,主要有呼吸道合胞病毒(RSV)、腺病毒(ADV)、流感病毒、副流感病毒等。发展中国家则以细菌为主,以肺炎链球菌多见。近年来,肺炎支原体、衣原体及流感嗜血杆菌所致的肺炎有增多趋势。病原体常由呼吸道侵入,少数经血入肺。

【病理生理】

主要变化是由于支气管、肺泡炎症引起通气和换气功能障碍,导致缺氧及二氧化碳潴留,加之病原体毒素作用,从而产生一系列病理生理改变。通气功能障碍引起动脉血氧分压(PaO_2)降低及动脉血二氧化碳分压($PaCO_2$)增高,换气功能障碍主要导致低氧血症,PaO_2 和动脉血氧饱和度(SaO_2)均降低。为代偿缺氧,患儿呼吸与心率增快;为增加呼吸深度,辅助呼吸肌参与呼吸运动,出现鼻翼扇动和三凹征,严重者可出现呼吸衰竭。

1. 循环系统 缺氧和 CO_2 潴留可使肺小动脉反射性收缩,肺循环压力增高,右心负荷加重,加之病原体和毒素的作用,可导致中毒性心肌炎,诱发心力衰竭。

2. 神经系统 缺氧和 CO_2 潴留可使脑毛细血管扩张,毛细血管壁通透性增加,引起脑水肿。病原体和毒素的作用亦可引起脑水肿和中毒性脑病。

3. 消化系统 缺氧和病原体毒素的作用,使胃肠功能发生紊乱,出现腹泻、呕吐,严重者可引起中毒性肠麻痹和消化道出血。

4. 酸碱平衡失调和水、电解质紊乱 肺通气功能障碍,CO_2 潴留可导致呼吸性酸中毒。缺氧时体内需氧代谢障碍,酸性代谢产物增加,加之高热、进食少等因素,可引起脱水和代谢性酸中毒。因此,重症肺炎常出现混合性酸中毒。

【临床表现】

1. 轻症肺炎 主要表现为呼吸系统的症状和相应的肺部体征。

(1)症状:大多起病较急,主要表现为发热、咳嗽和气促:①发热:热型不定,大多为不规则热,亦可表现为弛张热或稽留热。新生儿或重度营养不良患儿可不发热,甚至出现体温不升;②咳嗽:较频,初为刺激性干咳,极期咳嗽减轻,恢复期为有痰咳嗽,新生儿、早产儿仅表现为口吐白沫;③气促:多在发热、咳嗽之后出现;④全身症状:常有精神不振、食欲减退、烦躁不安、轻度腹泻或呕吐等。

(2) 体征:①呼吸增快:可达 40~80 次/分,可见鼻翼扇动、三凹征等;②发绀:多见于口周、鼻唇沟、指趾末端;③肺部啰音:肺部可听到较固定的中、细湿啰音,以背部两侧下方及脊柱旁较多,深吸气末更为明显。

2. 重症肺炎　除全身中毒症状及呼吸系统的症状加重外,可出现循环、神经及消化等系统的功能障碍。

(1) 循环系统

1) 心肌炎:可表现为面色苍白、心音低钝、心动过速、甚至可闻及奔马律,心电图 ST 段下移、T 波低平或倒置。

2) 心力衰竭:主要表现为:①突然呼吸困难加重,安静状态下呼吸 >60 次/分;②安静状态下心率加快(婴儿 >180 次/分,幼儿 >160 次/分);③突然烦躁不安,面色苍白或发绀;④心音低钝,奔马律;⑤肝脏迅速增大;⑥少尿或无尿等。

3) DIC:重症革兰氏阴性杆菌肺炎还可发生微循环衰竭,出现面色灰白、血压下降、四肢发凉、脉搏细弱等。

(2) 神经系统:常表现为精神萎靡或烦躁不安。发生脑水肿时,出现意识障碍、频繁惊厥、前囟隆起,呼吸不规则,瞳孔对光反射迟钝或消失,脑膜刺激征阳性。

(3) 消化系统:表现为食欲减退、呕吐或腹泻等。发生中毒性肠麻痹时可表现为明显腹胀、呼吸困难加重、肠鸣音消失。重症患儿可呕吐咖啡样物,大便潜血试验阳性或柏油样便。

3. 并发症　早期合理治疗者并发症少见,若延误诊断或病原体致病力强者,可引起脓胸、脓气胸、肺大泡、肺不张等。常见病原体为金黄色葡萄球菌或某些革兰氏阴性杆菌,多表现为体温持续不退,或退而复升,中毒症状或呼吸困难突然加重。

【辅助检查】

1. 血常规

(1) 白细胞检查:细菌性肺炎白细胞总数和中性粒细胞多增高,并可有核左移。病毒性肺炎白细胞总数多正常或降低,分类以淋巴细胞为主,可见异型淋巴细胞。

(2) C 反应蛋白(CRP):细菌感染时多明显上升。

(3) 前降钙素:细菌感染时多升高。感染早期出现,且不受应用皮质激素与否的影响,是鉴别有无细菌感染的较敏感的指标。

2. 胸部 X 线　早期肺纹理增粗,以后出现大小不等的斑片状阴影,以双肺下野、中内带为多,可融合成片,并可伴有肺不张或肺气肿。

3. 病原学检查　取鼻咽拭子或气管分泌物做病毒分离或细菌培养,或用免疫学方法检测特异性抗原或特异性抗体,以明确病原体。聚合酶链反应或特异性的基因探针可直接检测病原体的 DNA。血清冷凝集试验有助于支原体肺炎的诊断。

【治疗原则】

采用综合治疗,原则为改善通气、控制感染、对症治疗及防治并发症。

1. 控制感染　确诊为细菌感染或病毒感染继发细菌感染者应使用抗生素。用药原则为早期、足量、足疗程,重症患儿宜联合静脉给药。根据不同病原体选择有效抗生素,如肺炎链球菌肺炎首选青霉素;支原体或衣原体肺炎首选大环内酯类抗生素,如红霉素等。抗生素一般用至体温正常后 5~7 天,临床症状和体征基本消失后 3 天。

2. 对症治疗　止咳、平喘、改善低氧血症及纠正水、电解质、酸碱平衡紊乱。若中毒症状明显、严重喘憋或出现合并症(并发症)时可短期应用肾上腺皮质激素。

3. 防治并发症 防止心肌炎、心力衰竭、中毒性肠麻痹、中毒性脑病等的发生,积极治疗脓胸、脓气胸等并发症。恢复期可用红外线、超短波等物理疗法促进肺部炎症的吸收。

【护理评估】

1. 健康史 详细询问发病情况,既往有无反复呼吸道感染史,病前有无麻疹、百日咳等呼吸道传染病接触史,出生史及生长发育情况。

2. 身体状况 评估患儿有无发热、咳嗽、气促、鼻翼扇动、三凹征及唇周发绀等症状和体征,并注意观察热型、咳嗽性质及痰液情况;观察有无循环、神经、消化系统受累的临床表现。评估血常规、胸部 X 线、病原学等检查结果及其意义。

3. 心理社会状况 评估患儿及家长对疾病的心理反应,父母对疾病的病因、预防及护理知识的了解程度,家长对患儿的照顾能力及家庭经济情况,是否有知识缺乏、焦虑或抱怨等情绪。

【常见护理诊断／问题】

1. 气体交换受损 与肺部炎症所致的通气、换气功能障碍有关。

2. 清理呼吸道无效 与呼吸道分泌物过多、痰液黏稠、咳嗽无力有关。

3. 体温过高 与肺部感染有关。

4. 营养失调:低于机体需要量 与摄入不足、消耗增加有关。

5. 潜在并发症:心力衰竭、中毒性脑病、中毒性肠麻痹等。

【护理目标】

1. 患儿呼吸困难、发绀症状逐渐消失,呼吸平稳。

2. 患儿能顺利有效地咳痰,呼吸道通畅。

3. 患儿体温恢复正常。

4. 患儿体重恢复正常。

5. 患儿住院期间未出现并发症。

【护理措施】

1. 改善呼吸功能

(1) 环境:保持病室环境舒适,空气新鲜,室温维持在 18~22℃,湿度 50%~60% 为宜。病室应定时通风(避免对流),不同病原体所致肺炎应分室收治,以防交叉感染。

(2) 休息:患儿应卧床休息,各种操作应集中进行,避免哭闹,减少刺激,降低机体的氧耗。

(3) 氧疗:凡有缺氧症状,如呼吸困难、发绀等情况应立即遵医嘱给氧。一般采用鼻前庭导管给氧,氧流量为 0.5~1L/min,氧浓度不超过 40%,氧气应湿化。缺氧明显者可用面罩给氧,氧流量为 2~4L/min,氧浓度为 50%~60%。若出现呼吸衰竭,应使用人工呼吸机。

(4) 遵医嘱使用抗生素:以消除肺部炎症,改善呼吸功能,并注意观察药物的疗效和不良反应。

2. 保持呼吸道通畅

(1) 采取半卧位或高枕卧位,并经常更换体位,指导患儿进行有效的咳嗽,定时拍背辅助排痰,方法是五指并拢、稍向内合掌,呈空心状,由下向上、由外向内的轻拍背部,边拍边鼓励患儿咳嗽,借助重力和震动作用促使呼吸道分泌物排出。病情允许的情况下,可进行体位引流。

(2) 及时清除患儿口鼻分泌物,痰液黏稠者使用雾化吸入,必要时给予吸痰,注意吸痰不宜过频,否则可刺激黏液产生过多,以及损伤黏膜。

(3) 指导和鼓励患儿进行有效的咳嗽。

(4) 遵医嘱给予祛痰剂、平喘剂。

3. 维持体温正常 发热者应注意体温的监测,警惕热性惊厥的发生,并采取相应的降温措施(参阅本章第二节)。

4. 合理营养 给予营养丰富、易消化的流质或半流质饮食,多饮水,少量多餐,避免过饱影响呼吸。喂哺时应耐心,哺母乳者应抱起喂,以免呛入气管发生窒息。重症不能进食者,可遵医嘱给予静脉输液,输液时要严格控制输液量和速度,最好使用输液泵,保持液体均匀滴入,以免发生心力衰竭。

5. 密切观察病情,防止并发症发生

(1) 当患儿出现烦躁不安、呼吸加快(>60 次 / 分)、心率增快(>160~180 次 / 分)、心音低钝、肝在短时间内迅速增大等心力衰竭的表现,应及时报告医师,给予吸氧并减慢输液速度,遵医嘱做好强心、利尿、镇静等药物的准备;若患儿出现咳粉红色泡沫样痰等肺水肿的表现,可给患儿吸入经20%~30% 乙醇湿化的氧气,间歇吸入,每次吸入时间不宜超过 20 分钟。

(2) 若患儿出现烦躁或嗜睡、惊厥、昏迷、呼吸不规则等中毒性脑病表现时,应立即报告医师,并积极配合抢救。

(3) 若患儿病情突然加重,体温持续不降或退而复升,剧烈咳嗽,呼吸困难,面色发绀,烦躁不安,提示并发了脓胸或脓气胸,应立即报告医生,配合进行胸穿或胸腔闭式引流,并做好术后护理。

(4) 观察有无腹胀、肠鸣音是否减弱或消失、呕吐的性质、是否有便血等,以便及时发现中毒性肠麻痹和胃肠出血。

6. 健康教育 指导家长加强患儿的营养,增强体质,多进行户外活动,及时接种各种疫苗。有营养不良、佝偻病、贫血及先天性心脏病的患儿应积极治疗,增强抵抗力,减少呼吸道感染的发生。教会家长处理呼吸道感染的方法,使患儿在疾病早期能得到及时有效的控制。

【护理评价】

1. 患儿气促、发绀症状是否逐渐改善以至消失,呼吸是否平稳。
2. 患儿是否能顺利有效地咳出痰液,呼吸道是否通畅。
3. 患儿住院期间体温及其生命体征是否恢复正常。
4. 患儿能否得到充足的营养。
5. 患儿是否出现了并发症或合并症。

【附】 几种不同病原体所致肺炎的特点见表 10-3。

表 10-3　几种不同病原体所致肺炎的特点

	呼吸道合胞病毒肺炎	腺病毒肺炎	金黄色葡萄球菌肺炎	肺炎支原体肺炎
病原体好发年龄 临床表现	呼吸道合胞病毒 <2 岁,以 6 月以内多见 起病急,干咳,低中度发热,喘憋为突出表现,迅速出现呼吸困难及缺氧症状。肺部听诊以哮鸣音为主,肺底可闻及细湿啰音	腺病毒(3、7 型) 6 月~2 岁多见 起病急,全身中毒症状明显,稽留高热,咳嗽频繁,可出现喘憋、呼吸困难、发绀等。肺部体征出现较迟,易发生心肌炎、心衰、中毒性脑病等	金黄色葡萄球菌 婴幼儿多见 起病急、进展快,全身中毒症状重,呈弛张热,皮肤常见猩红热样皮疹,易并发休克、败血症、化脓病灶等。肺部体征出现较早,啰音少	肺炎支原体 学龄儿多见 起病缓慢,常有发热,可持续 1~3 周,以刺激性咳嗽为突出表现。肺部体征不明显,少数可闻及干、湿啰音
胸部 X 线	小点片状薄阴影,不同程度梗阻性肺气肿及支气管周围炎	可见大小不等的片状阴影或融合成大病灶,并多见肺气肿	小片浸润阴影,可很快出现肺脓肿、肺大泡或脓胸等	支气管肺炎或间质性肺炎改变,肺门阴影增浓
实验室检查	白细胞总数大多正常	白细胞数正常或偏低	白细胞总数及中粒细胞增多伴核左移	白细胞数正常或增多,血清冷凝集试验多阳性
治疗	抗病毒、对症	抗病毒、对症	苯唑西林钠等抗生素	大环内酯类抗生素

患儿,男,10 个月,因"发热、咳嗽 3 天,气促 1 天"入院。患儿 3 天前受凉后出现发热、咳嗽,痰多,不易咳出,在当地医院给予"感冒药"治疗,效果不明显。今日突然出现烦躁不安,咳嗽、气促加重。发病后患儿精神萎靡,食欲减退,大小便正常。

体格检查:T39.5℃,P180 次/分,R68 次/分。精神萎靡,呼吸急促,唇周发绀,鼻翼扇动,咽充血,气管居中,吸气三四征(+),双肺可闻及细湿啰音,心率 180 次/分,心音低钝,无杂音。肝右肋下 3.5cm,神经系统检查未见异常。

思考:该患儿可能的临床诊断和合并症是什么?该患儿目前主要的护理诊断/问题是什么?护士接诊后,针对患儿的病情应采取的护理措施有哪些?

第五节　支气管哮喘

支气管哮喘(bronchial asthma),简称哮喘,是一种以慢性气道炎症和气道高反应性为特征的异质性疾病,以反复发作的喘息、咳嗽、气促、胸闷为主要临床表现,常在夜间和(或)凌晨发作或加剧,多数患儿可经治疗或自行缓解。呼吸道症状的具体表现形式和严重程度具有随时间而变化的特点,并常伴有可变的呼气气流受限。

【病因】

哮喘的病因复杂,多数学者认为与遗传和环境因素有关。过敏体质(特异反应性体质,atopy)与本病关系密切,多数患儿既往有婴儿湿疹、过敏性鼻炎、食物或药物过敏史、家族史。

诱发因素有:①呼吸道感染:尤其是病毒和支原体感染;②接触过敏原:包括吸入过敏原和食入过敏原。常见吸入过敏原有:尘螨、蟑螂、花粉、真菌等;食入过敏原常为异体蛋白的摄入,如鱼、虾、蛋、奶及花生等,全牛乳及豆奶喂养的哮喘发病率高于母乳喂养;常见药物为阿司匹林和非甾体类药物;③强烈的情绪变化:如大哭、大笑、愤怒和恐惧等;④运动:是哮喘最常见的触发因素;⑤其他:如药物、吸烟等。

【发病机制】

气道高反应性是哮喘的基本特征,慢性气道炎症是哮喘的基本病变,在发病因子的作用下,参与这些基本病理形成过程有以下因素。

1. 免疫因素　本病患儿都存在由免疫介质、淋巴细胞、嗜酸粒细胞和肥大细胞参与的气道黏膜病理改变过程,是一种变态反应性疾病,主要通过 IgE、IL-5 作用机制所介导。

2. 神经、精神因素　情绪剧变可激发哮喘的发作,尤其对那些难治性哮喘患儿影响更大。

3. 内分泌因素　有些儿童哮喘在青春发育期完全消失;在月经期、妊娠期加剧;甲状腺功能亢进时哮喘加重。

【临床表现】

以咳嗽、胸闷、喘息和呼吸困难为典型症状,呈阵发性发作,以夜间和清晨为重。多由过敏原、冷空气、运动、过度情绪变化等因素诱发。大多急性起病,一般无发热。症状呈易变性,可有突发突止,也可呈持续性或间歇性发作。发作前可有流涕、打喷嚏和胸闷等先兆症状,随后出现咳嗽、喘息,接着咳大量白色黏痰,伴有呼气性呼吸困难和喘鸣音。严重病例呈端坐呼吸、烦躁不安、大汗淋漓、面色青灰。哮喘发病以夜间更为严重,一般可自行或用平喘药物后缓解。若哮喘急剧严重发作,经合理应用拟交感神经药物仍不能在 24 小时内缓解,称作哮喘持续状态(status asthmaticus)。

儿童哮喘可无喘息症状,但表现为反复和慢性咳嗽,称为咳嗽变应性哮喘(cough variant asthma, CVA)。常在夜间或清晨发作,运动可加重咳嗽。

体格检查可见胸廓饱满,三凹征,听诊两肺布满哮鸣音;重症患儿呼吸困难加剧时,呼吸音可明显减弱,哮鸣音亦随之消失,称"闭锁肺",是哮喘最危险的体征。患儿在发作间歇期可无任何症状和体征。病久反复发作者,常伴营养障碍和生长发育落后,可见桶状胸及杵状指。

【辅助检查】

1. **外周血嗜酸性粒细胞增高**($>300 \times 10^6/L$)。

2. **胸部 X 线检查** 急性发作期可有过度通气及肺纹理增多,病久者可有肺气肿。明确诊断者一般无需常规检查,检查主要是排除肺结核、支气管异物等疾病及可能的合并症。

3. **肺功能测定** 适用于 5 岁以上患儿,是哮喘诊断依据之一。常用的指标有第一秒用力呼气量(FEV_1)、第一秒用力呼气量占用力肺活量比值(FEV_1/FEC)、最大呼气峰流量(PEF)。支气管哮喘患儿以上指标均下降。

4. **气道高反应性(AHR)测定** 肺功能正常时,可用醋甲胆碱、组胺等药物以及运动支气管激发试验。试验阳性可诊断存在 AHR,是哮喘诊断依据之一。

5. **过敏原检测** 常用的包括变应原皮肤点刺试验、血清变应原特异性 IgE 测定。对了解哮喘个体的病因和危险因素,以及是否是特异性体质有重要意义。

相关链接

儿童支气管哮喘诊断

中华医学会儿科学分会呼吸学组儿童支气管哮喘诊断与防治指南(2016 年版)

一、儿童哮喘诊断标准

1. 反复喘息、咳嗽、气促、胸闷,多与接触变应原、冷空气、物理、化学性刺激、呼吸道感染、运动以及过度通气(如大笑和哭闹)等有关,常在夜间和(或)凌晨发作或加剧。

2. 发作时双肺可闻及散在或弥漫性、以呼气相为主的哮鸣音,呼气相延长。

3. 上述症状和体征经抗哮喘治疗有效,或自行缓解。

4. 除外其他疾病所引起的喘息、咳嗽、气促和胸闷。

5. 临床表现不典型者(如无明显喘息或哮鸣音),应至少具备以下 1 项。

(1) 证实存在可逆性气流受限:①支气管舒张试验阳性:吸入速效 β 受体激动剂(如沙丁胺醇压力定量气雾剂 200~400μg)后 15 分钟第一秒用力呼气量(FEV_1)增加≥12%;②抗炎治疗后肺通气功能改善:给予吸入糖皮质激素和(或)抗白三烯药物治疗 4~8 周,FEV_1 增加≥12%。

(2) 支气管激发试验阳性。

(3) 最大呼气峰流量(PEF)日间变异率(连续监测 2 周)≥13%。

符合第 1~4 条或第 4、5 条者,可诊断为哮喘。

二、咳嗽变异性哮喘诊断标准

咳嗽变异性哮喘是儿童慢性咳嗽的最常见原因之一,以咳嗽为唯一或主要表现,不伴有明显喘息。诊断依据有以下方面。

1. 咳嗽持续 >4 周,常在夜间和(或)清晨发作或加剧,以干咳为主。

2. 临床上无感染征象,或经较长时间抗生素治疗无效。

3. 抗哮喘药物诊断性治疗有效。

4. 排除其他原因引起的慢性咳嗽。

5. 支气管激发试验阳性和(或)最大呼气流量(PEF)每日变异率(连续监测 1~2 周)≥20%。

6. 个人或一、二级亲属有特异性疾病史,或变应原检测阳性。

以上 1~4 项为诊断的基本条件。

【治疗原则】

治疗原则:坚持长期、持续、规范和个体化的治疗。急性发作期治疗重点为抗炎、平喘,以便快速缓解症状;慢性持续期应坚持长期抗炎,降低气道反应性,防止气道重塑,避免危险因素和自我保健。

治疗目标:①有效控制急性发作症状,并维持最轻的症状,甚至无症状;②防止症状加重或反复;③尽可能将肺功能维持在正常或接近正常水平;④防止发生不可逆的气流受限;⑤保持正常活动(包括运动)能力;⑥避免药物不良反应;⑦防止因哮喘而死亡。

1. 去除病因 避免接触过敏原,去除各种诱发因素,积极治疗和清除感染病灶,是最简单、最有效的治疗和预防支气管哮喘发作的方法。

2. 急性发作期治疗 主要是解痉和抗感染治疗。

(1) 肾上腺糖皮质激素:是目前治疗哮喘最有效的药物,其作用是抑制气道变应性炎症,降低气道高反应性。首选吸入疗法,如吸入布地奈德、丙酸倍氯米松等;口服用药及静脉一般只用于重症或持续发作者。

(2) 支气管扩张剂:根据病情单用或联合用药。常用药物有:① β_2 受体激动剂,如沙丁胺醇、特布他林等;②茶碱类药物:如氨茶碱;③抗胆碱药:如溴化异丙托品,常以雾化吸入为主。

(3) 抗生素:疑伴呼吸道细菌感染时,同时选用适当的抗生素。

3. 哮喘慢性持续期治疗

(1) 吸入型糖皮质激素:局部吸入糖皮质激素是目前控制哮喘的最有效的首选药。通常需长期规范吸入 1~3 年。常用的有布地奈德、丙酸倍氯米松、丙酸氟替卡松等。

(2) 白三烯调节剂:是非糖皮质激素抗炎药,能缓解症状,改善肺功能,减少哮喘急性发作。

(3) 长效 β_2 受体激动剂:常用的是吸入及口服剂型。不推荐单独使用,与适量 ICS 联合使用疗效更佳。

(4) 茶碱:小剂量有一定抗炎作用,作为控制药物疗效有限。

(5) 糖皮质激素:用于未控制的重度哮喘患儿,需长期口服,但须注意全身副作用。

4. 预防复发 应避免接触过敏原,积极治疗和清除感染灶,去除各种诱发因素。吸入维持量糖皮质激素,控制气道反应性炎症,是预防复发的关键。此外,特异性免疫治疗,可使机体对过敏原产生耐受。

【常见护理诊断／问题】

1. 低效性呼吸型态 与支气管痉挛、气道阻力增加有关。

2. 清理呼吸道无效 与呼吸道分泌物黏稠、无力排痰有关。

3. 焦虑 与哮喘反复发作有关。

4. 知识缺乏 缺乏有关哮喘的防护知识。

【护理措施】

1. 保持呼吸道通畅

(1) 环境与休息:保持病室空气清新,温湿度适宜,避免有害气味及强光的刺激。给患儿提供一个安静、舒适的环境以利于休息,护理操作应尽可能集中进行。

(2) 置患儿于坐位或半卧位,以利于呼吸,给予经鼻正压给氧或面罩吸氧,定时进行血气分析,及时调整氧流量,保持 PaO_2 在 70~90mmHg(9.3~12.0kPa)。

(3) 遵医嘱给予支气管扩张剂、糖皮质激素及抗生素,并评价其效果和副作用。

(4) 给予雾化吸入、胸部叩击或震荡等肺部物理治疗,以促进分泌物的排出;对痰液多而无力咳出者,宜雾化后及时吸痰。

(5) 保证患儿摄入足够的水分,以降低分泌物的黏稠度,防止痰液堵塞气道。

（6）教会并鼓励患儿作深而慢的呼吸运动。

2. 密切观察病情变化 观察生命体征,注意呼吸困难的表现及病情变化。对哮喘持续状态者做好急救药品及物品的准备。若患儿出现发绀、大汗淋漓、心率增快、血压下降、呼吸音减弱等表现,应及时报告医生并协助抢救。若出现意识障碍、呼吸衰竭等及时给予机械呼吸。

3. 心理护理

（1）哮喘发作时,守护并安抚患儿,鼓励患儿将不适及时告诉医护人员,尽量满足患儿的合理要求,用语言和非语言安慰鼓励患儿,增强患儿心理安全感。

（2）允许患儿及家长表达感情;向患儿家长解释哮喘的诱因、治疗过程及预后,指导他们以正确的态度对待患儿,加强与医护人员的配合,减轻患儿的恐惧、焦虑情绪。

4. 健康教育

（1）指导患儿及家长识别并避免诱发哮喘的因素,如花粉、粉尘、鱼虾、寒冷刺激等。

（2）增强体质,预防呼吸道感染。

（3）指导正确用药:如在使用吸入药物时,嘱患儿按压喷药于咽喉部的同时吸气,然后口屏气 10 秒钟再呼气,吸药后用清水漱口减轻局部不良反应。同时,用以药物吸入的喷雾器应保持清洁,减少感染的机会。

（4）指导呼吸功能锻炼:①腹部呼吸运动法:平躺,双手平放两侧,双膝弯曲,脚平放;用鼻连续吸气,放松上腹部,但胸部不扩张;缩紧双唇,慢慢吐气至吐完;重复以上动作 10 次;②向前弯曲运动:坐在椅上,背伸直,头向下向前低至膝部,使腹肌收缩;慢慢上升躯干并由鼻吸气,扩张上腹部;胸部保持直立不动,将气由嘴慢慢吹出;③胸部扩张运动:坐在椅上,将手掌下压肋骨,可将肺底部的空气排出;重复以上动作 10 次。

（5）坚持门诊随访,建立家庭保健系统,强化患儿自我保健意识。

第六节 急性呼吸衰竭

急性呼吸衰竭（acute respiratory failure,ARF）系指因各种疾病累及呼吸中枢或呼吸器官,导致肺通气和（或）肺换气功能严重障碍,出现低氧血症或（和）高碳酸血症,引起一系列生理功能和代谢紊乱的临床综合征。

呼吸衰竭常以血气分析指标来判断,根据血气分析结果,将呼吸衰竭分为两型,Ⅰ型呼吸衰竭:缺氧而无二氧化碳潴留（PaO_2<60mmHg,$PaCO_2$ 降低或正常）;Ⅱ型呼吸衰竭:缺氧伴 CO_2 潴留（PaO_2<60mmHg,$PaCO_2$>50mmHg）。

【病因】

按照病变部位,急性呼吸衰竭分为中枢性和周围性两种。

1. 中枢性呼吸衰竭 因呼吸中枢病变所致,如新生儿窒息、脑炎、脑膜炎、颅内出血、脑外伤、脑肿瘤等。

2. 周围性呼吸衰竭 因呼吸器官病变或呼吸肌麻痹所致。

（1）呼吸道疾病:如急性喉炎、支气管肺炎、哮喘持续状态、气管异物等。

（2）胸廓病变:如脓胸、气胸、手术创伤等。

（3）神经肌肉病变:如急性感染性多发性神经根炎、脊髓灰质炎等。

【病理生理】

急性呼吸衰竭的主要病理生理改变是肺通气量明显减少,通气与血流比例失调、肺泡与血液间气体弥散功能障碍,导致缺氧、二氧化碳潴留和呼吸性酸中毒,对脑、心、肾等重要脏器造成影响。缺氧、二氧化碳潴留使脑细胞渗透性发生改变,出现脑水肿,颅内压增高,呼吸中枢受损,使通气量进一步减少,其结果又加重缺氧和呼吸性酸中毒。严重的呼吸性酸中毒影响心肌收缩力,使心搏出量减少,血压下降,肾血流量减少,肾小球滤过率降低,导致肾功能不全,产生代谢性酸中毒,使酸中毒程度加重,出现混合性酸中毒,血氧饱和度进一步下降。

【临床表现】

1. 呼吸系统表现 气道阻塞性疾病常出现呼吸频率加快、鼻翼扇动、三凹征。上呼吸道梗阻以吸气性呼吸困难为主,下呼吸道梗阻以呼气性呼吸困难为主。中枢性呼吸衰竭常表现为呼吸节律紊乱,呈潮式呼吸、叹息样呼吸、呼吸暂停及下颌呼吸等。呼吸肌麻痹者呼吸浅而无力。

2. 低氧血症和高碳酸血症的表现

(1) 发绀:以唇、口周、甲床处明显,但在血红蛋白低于 50g/L 时发绀可不明显。

(2) 高碳酸血症症状:患儿可见出汗、摇头、烦躁不安、意识障碍等;由于体表毛细血管扩张,可有皮肤潮红;严重者出现惊厥、昏迷、视神经盘水肿等。

3. 其他表现

(1) 循环系统:早期血压升高,心率增快,以后则心率减慢,心律不齐,血压下降,甚至出现休克。

(2) 消化系统:严重者出现消化道出血,肝功能改变等。

(3) 神经系统:早期有烦躁、易激动、视力模糊,继而表情淡漠、嗜睡、意识障碍等,严重者可有颅内压增高、脑疝的表现。

(4) 泌尿系统:少尿或无尿,尿中出现蛋白、红细胞、白细胞及管型,甚至肾功能衰竭。

(5) 电解质紊乱与酸碱失衡。

【辅助检查】

呼吸衰竭早期或轻症,PaO_2 降低,$PaCO_2$ 正常;晚期及重症,PaO_2 降低,$PaCO_2$ 升高。

【治疗原则】

1. 积极治疗原发病及防治感染 尽早去除病因及诱发因素,如有感染因素及时选用敏感抗生素。

2. 改善呼吸功能 保持呼吸道通畅,采用适合的氧疗。

3. 纠正酸碱失衡和电解质紊乱 保证供给足够的热量和水分,呼吸性酸中毒以改善通气为主,合并代谢性酸中毒时给予碳酸氢钠纠正。

4. 维持心、脑、肺、肾功能

(1) 强心剂及血管活性药物:伴严重心力衰竭时,应用毒毛花苷 K 等快速强心剂,小剂量缓慢静推。血管活性药物主要选用多巴胺或酚妥拉明。

(2) 呼吸兴奋剂:中枢性呼吸衰竭时可用山梗菜碱、尼可刹米等。

(3) 脱水剂及利尿剂:脑水肿时常用 20% 甘露醇、呋塞米等。

(4) 肾上腺皮质激素:常用地塞米松,可增加患儿应激能力,减少炎症渗出,缓解支气管痉挛,降低脑血管通透性,减轻脑水肿等。

5. 人工辅助呼吸 气管插管或切开,使用人工呼吸机。

【常见护理诊断/问题】

1. 气体交换受损 与肺通气及换气功能障碍有关。

2. 不能维持自主呼吸 与呼吸中枢功能障碍或呼吸肌麻痹有关。

3. 潜在并发症:感染、多器官功能衰竭等。

4. 恐惧 与病情危重有关。

【护理措施】

1. 保持呼吸道通畅

(1) 协助排痰:鼓励并指导清醒患儿用力咳痰,对咳嗽无力的患儿定时翻身拍背,以利于排痰。

（2）湿化气道：遵医嘱给予超声雾化吸入，每次 15 分钟，每日 3~4 次。雾化器内可同时加入解痉、化痰、抗生素等药物，利于通气和排痰。

（3）必要时用吸痰器吸痰：对于无力咳嗽、昏迷、气管插管或气管切开的患儿，定时给予吸痰，一般每 2 小时吸痰 1 次。吸痰时动作轻柔敏捷，负压不宜过大，时间不宜过长。

（4）合理用氧：根据不同情况选择合适的吸氧方式，一般采用鼻导管、头罩或面罩等方法给氧。通常氧流量为 1~2L/min，浓度 25%~30%。严重缺氧时，可给予 60%~100% 的氧，但持续时间不可超过 4~6 小时，以免氧中毒。将氧气装置的湿化瓶盛入 60℃ 左右的温水，以吸入温湿化的氧气为宜。氧疗期间应定期监测血气分析，一般要求 PaO_2 保持在 65~85mmHg（8.65~11.31kPa）为宜。

2. 维持有效呼吸

（1）机械通气应用指征：①呼吸频率过慢，仅为正常的 1/2，或频繁呼吸暂停、时间长达 10 秒以上者；②呼吸肌麻痹所致呼吸微弱，两肺呼吸音降低者；③虽吸入高浓度氧，但缺氧症状不能缓解，PaO_2 仍低于 60mmHg（8.0kPa）；④呼吸骤停或即将停止者。

（2）禁忌证：①张力性气胸、多发性肺大泡。②肺部病变广泛，超过三叶以上，肺功能严重受损。③重症先天性心脏病。④全身衰竭，恶病质。

（3）护理注意事项

1）专人监护：根据患儿血气分析结果调整呼吸机各项参数，定时检查各项参数是否符合要求，同时做好记录；注意观察患儿的胸廓起伏、神态、面色、周围循环等，防止通气不足或通气过度；防止发生堵管或脱管等情况。

2）防止继发感染：定期进行呼吸机管道消毒，用苯扎溴铵浸泡，每日 1 次。室内用紫外线灯照射，每日 1~2 次，每次 30 分钟。每天更换湿化器滤纸，消毒加温湿化器，雾化液要新鲜配制，以防污染。

3）保持呼吸道通畅：定时为患儿翻身、拍背、吸痰，特别要注意更换体位，以改善肺部循环，促进痰液引流。

4）做好撤离呼吸机前的准备：逐渐减少强制呼吸的次数，或逐渐降低压力水平，或每日停用呼吸机数次，并逐渐延长停用时间，若脱离呼吸机 2~3 小时患儿无异常，则考虑撤离呼吸机。在撤离前要备好吸氧装置、吸痰设备、解痉药品及再插管物品，停用呼吸机后密切观察患儿呼吸、循环等生命体征，以防发生意外。

5）撤离呼吸机的指征：①患儿病情改善，呼吸、循环系统功能稳定；②能持续自主呼吸 2~3 小时以上无异常；③吸入 50% 氧时，PaO_2>50mmHg（6.65kPa），$PaCO_2$<50mmHg（6.65kPa）；④在间歇指令通气等辅助通气条件下，能以较低的通气条件维持血气正常。

3. 密切观察病情，防止并发症的发生

（1）将患儿安置在重症监护病房里，进行特别护理。监测患儿生命体征，包括呼吸频率、节律、类型、心音、心率及节律、血压及血气分析等。注意观察患儿全身情况、皮肤颜色、肢体温度，准确记录出入量。

（2）遵医嘱及时应用抗生素，预防继发感染。

（3）保证营养和液体供给，昏迷患儿应给予鼻饲或静脉高营养。

4. 心理护理 关心体贴患儿，耐心向患儿及家长介绍病情及主要处理措施，减轻患儿及家长的恐惧心理。指导家长掌握常用的护理方法，使诊疗工作顺利进行。

（林晓云）

学习小结

　　急性上呼吸道感染和支气管肺炎是本章的重点疾病。急性上呼吸道感染是儿童最常见的疾病,90% 以上由病毒引起;婴幼儿全身症状重,年长儿以局部症状为主;病毒性上呼吸道感染为自限性疾病,以对症、支持治疗为主,并要做好呼吸道隔离,预防并发症的发生。肺炎是由不同病原体及其他因素等所引起的肺部炎症,主要表现为发热、咳嗽、气促、呼吸困难和肺部固定湿啰音,重症肺炎可合并心力衰竭、中毒性脑病、中毒性肠麻痹,甚至 DIC;根据临床表现,结合 X 线可做出肺炎的临床诊断;肺炎的治疗原则为控制感染、对症及支持治疗、防治并发症等,其中肺炎合并心衰的诊断要点和治疗原则是重症肺炎的重点内容。肺炎的护理措施包括改善呼吸功能、保持呼吸道通畅、维持体温正常、合理营养等。

复习参考题

1. 解释重型肺炎为什么会出现呼吸系统外的临床表现?

2. 简述轻症与重症支气管肺炎临床表现的异同点。

3. 如何保持肺炎患儿的呼吸道通畅?

第十一章　循环系统疾病患儿的护理

11

学习目标	
掌握	室间隔缺损、房间隔缺损、动脉导管未闭、法洛四联症的临床表现、常见护理诊断及护理措施。
熟悉	室间隔缺损、房间隔缺损、动脉导管未闭、法洛四联症的治疗原则。
了解	儿童循环系统的解剖生理特点。

第十一章　　循环系统疾病患儿的护理

第一节　儿童循环系统解剖生理特点

一、心脏的胚胎发育

心脏于胚胎第2周开始形成,原始心脏是一个纵直的管道,在一系列基因的调控下,由外表的收缩环把它分为动脉干、心房、心室、心球与静脉窦等结构。心房的左右之分起始于胚胎第3周末,心脏约于第4周开始出现循环作用,至胚胎第7周时心室间隔形成,至胚胎第8周形成四腔心。因此妊娠第2~8周是心脏发育的关键时期,也是预防先天性心血管畸形发生的重要时期。若孕母在此期间受到某些物理、化学或生物因素的影响,容易导致胎儿心血管发育畸形。

二、胎儿血液循环及出生后的改变

1. 正常胎儿血液循环　来自胎盘的动脉血经脐静脉进入胎儿体内,至肝下缘分成两支,一支入肝与门静脉吻合后经肝静脉进入下腔静脉;另一支经静脉导管直接入下腔静脉,与来自下半身的静脉血混合,共同流入右心房。此混合血(以动脉血为主)约1/3经卵圆孔入左心房,再经左心室流入升主动脉,主要供应心、脑及上肢,其余的流入右心室。从上腔静脉回流的来自上半身的静脉血,入右心房后绝大部分流入右心室,与来自下腔静脉的血液一起进入肺动脉。由于胎儿肺脏处于压缩状态,使肺动脉的血液只有少量进入肺脏,而约80%的血液经动脉导管与来自升主动脉的血液汇合后进入降主动脉(以静脉血为主),供应腹腔器官及下肢,最后经脐动脉回至胎盘,获取营养及氧气(图11-1)。

综上所述,胎儿血液循环有以下特点:①胎儿的营养物质、代谢产物和气体交换是通过脐血管和胎盘与母体之间以弥散方式进行的;②胎儿时期肺无呼吸,左、右心都向全身供血,故只有体循环而无有效的肺循环;③存在静脉导管、卵圆孔、动脉导管等特殊通道;④除脐静脉是动脉血外,其他部位均为混合血,其中肝脏血液含氧最高,心、脑及上肢次之,腹腔脏器及下肢血液含氧最低。

2. 出生后血液循环的改变

(1) 脐带胎盘循环终止:出生后脐带结扎,脐血管被阻断,胎盘循环停止。脐血管在脐带结扎后6~8周完全闭锁,形成韧带。

(2) 卵圆孔关闭:出生后随着自主呼吸的建立,肺脏开始有效的气体交换,肺循环阻力下降。从右心室经肺动脉流入肺脏的血液增多,致使肺静脉回流至左心房的血量增多,当左心房压力增高超过右心房压力时,卵圆孔瓣膜形成功能性关闭,至生后5~7个月形成解剖学上的关闭。

(3) 动脉导管关闭:由于肺循环阻力下降,体循环压力升高,使流经动脉导管的血流逐渐减少,加之因血氧增高以及出生后体内前列腺素合成减少,动脉导管逐渐收缩、闭塞,血流停止,形成动脉导管功能性关闭。约80%的婴儿生后3~4个月,95%婴儿于生后1年

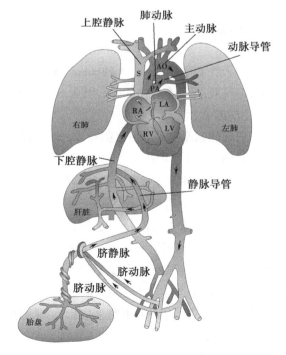

图 11-1　胎儿血液循环示意图

内形成解剖学上的关闭,成为动脉韧带。

三、正常各年龄儿童心脏、心率、血压的特点

1. **心脏** 儿童心脏重量与体重比值相对较成人大,随年龄增长,此比值逐渐下降。出生时左右心室厚度近乎相等,但生后左心室壁较右心室壁增厚更快。儿童心脏在胸腔的位置随年龄增长而改变,新生儿和 2 岁以内婴幼儿心脏多呈横位,心尖搏动位于左第 4 肋间锁骨中线外侧;以后由于开始直立行走、肺和胸廓的发育以及横膈下降等因素,心脏逐渐转为斜位,7 岁以后心尖搏动位于左第 5 肋间锁骨中线内 0.5~1cm。

2. **心率** 儿童心率较快,主要与其新陈代谢旺盛和交感神经兴奋性较高有关,随年龄增长心率逐渐减慢。儿童心率易受进食、活动、哭闹、发热等各种因素影响,一般体温每升高 1℃,心率加快 10~15 次 / 分。因此,应在安静或睡眠时测量心率和脉搏。若脉搏显著增快,且睡眠时不减慢,应考虑器质性心脏病。

3. **血压** 儿童由于心搏出量较少,血管管径相对较粗且动脉壁弹性较好,故血压较低,随年龄增长逐渐升高。新生儿收缩压平均 60~70mmHg,1 岁 70~80mmHg,2 岁后可按照下列公式估算:收缩压 = 年龄 × 2+80mmHg。舒张压为收缩压的 2/3。收缩压高于此标准 20mmHg 为高血压,低于此标准 20mmHg 为低血压。下肢血压一般比上肢血压高 20mmHg。

第二节　先天性心脏病

一、概述

先天性心脏病(congenital heart disease,CHD),简称先心病,是胎儿时期心脏血管发育异常导致的先天性心血管畸形,是儿童最常见的心脏病。本病在活产婴儿中的发病率为 6‰~9‰。

【病因】

任何因素影响了心脏胚胎发育,使心脏的某一部分发育停顿或异常,即可造成先天性心脏畸形。先天性心脏病的发生主要由遗传和环境因素相互作用所致。

1. **遗传因素** 主要包括染色体异常、单基因突变、多基因突变。如 21- 三体综合征常合并房间隔缺损、室间隔缺损、动脉导管未闭。

2. **环境因素** 比较重要的是宫内感染,尤其是孕母早期病毒感染,如风疹、流行性感冒、流行性腮腺炎和柯萨奇病毒感染等,其他如孕母接触放射线,患代谢性疾病(糖尿病、高钙血症等),服用药物(抗癌药、抗癫痫药等),孕早期酗酒、吸毒以及胎儿宫内缺氧等,均可能与先心病的发生有关。

虽然先心病的病因尚未完全明确,但加强孕前及孕期保健,避免接触高危因素可有效预防先天性心脏病的发生。同时可在孕早期及中期通过超声心动图及染色体检查、基因诊断技术对先天性心脏病进行早期诊断。

【分类】

根据心脏左、右两侧心腔及大血管之间有无分流及临床有无青紫,分为以下三类。

1. **左向右分流型(潜伏青紫型)** 是先天性心脏病最常见的类型,包括室间隔缺损、房间隔缺损和动脉导管未闭等。正常情况下,由于体循环压力高于肺循环,左心压力大于右心压力,故血液从左向右分流时,临床不出现青紫。但在剧烈哭闹、屏气或在病理情况下(肺炎等),肺动脉或右心压力超过左心压力导致右

向左分流时,可出现暂时性青紫,此型又称为潜伏青紫型。

2. 右向左分流型(青紫型) 为先天性心脏病中最严重的一组。常见有法洛四联症、大动脉转位等。某些原因使右心压力增高并超过左心压力时,或由于心脏畸形的存在,使大量的静脉血流入体循环,出现持续性青紫,此型又称为青紫型。

3. 无分流型(无青紫型) 指心脏左、右两侧心腔或动、静脉之间无异常通路或分流,故无青紫表现,如肺动脉狭窄和主动脉狭窄等,此型又称为无青紫型。

二、临床常见的几型先天性心脏病

(一)室间隔缺损

室间隔缺损(ventricular septal defect,VSD)是最常见的先天性心脏病,约占我国先心病的 50%。室间隔缺损可单独存在,也可与其他心脏畸形并存(图 11-2)。缺损可发生在室间隔的任何部位,如膜部、流入道、流出道和肌部,但最常见于膜部。根据缺损的大小,可分为小型缺损(缺损直径 <0.5cm)、中型缺损(缺损直径为 0.5~1.5cm)及大型缺损(缺损直径 >1.5cm)三种类型。

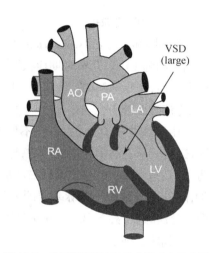

【病理生理】

由于左心室压力通常高于右心室,血液自左向右分流,一般不出现青紫。小型缺损分流量少,临床无症状。大型缺损者出现大量的左向右分流使肺循环血量增加,体循环血量减少,左心房和左心室因容量负荷过大而增大,出现容量性肺动脉高压,肺小动脉血管痉挛,中层和内膜层逐渐增厚,随着肺血管壁增厚,渐变为不可逆的梗阻性肺动脉高压。若肺动脉高压显著,左向右分流逆转为双向分流或右向左分流,出现持续青紫即艾森曼格综合征(Eisenmenger syndrom)。

【临床表现】

临床表现取决于缺损的类型及大小。小型缺损患儿可无症状,多在听诊时闻及胸骨左缘 3、4 肋间有响亮的全收缩期杂音。

图 11-2　室间隔缺损血液动力学改变示意图

中型缺损患儿由于体循环血量减少,影响生长发育,患儿多有消瘦、乏力、多汗和气短等,易反复出现肺部感染和心力衰竭,胸骨左缘 3、4 肋间可闻及粗糙收缩期杂音,向四周广泛传导,可触及收缩期震颤。大型缺损伴有肺动脉高压者,右心压力增高,肺动脉第二音亢进。常见的并发症为支气管炎、支气管肺炎、充血性心力衰竭、肺水肿及感染性心内膜炎。

【辅助检查】

1. X 线检查 小型缺损者无明显改变。中、大型缺损者为心影增大,左、右心室增大,以左心室增大为主,晚期以右心室增大为主,左心房也常增大。肺动脉段明显突出,搏动强烈,可见肺门"舞蹈",即透视下见肺动脉总干及分支随心脏搏动一明一暗。肺野明显充血,主动脉影较小。

2. 超声心动图 可显示缺损的部位、大小及分流量,了解肺动脉压。合并复杂畸形者需进一步进行心导管检查。

【治疗原则】

小型及中型缺损有自然关闭的可能,可随访至学龄前期,出现临床症状时应进行内科处理。中大型缺损及并发难以控制的充血性心力衰竭时,应及早行介入治疗或手术修补。若患儿出现艾森曼格综合征则错过手术机会。

男,2岁,因发现心脏杂音2年入院。G_1P_1,36周孕顺产,出生体重2.7kg,母孕龄42周岁,孕早期有感冒病史,未服药治疗,无射线接触史,无吸烟酗酒史。患儿出生后即发现心脏杂音,生后母乳喂养,有吃奶中断史,安静时无面色发绀,剧哭时可见唇周及面色发绀,平日多汗、气促,易感冒,无水肿、少尿及晕厥表现。查体:T36.9℃,P104次/分,R30次/分,$SpO_2$96%,体重8.6kg,身长79cm。反应可,面无青紫,肺部呼吸音稍粗,心前区稍隆起,心最大浊音界位于第五肋间左锁骨中线外约2cm处,心前区可扪及震颤,听诊心音有力,律齐,胸骨左缘3、4肋间可闻及Ⅲ~Ⅳ级全收缩期杂音,粗糙,向四周广泛传导,P_2亢进,肝肋下3cm,脾未及,双下肢无水肿。实验室检查:胸片提示心界扩大,肺动脉段稍隆起,肺野充血;心脏彩超示室间隔连续性中断(膜周部)。

思考:该患儿可能的临床诊断、存在的护理问题及相应的护理措施。

(二)房间隔缺损

房间隔缺损(atrial septal defect,ASD)是儿童时期常见的先天性心脏病,约占先天性心脏病的5%~10%。男女比例约为1:2。儿童时期症状较轻,部分患者到成年后才被发现。根据解剖病变的不同分为原发孔型、继发孔型、静脉窦型和冠状窦型。房间隔缺损可合并其他心血管畸形(图11-3)。

【病理生理】

由于缺损的存在,右心房不但接受由上、下腔静脉回流的血液,还接受从左心房分流的血液,导致右心舒张期负荷过重。右心房、右心室容量负荷过重而致右心房和右心室增大,肺循环血量增加,晚期可导致肺小动脉基层即内膜增厚,引起肺动脉高压,使左向右分流减少,甚至出现右向左分流。

【临床表现】

症状出现的早晚和轻重取决于缺损的大小。缺损小者终生可无症状,仅在体检时发现胸骨左缘2~3肋间有收缩期杂音。缺损较大或原发孔缺损者,表现为活动后心悸、气短、易疲乏、体形瘦长,部分患儿有咳嗽、反复呼吸道感染、声音嘶哑等。当哭闹、患肺炎或心力衰竭时,右心房压力可超过左心房,出现暂时性青紫。体检可见心前区隆起,胸骨左缘2~3肋间可闻及Ⅱ~Ⅲ级喷射样收缩期杂音,肺动脉区第二音增强或亢进,呈固定分裂。常见并发症为支气管炎或肺炎。

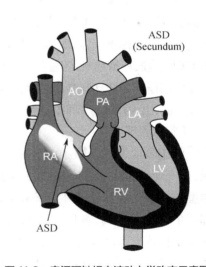

图11-3 房间隔缺损血液动力学改变示意图

【辅助检查】

1. X线检查 心脏轻至中度增大,心影略呈梨形,以右心房和右心室为主。肺动脉段突出,肺门血管影增粗,搏动强烈,呈肺门"舞蹈"征,主动脉影缩小。

2. 超声心动图 示右心房和右心室增大,并可显示缺损的位置、大小及分流方向,估计分流量的大小。

【治疗原则】

小于3mm的缺损多在3个月内自然闭合。若缺损大于8mm且分流量较大时,宜在3~5岁在体外循环下心内直视手术修补,亦可通过介入导管使用蘑菇伞等装置关闭缺损。

(三)动脉导管未闭

动脉导管出生后应自行关闭,若持续开放并产生病理生理改变,称动脉导管未闭(patent ductus arteriosus,

PDA），约占先天性心脏病的15%（图11-4）。未闭的动脉导管一般分为管型、漏斗型和窗型。

【病理生理】

由于主动脉的压力大于肺动脉，肺动脉接受来自右心室及主动脉两处的血液，肺循环血量增多，回流至左心房、左心室的血量增多，使左心室舒张期负荷过重，左心房、左心室扩大，室壁肥厚。由于主动脉的血液不断流入肺动脉，周围动脉舒张压下降而脉压增宽，出现周围血管征。当形成肺动脉高压，肺动脉压力大于主动脉时，产生肺动脉血液逆流入主动脉，患儿出现下半身青紫，左上肢轻度青紫，右上肢正常，称为差异性青紫（differential cyanosis）。

【临床表现】

临床表现取决于动脉导管的粗细。导管口径较细者可无症状，仅在体检时发现心脏杂音。导管粗大者分流量大，生长发育迟缓，患儿多消瘦、乏力、多汗，易合并呼吸道感染出现气急、咳嗽、心悸等。体检：胸骨左缘第2肋间可闻及粗糙响亮的连续性机器样杂音，占整个收缩期与舒张期，以收缩末期最响，向左锁骨下、颈部和肩部传导，可扪及震颤。肺动脉瓣第二音增强。由于动脉舒张压降低，脉压增宽，可出现毛细血管搏动、水冲脉及股动脉枪击音等周围血管征。有显著肺动脉高压时出现差异性青紫。常见并发症有充血性心力衰竭、心内膜炎及肺血管病变。

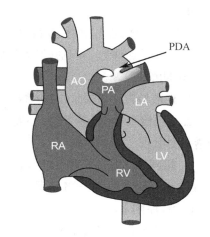

图11-4　动脉导管未闭血液动力学改变示意图

【辅助检查】

1. **X线检查**　分流量大者可显示左心室和左心房增大，肺动脉段突出，肺门血管影增粗。

2. **超声心动图**　可显示导管的位置和粗细。多普勒彩色血流显像可直接测定分流的方向和大小。

【治疗原则】

早产儿生后一周内可试用吲哚美辛或阿司匹林促使动脉导管关闭。学龄前期宜施行导管结扎术，亦可选择介入治疗，以弹簧、蘑菇伞等封堵器关闭动脉导管。

（四）法洛四联症

法洛四联症（tetralogy of Fallot，TOF）是一组先天性心血管的复合畸形，主要由肺动脉狭窄、室间隔缺损、主动脉骑跨、右心室肥厚四种畸形组成。其中右室流出道狭窄是最主要的病理生理变化，以漏斗部狭窄最常见。法洛四联症是存活婴儿中最常见的青紫型先天性心脏病，约占先天性心脏病的10%（图11-5）。

【病理生理】

法洛四联症血流动力学改变的关键在于肺动脉狭窄。由于肺动脉狭窄，血液进入肺循环受阻，右心室代偿性肥厚，右室压力增高，当超过左室压力时，产生逆向分流，静脉血进入体循环，出现青紫表现；右室流出道狭窄导致进入肺循环进行气体交换的血流量明显减少，加重青紫程度；此外，骑跨于左、右心室之上的主动脉直接接受了一部分来自右心室的静脉血，使青紫更为严重。

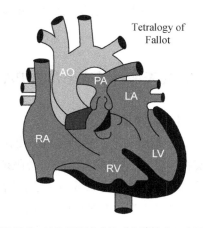

Tetralogy of Fallot

【临床表现】

1. **青紫**　为主要临床表现，青紫程度和出现的早晚与肺动脉狭窄程度有关。多见于口唇、指（趾）甲床、耳垂、鼻尖、球结合膜等毛细血管丰富的部位。

2. **蹲踞**　患儿常于行走、游戏时主动下蹲。蹲踞时下肢屈曲，血管受压，体循环阻力增加，使右向左分流量减少；同时，下肢屈曲

图11-5　法洛四联症血液动力学改变示意图

时静脉回心血量减少,减轻了心脏负担,从而暂时缓解缺氧症状。

3. **阵发性缺氧发作** 多见于婴儿,常在吃奶、哭闹、情绪激动或大便时发生。表现为阵发性呼吸困难、烦躁、青紫加重,重症可突然昏厥、抽搐甚至死亡。其原因是在肺动脉漏斗部狭窄的基础上,突然发生此处肌部痉挛,引起一过性肺动脉梗阻,导致脑缺氧加重。年长儿常诉头痛、头晕。

4. **杵状指(趾)** 由于长期缺氧,指、趾端毛细血管扩张增生,局部软组织和骨组织增生肥大,指(趾)端膨大如鼓槌状。

体检可见多数患儿生长发育落后,胸骨左缘 2~4 肋间可闻及 II ~ III级喷射性收缩期杂音。肺动脉瓣区第二心音减弱或消失。常见并发症为脑栓塞、脑脓肿、感染性心内膜炎等。

【辅助检查】

1. **血液检查** 周围血红细胞数、血红蛋白量和血细胞比容增高。

2. **X线检查** 右心室肥厚,心尖圆钝上翘,肺动脉凹陷,呈"靴形"。肺门血管影缩小,两侧肺纹理减少,肺透亮度增强。

3. **超声心动图** 可直接显示主动脉骑跨的程度、肺动脉及右室流出道狭窄和室间隔缺损的情况。多普勒彩色血流显像可见分流情况。必要时可行心导管检查和心血管造影。

【治疗原则】

1. **手术治疗** 轻者于 5~9 岁行一期根治术,重者应早期行根治术。年龄过小或重症患儿可先行姑息分流术,待一般情况改善后再做根治术。

2. **内科治疗** 及时治疗呼吸道感染,有效防治感染性心内膜炎,保证水分入量,预防并发症的发生。

3. **缺氧发作的处理** 立即置患儿于膝胸卧位,轻症者可自行缓解;重者应立即吸氧,予去甲肾上腺素(新福林)每次 0.05mg/kg 或普萘洛尔(心得安)每次 0.1mg/kg 静脉推注,必要时皮下注射吗啡 0.1~0.2mg/kg,予 5% 碳酸氢钠 1.5~5.0mg/kg 纠正酸中毒。

案例 11-2

男,6岁,因口唇、甲床青紫6年来院就诊。患儿出生后不久就出现口唇、甲床发绀,哭吵时加重,随年龄增长,体格发育落后于同龄儿童,口唇甲床青紫加重,并出现杵状指、趾,活动或劳累后明显,有蹲踞现象。查体:T15.2kg,P113 次 / 分,SpO$_2$79%,呼吸规则,心前区胸骨左缘 3~4 肋间闻及 II ~ III 级收缩期杂音。实验室检查:RBC6.78×10^{12}/L,Hb158g/L,HCT59%;心电图示右心室高电压,胸片示肺野清晰,"靴形心";心脏彩色多普勒示室间隔高位回声中断,断口大小 18mm,主动脉增宽,骑跨于室间隔上,骑跨度 50%,右室流出道狭窄,壁束及膈束明显增厚,肺动脉瓣反射增粗,开放受限。

思考:该患儿可能的临床诊断、存在的护理问题及相应的护理措施。

三、先天性心脏病患儿的护理

【护理评估】

1. **健康史** 了解母亲妊娠史,孕早期有无病毒感染史、放射线接触史或用药史,孕母是否患有代谢性疾病。患儿出生时有无缺氧、心脏杂音,出生后各阶段的生长发育状况及是否有喂养困难、哭声嘶哑、易气促、咳嗽、潜伏性青紫或持续性青紫,青紫的程度及与活动的关系,有无蹲踞现象或突发性晕厥,是否常患急呼吸道感染或出现心功能不全等。

2. **身体评估** 检查患儿是否有体格发育落后、皮肤发绀、眼结合膜充血、杵状指(趾),脉搏增快,呼吸急促、鼻翼扇动和三凹征等。了解并分析 X 线、心电图、超声心动图、心导管、血液检查等结果的临床意义。

3. **心理社会状况** 患儿住院后处于陌生环境、检查治疗过程中的危险状况、难以预测的预后以及高额的医疗费用对家庭经济造成的压力,往往使患儿及家长产生紧张、焦虑和恐惧的心理反应。

【常见护理诊断／问题】

1. 活动无耐力 与心排出量减少、氧的供给不足有关。

2. 营养失调:低于机体需要量 与喂养困难有关。

3. 有感染的危险 与肺充血有关。

4. 潜在并发症:心力衰竭、脑栓塞、感染性心内膜炎。

5. 焦虑 与疾病的困扰和担忧手术有关。

【护理目标】

1. 患儿能掌握限制活动量的方法,使活动耐力逐渐增加。

2. 患儿营养状况改善,体重逐渐恢复正常。

3. 患儿及家长能描述引起感染的危险因素,患儿住院期间不发生感染。表现为体温、血白细胞计数保持正常。

4. 患儿住院期间不发生并发症。

5. 患儿及家长能获得先天性心脏病的有关知识及护理人员的心理支持。

【护理措施】

1. **合理安排休息与活动** 根据病情制定合理的生活制度,保证睡眠、休息。治疗和护理集中进行。患儿应在医护人员和家长的监护下活动,重症患儿应卧床休息。法洛四联症患儿在走路或游戏时出现蹲踞现象,切勿强行拉起,应让患儿自然起立。

2. **合理营养** 供给高蛋白、高维生素、易消化的食物,少量多餐。耐心喂养,可在喂乳前吸氧,斜抱位间歇喂乳,可将乳头孔加大或用滴管滴入。并发心力衰竭时应无盐或低盐饮食。

3. **预防感染** 保持病室空气新鲜,温湿度适宜。避免到公共场所、人群集中的地方。根据气温变化及时增减衣服。注意保护性隔离,避免交叉感染。在接受小手术(如拔牙、扁桃体切除术)时,应遵医嘱给予抗生素。一旦发生感染应积极治疗。做好口腔护理,注意观察患儿口腔黏膜有无溃疡与充血。

4. **密切观察病情,防止并发症发生**

(1) 预防心力衰竭:患儿应注意少量多餐,避免剧烈哭闹和过度激动,严格控制输液速度和量。如出现心率增快、节律改变,面色苍白、烦躁不安、呼吸困难、水肿,立即置患儿于半卧位,给予吸氧,遵医嘱给予强心剂、利尿剂。

(2) 预防脑血栓:法洛四联症患儿血液黏稠度高,易形成血栓及凝血障碍,尤其是发热、出汗、吐泻的患儿,应注意增加液体入量。

5. **心理护理** 对患儿关心爱护、态度和蔼,充分理解家长及患儿对检查、治疗、预后的担忧,评估其焦虑的因素,有针对性的进行健康宣教。

6. **健康教育** 向家长介绍本病的病因、预防措施、预后和手术问题,使家长了解本病的诊疗计划、检查过程。指导家长合理安排患儿的饮食、生活,注意保护性隔离,积极预防感染。定期复查,必要时择期手术。

【护理评价】

1. 患儿活动耐力是否得到改善。

2. 患儿营养状况逐渐好转,体重增加。

3. 患儿及家长能否掌握本病的相关知识。

4. 患儿是否发生并发症。

5. 焦虑或恐惧情绪是否消除。

第三节　病毒性心肌炎

病毒性心肌炎(viral myocarditis)是病毒侵犯心脏所致,引起心肌细胞变性或坏死,可伴有心包炎和心内膜炎,症状轻重不一,多数预后良好,重症可发生心力衰竭、心源性休克,甚至猝死。

【病因及发病机制】

多种病毒可引起心肌炎,常见的有柯萨奇病毒(B组和A组)、埃可病毒、脊髓灰质炎病毒、腺病毒、乙型肝炎病毒、流感和副流感病毒、麻疹病毒、单纯疱疹病毒及流行性腮腺炎病毒等。其发病机制尚未完全清楚,一般认为是病毒直接损害心肌细胞和病毒感染后引起自身免疫反应所致。

【临床表现】

临床表现轻重不一。轻症患儿一般无明显症状。重者可发生心力衰竭或心源性休克。典型病例起病前1~3周可有呼吸道或胃肠道等前驱感染史,常诉心前区不适、胸闷、心悸、头晕、乏力、腹痛、肌痛、多汗等。体检可有烦躁不安、面色苍白;心脏轻度扩大、心动过速、心律失常、第一心音低钝及奔马律,一般无明显器质性杂音,伴心包炎者可听到心包摩擦音,心界正常或扩大。

【辅助检查】

1. **心肌损害的血生化指标**

(1) 血清心肌酶谱测定:病程早期血清磷酸激酶(CPK)、肌酸激酶(CK)及其同工酶(CK-MB)、乳酸脱氢酶(LDH)、血清谷草转氨酶(SGOT)均升高。

(2) 心肌肌钙蛋白(cTnT或cTnI):对心肌炎诊断具有较高特异性。

2. **心电图**　可见各种严重心律失常。亦可见QRS波群低电压,ST段偏移,T波低平、双向或倒置,QT间期延长。

3. **X线检查**　轻症心影正常。合并心包积液、心力衰竭或反复迁延不愈者心脏搏动减弱,心影增大。心功能不全时双肺呈淤血表现。

4. **病原学检查**　可取咽拭子、血液、心包液、粪便分离病毒,但需结合血清抗体测定。

【治疗原则】

本病为自限性疾病,目前尚无特殊治疗。主要是减轻心脏负荷、减少氧耗,改善心肌代谢及心功能,促进心肌修复。

1. **休息**　可减轻心脏负荷,急性期应卧床休息。

2. **改善心肌营养**　能量合剂、1,6-二磷酸果糖(FDP)、大剂量维生素C改善心肌细胞代谢;辅酶Q_{10}保护心肌、清除自由基;常规治疗基础上加用生脉饮、丹参或黄芪等中药治疗。

3. **大剂量丙种球蛋白**　重症患儿单剂24小时静脉缓慢滴入,剂量为2g/kg。

4. **肾上腺糖皮质激素**　可用于重症病例,禁用于病程早期及轻症患儿,具有改善心肌细胞功能、减轻心肌炎性反应及抗休克的作用。

5. **并发症治疗**　积极控制心力衰竭及心源性休克。

【常见护理诊断／问题】

1. 活动无耐力　与心肌收缩力下降,组织供氧不足有关。

2. 潜在并发症:心律失常、心力衰竭、心源性休克。

3. 焦虑　与病程较长、休学后担心课业落后有关。

【护理措施】

1. 休息 急性期卧床休息至体温正常后 3~4 周,病情缓解后逐渐增加活动量,总休息时间不少于 6 个月;半年至一年后可恢复全日学习。重症患儿有心脏扩大、心力衰竭者,应延长卧床时间,待心衰控制、心脏情况好转后逐渐开始活动。

2. 密切观察病情,防止并发症发生

(1) 心律失常:密切观察并记录精神状态、面色、心率、心律,呼吸、体温及血压的变化。对严重心律失常患儿应持续心电监护,如出现多源性期前收缩、频发室性期前收缩、完全性房室传导阻滞、心动过速、心动过缓时应立即报告医生并采取紧急处理措施。

(2) 心力衰竭:胸闷、气促、心悸者应立即休息,必要时吸氧。烦躁不安者遵医嘱给予镇静剂。心力衰竭者置半卧位,尽量保持其安静,静脉给药时注意控制速度和量,以免加重心脏负荷。应用洋地黄类药物时应严格掌握剂量、密切观察并记录心律、心率,并注意有无出现药物毒副作用(见本章第四节)。

(3) 心源性休克:使用血管活性药物时,应使用输液泵准确控制滴速,以免血压波动过大。

3. 心理护理及健康教育 对患儿及家长介绍本病的治疗原则及预后,缓解焦虑及恐惧;强调休息的重要性;带抗心律失常药物出院时,应告知药物名称、剂量、用药时间及副作用;告知出院后定期门诊复查的时间。

第四节 充血性心力衰竭

充血性心力衰竭(congestive heart failure,CHF)简称心衰,是指心肌收缩或舒张功能下降,使心排血量不能满足机体组织代谢需要的病理状态。心力衰竭是儿童时期常见的危重症之一。

【病因】

1. 心源性 婴儿时期以先天性心脏病引起者最常见。儿童时期以风湿性心脏病较常见。其他如心肌炎、心包炎、心内膜弹力纤维增生症、肥厚性心肌病等亦为重要原因。

2. 肺源性 婴幼儿时期常见支气管肺炎、毛细支气管炎,儿童时期常见于哮喘持续状态。

3. 肾源性 急性肾小球肾炎所致的急性期严重循环充血。

4. 其他 克山病、重度贫血、甲状腺功能亢进、维生素 B_1 缺乏、电解质紊乱和缺氧等均可引起心衰。

【病理生理】

当心肌发生病变或心脏长期负荷过重,使心肌收缩功能减退。早期可通过心率加快、心肌肥厚及心脏扩大进行代偿,以调整心排血量来满足机体需要,此阶段无临床症状,为心功能代偿期。当心功能进一步减退,以上代偿机制不能维持足够的心排血量时,即出现静脉回流受阻、组织间液过多、脏器淤血等,发展为充血性心力衰竭。主要表现为心排血量不足,体循环和肺循环淤血。

【临床表现】

婴幼儿心力衰竭的临床症状为喂养困难、哭声低弱、烦躁多汗、呼吸浅快、面色苍白和发绀等。体检心率增快、呼吸表浅、颈静脉怒张、肝大、肝颈反流试验阳性,心脏听诊可闻及心音低钝和奔马律。

年长儿心力衰竭症状与成人相似,气促为左心功能不全的主要表现。早期活动后气促,重症者有端坐呼吸,肺底部可闻及湿啰音。如治疗不及时可引起急性肺水肿,表现为咳大量粉红色泡沫痰、呼吸极度困难、发绀、皮肤湿冷、极度烦躁等。肝大及水肿为右心功能不全的主要表现,如伴肝区疼痛、颈静脉怒张为急性右心功能不全,如肝质地变硬为慢性右心功能不全,若同时存在腹水,提示已发生心源性肝硬化。

【诊断】

心力衰竭的临床诊断依据:①安静时心率增快,婴儿 >180 次 / 分,幼儿 >160 次 / 分,不能用发热或缺氧解释者;②呼吸困难,发绀突然加重,安静时呼吸 >60 次 / 分;③肝肿大超过肋下 3cm 以上,或肝在短时间内较前增大,不能以横膈下移等原因解释者;④心音明显低钝或出现奔马律;⑤突然烦躁不安,面色苍白或发灰,不能以原有疾病解释者;⑥尿少和下肢水肿,除外其他原因造成者。上述前 4 项为主要临床诊断依据,也可根据其他表现及 1~2 项辅助检查综合分析。

【辅助检查】

1. **胸部 X 线检查**　心影呈普遍性扩大,搏动减弱,肺纹理增多,肺门或肺门附近阴影增加,肺部淤血。

2. **心电图检查**　有助于病因诊断及指导洋地黄类药物的应用。

3. **超声心动图检查**　心室和心房扩大,心室收缩时间延长,射血分数降低。

【治疗原则】

主要是去除病因,治疗原发病,增强心功能,纠正水钠潴留。

1. **一般治疗**　保证充分的休息和睡眠,尽可能避免患儿烦躁、哭闹,必要时可应用镇静剂。气促、呼吸困难者给予吸氧。适当限制水和钠的摄入。

2. **应用洋地黄制剂**　洋地黄能增强心肌收缩力、减慢心率,增加心搏出量,改善心功能。临床多采用首先达到洋地黄化的方法,再根据病情需要继续使用维持量。小儿常用剂量及用法见表 11-1。

表 11-1　常用洋地黄类药物的临床应用

洋地黄制剂	给药途径	洋地黄化总量(mg/kg)	每日平均维持量	起效时间	效力最大时间	中毒作用消失时间	效力完全消失时间
地高辛	口服	<2 岁 0.05~0.06 >2 岁 0.03~0.05 (总量不超过 1.5mg)	1/5 洋地黄化量,分 2 次	2h	4~8h	1~2 天	4~7 天
	静脉	口服量的 1/2~2/3		10min	1~2h		
毛花苷 C(西地兰)	静脉	<2 岁 0.03~0.04 >2 岁 0.02~0.03		15~30min	1~2h	1 天	2~4 天

3. **应用利尿剂**　当使用洋地黄制剂而心力衰竭仍未能完全控制或伴有明显水肿者,宜加用利尿剂。对急性心衰或肺水肿者可选用呋塞米等快速强力利尿剂;慢性心力衰竭一般联合应用噻嗪类和保钾利尿剂,如氢氯噻嗪(双氢克尿噻)和螺内酯(安体舒通)。

4. **应用血管扩张剂**　常用药物有卡托普利(巯甲丙脯酸)、硝普钠及酚妥拉明。

【常见护理诊断 / 问题】

1. **心输出量减少**　与心肌收缩力降低有关。

2. **体液过多**　与心功能损害,循环淤血有关。

3. **气体交换受损**　与肺循环淤血有关。

4. **潜在并发症:**药物副作用。

5. **焦虑**　与病情危重及住院环境改变有关。

【护理措施】

1. **恢复心排血量**

(1) **休息:**患儿宜安排在单间病房,避免不良刺激,各项操作集中进行,避免患儿烦躁、哭闹,必要时应用镇静剂。患儿宜取半卧位或坐位,双腿下垂,小婴儿取 15°~30° 斜坡卧位。保持大便通畅,鼓励患儿进食粗纤维食物,必要时用开塞露通便。协助翻身,将玩具或常用物品放在患儿伸手可取处。

(2) 遵医嘱正确使用强心、利尿及扩血管的药物:观察用药后的反应,及时评估药物疗效,准确记录 24 小时出入量。

（3）密切观察病情变化：定时测量呼吸、血压、脉搏，注意心律及心率的变化，必要时进行心电监护，发现病情变化及时联系医生。

2. 控制水钠摄入 一般应低盐饮食，每日钠盐摄入 0.5~1g，重症者应无盐饮食。严重水肿患儿每日液体入量宜控制在 75ml/kg 以下，输液速度宜慢，以每小时 5ml/kg 为宜。

3. 维持有效呼吸 有发绀、呼吸困难者及时吸氧。急性肺水肿患儿应乙醇湿化给氧，每次 10~20 分钟，间隔 15~30 分钟，可重复 1~2 次。

4. 用药护理

（1）应用洋地黄类药物的护理：此类药物治疗量与中毒量接近，易发生中毒，应注意预防。

1）用药前：评估患儿心、肾功能，是否使用利尿剂，有无电解质紊乱。儿童用药量少，应保证剂量的精确性，如注射用药量少于 0.5ml 时，应用生理盐水稀释后用 1ml 注射器抽取。每次用药前须测量脉搏 1 分钟，若发现脉率减慢（新生儿 <120 次 / 分、婴儿 <100 次 / 分、幼儿 <80 次 / 分、学龄儿 <60 次 / 分），应暂停用药，及时联系医生。若心电监护记录显示 PR 间期较用药前延长 50% 或出现室性期前收缩等，应立即停药。

2）用药时：静脉注射速度要慢（>5 分钟），密切监测患儿脉搏变化。强心苷类药物不能与其他药物混合注射。口服药应单独服用，仔细喂服，年长儿应确保其全部吞下后方可离开。若患儿服药后呕吐，应联系医生决定是否补服或经其他途径给药。

3）用药后：用药后 1~2 小时监测心率及心律，注意心力衰竭表现是否改善，配合医生调整用药计划。

4）用药期间：注意观察药物毒性反应，一旦发现，应立即停用洋地黄制剂，并与医生联系及时采取处理措施。儿童洋地黄中毒最常见的表现是心律失常，如房室传导阻滞、期前收缩、阵发性心动过速、心动过缓；其次是消化道反应，如食欲缺乏、恶心、呕吐。神经系统反应如嗜睡、头晕、黄绿视等则较少见。钙剂与洋地黄制剂有协同作用，应避免同时使用。

（2）应用利尿剂的护理：掌握用药时间，尽量在清晨或上午给药，以免夜间尿量过多而影响睡眠休息。观察水肿的变化，每日测体重，详细记录出入量，长期应用利尿剂者需注意心音、心律及电解质的变化，如患儿出现四肢无力、腹胀、心音低钝、心律失常等提示患儿出现低钾血症，应立即通知医生并采取相应处理。服药期间鼓励患儿进食含钾丰富的食物或遵医嘱补充氯化钾。

（3）应用血管扩张剂的护理：硝普钠的使用和保存均应避光，药液应新鲜配制，放置 4 小时后不可再用，变色的溶液应废弃。用药期间应密切观察心率和血压的变化，同时避免药液外渗。用药过程中密切监测心率和血压的变化，随时调节输液速度，避免血压过度下降。

5. 心理护理 积极与患儿及家长沟通，给予心理支持，患儿应有家长陪伴，避免哭闹和情绪激动。

6. 健康教育 用通俗易懂的语言向患儿和家长介绍心力衰竭的有关知识、诱发因素及防治措施，指导家长根据不同病情制定适当的休息、饮食及生活制度，教会年长儿自我监测脉搏的方法，使家长了解所用药物的名称、剂量、给药时间、方法及常见副作用。指导家长做好预防，说明心力衰竭常见的诱因为感染、劳累及情绪激动等，要避免诱因的作用。

（崔　洁）

先天性心脏病分为左向右分流型(室间隔缺损、房间隔缺损、动脉导管未闭)、右向左分流型(法洛四联症)和无分流型(主动脉狭窄、肺动脉狭窄)三类。左向右分流型先心病的主要临床表现为乏力,活动后气促,生长发育落后,易发生肺部感染,晚期肺动脉高压时出现持续青紫即艾森曼格综合征。右向左分流型先心病主要表现为青紫、蹲踞、缺氧发作、杵状指(趾),易并发脑血栓,当出现发热或腹泻时应注意积极补液。先天性心脏病的护理措施包括建立合理的生活制度,合理供给营养,预防感染,严格控制静脉输液的速度和量,密切观察病情、预防并发症。病毒性心肌炎患儿应强调充分休息的重要性,减少氧耗,减轻心脏负荷,并加强病情观察。充血性心力衰竭患儿的护理重点是严密观察病情变化,遵医嘱正确使用洋地黄药物并注意观察其毒副作用。

1. 法洛四联症患儿一旦发生缺氧发作应如何处理?

2. 婴幼儿心衰的临床诊断依据有哪些?

3. 应用洋地黄类药物的护理措施包括哪些?

第十二章　泌尿系统疾病患儿的护理

12

学习目标	
掌握	急性肾小球肾炎、肾病综合征、泌尿道感染、急性肾衰竭的临床表现、常见护理诊断及护理措施。
熟悉	泌尿系统疾病的治疗原则。
了解	小儿泌尿系统解剖生理特点,了解泌尿系统疾病的病因及发病机制。

第一节　儿童泌尿系统解剖生理特点

（一）解剖特点

1. **肾脏**　儿童年龄越小,肾脏相对越大。婴儿期肾脏的位置较低,其下极可低于髂嵴以下第 4 腰椎水平,2 岁后才达到髂嵴以上。故 2 岁以内健康儿童腹部触诊容易扪及肾脏。

2. **输尿管**　婴幼儿输尿管长而弯曲,管壁肌肉及弹力纤维发育不良,容易扩张受压及扭曲而导致梗阻,造成尿潴留而引起泌尿道感染。

3. **膀胱**　婴儿膀胱位置比年长儿高,尿液充盈后其顶部常在耻骨联合以上,腹部触诊易扪及膀胱,以后随着年龄的增长,逐渐下降至盆腔内。

4. **尿道**　新生女婴尿道长 1cm(性成熟期 3~5cm),外口暴露,接近肛门,易受粪便污染而发生上行感染;男婴尿道较长,常有包茎和包皮过长,污垢积聚时可导致上行性细菌感染。

（二）生理特点

新生儿出生时肾单位数量已达到成人水平,但其储备能力尚不充足,调节能力较弱。一般到 1~2 岁时才接近成人水平。新生儿出生时肾小球滤过率较低,早产儿更低,故此期不能有效的排出过量的水分和溶质。新生儿及幼婴儿肾小管的浓缩和稀释功能不足,容易发生钠潴留和水肿。

（三）排尿及尿液特点

1. **排尿次数**　93% 的新生儿在出生后 24 小时内开始排尿,99% 在 48 小时内排尿。出生后最初几天内因摄入量减少,每日排尿仅 4~5 次;1 周后因代谢旺盛,入量增加而膀胱容量小,排尿次数增至 20~25 次;1 岁时排尿每日 15~16 次,至学龄前和学龄期每日 6~7 次。

2. **控制排尿**　正常的排尿机制在婴儿期由脊髓反射完成,以后由脑干 - 大脑皮层控制。一般 3 岁左右儿童已能控制排尿。1.5~3 岁儿童主要通过控制尿道外括约肌和会阴肌来控制排尿。若 3 岁后仍保留这种排尿机制,不能控制膀胱逼尿肌收缩,常表现为白天尿频、尿急、尿失禁和夜间遗尿,称为不稳定膀胱。

3. **每日尿量**　儿童尿量的个体差异较大,新生儿正常尿量一般为每小时 1~3ml/kg;若新生儿尿量每小时 <1.0ml/kg 为少尿,每小时 <0.5ml/kg 为无尿。学龄儿童每日排尿量少于 400ml,学龄前儿童少于 300ml,婴幼儿少于 200ml 时为少尿;每日尿量少于 50ml 为无尿。不同年龄阶段儿童正常尿量标准见表 12-1。

表 12-1　不同年龄段儿童正常尿量标准

年龄	正常尿量（ml/d）	年龄	正常尿量（ml/d）
~2 天	30~60	~5 岁	600~700
3~10 天	100~300	~8 岁	600~1000
~2 个月	250~400	~14 岁	800~1400
~1 岁	400~500	>14 岁	1000~1600
~3 岁	500~600		

4. **儿童尿液的性质**

(1) 尿色:正常婴幼儿的尿色淡黄透明,但在寒冷季节放置后可有盐类结晶析出,变混浊,尿酸盐加热后,磷酸盐加酸后可溶解,尿色变清,可与浓尿或乳糜尿鉴别。

(2) 酸碱度:出生后最初几天因为尿液内含尿酸盐多而呈强酸性,pH 多为 5~7。

(3) 尿渗透压和尿比重:新生儿尿渗透压平均为 240mmol/L,尿比重为 1.006~1.008,随年龄增长而逐渐增高;婴儿尿渗透压为 50~600mmol/L,1 岁后接近成人水平;儿童为 500~800mmol/L,尿比重范围为 1.003~1.030,通常为 1.011~1.025。

(4) 尿蛋白:正常儿童尿中含有微量蛋白,定性试验阴性,随意尿的尿蛋白（mg/dl）/ 尿肌酐（mg/dl）

≤0.2。

(5) 尿细胞和尿管型：正常新鲜离心尿沉渣镜下红细胞 <3 个 /HP，白细胞 <5 个 /HP，偶见透明管型。12 小时尿细胞计数（Addis count）：红细胞 <50 万、白细胞 <100 万、管型 <5000 个为正常。

第二节　急性肾小球肾炎

急性肾小球肾炎（acute glomerulonephritis，AGN）简称急性肾炎，是指一组病因不一，临床表现为急性起病，多有前期感染，以血尿为主，伴不同程度蛋白尿，可有水肿、高血压或肾功能不全等特点的肾小球疾病。多见于儿童和青少年，以 5~14 岁多见，小于 2 岁少见，男女之比为 2∶1。急性肾炎可分为急性链球菌感染后肾小球肾炎和非链球菌感染后肾小球肾炎。本节描述的急性肾炎主要是指前者。

【病因与发病机制】

本病多是链球菌中的"致肾炎菌株"感染后引起的免疫复合物性肾炎，其他细菌如金黄色葡萄球菌、肺炎链球菌和革兰氏阴性杆菌等也可致病。流感病毒、腮腺炎病毒、乙型肝炎病毒、柯萨奇病毒和埃柯病毒、肺炎支原体、真菌、钩端螺旋体、立克次体和疟原虫等感染也可导致急性肾炎。A 组 β 溶血性链球菌感染后导致肾炎的发病机制是机体对链球菌的某些抗原成分产生抗体，抗原抗体结合形成循环免疫复合物，此种循环免疫复合物不易被吞噬清除，沉积于肾小球基底膜上并激活补体系统，引起免疫和炎症反应，使基底膜损伤，致血液成分漏出毛细血管，从而尿中出现蛋白、红细胞、白细胞和各种管型。与此同时，细胞因子等又能刺激肾小球内皮和系膜细胞肿胀、增生，严重时可有新月体形成，毛细血管管腔闭塞，使肾小球滤过率降低，出现少尿、无尿，严重者可发生急性肾衰竭。因滤过率降低，水钠潴留，细胞外液和血容量增多，临床上出现不同程度的水肿、循环充血和高血压，严重者可出现高血压脑病。

【临床表现】

急性肾炎临床表现轻重悬殊，轻者全无临床症状，仅见镜下血尿，重者可呈急进性过程，短期内出现肾功能不全。

1. 前驱感染　发病前多有呼吸道或皮肤前驱感染史，以咽扁桃体炎常见。咽炎为诱因者见于病前6~12 天（平均 10 天）。皮肤感染见于病前 14~28 天（平均 20 天）。

2. 典型表现　起病时可有全身不适、食欲不振、疲倦、乏力、头晕、头痛、低热、咳嗽、气急、恶心、呕吐、腹痛及鼻出血等呼吸道或皮肤感染病灶。主要表现有：

(1) 水肿：70% 的病例有水肿，为最常见和最早出现的症状。初期多为眼睑及颜面部水肿，渐波及躯干、四肢，重者遍及全身，呈非凹陷性。

(2) 血尿：50%~70% 的病例有肉眼血尿，一般 1~2 周后转为镜下血尿。

(3) 蛋白尿：程度不等。20% 可达肾病水平。

(4) 高血压：30%~80% 的病例有血压增高。

(5) 尿量减少：肉眼血尿严重者可伴有尿量减少。

3. 严重表现　少数患儿在疾病早期（2 周之内）可出现下列严重症状。

(1) 严重循环充血：常发生在起病 1 周内，由于水钠潴留、血浆容量增加而出现循环充血。当肾炎患儿出现呼吸急促和肺部有湿啰音时，应警惕循环充血的可能性，严重者可出现呼吸困难、端坐呼吸、颈静脉怒张、频咳、咳粉红色泡沫痰、两肺布满湿啰音、心脏扩大，甚至出现奔马律、肝脏肿大而硬、水肿加剧。少数可突然发生病情急剧恶化。

(2) 高血压脑病：由于脑血管痉挛，导致缺血、缺氧、血管渗透性增高而发生脑水肿。常发生在疾病早期，血压突然上升之后，一般在（150~160）/（100~110）mmHg 以上，年长儿会主诉剧烈头痛、呕吐、复视或一过性失明,严重者突然出现惊厥、昏迷。

(3) 急性肾功能不全:常发生于疾病初期,出现尿少、尿闭等症状,引起暂时性氮质血症、电解质紊乱和代谢性酸中毒,一般持续 3~5 天。

4. 非典型表现

(1) 无症状性急性肾炎:患儿仅有镜下血尿而无其他临床表现。

(2) 肾外症状性急性肾炎:部分患儿水肿、高血压明显,甚至有严重循环充血及高血压脑病,此时尿改变轻微或尿常规检查正常,但有链球菌前期感染和血 C_3 水平明显降低。

(3) 以肾病综合征表现的急性肾炎:少数患儿以急性肾炎起病,但水肿和蛋白尿突出,伴有轻度高胆固醇血症和低蛋白血症,临床表现似肾病综合征。

【辅助检查】

1. 尿液检查 尿蛋白 +~+++,镜下除见多少不等的红细胞外,可见透明、颗粒或红细胞管型。

2. 血液检查

(1) 血常规:白细胞数正常或轻度升高。

(2) 血沉:增快,1~3 个月恢复正常。血沉与疾病的活动性有关,与疾病的轻重无关。

(3) 血清抗链球菌抗体(如抗链球菌溶血素"O"、抗透明质酸酶、抗脱氧核糖核酸酶)升高,提示近期链球菌感染,是诊断链球菌感染后肾炎的依据。

(4) 血清总补体和 C_3 在病程早期下降,多于起病后 6~8 周恢复正常。

(5) 肾功能检查:血肌酐、尿素氮可升高,内生肌酐清除率降低。

3. 肾穿刺活检 对可能为急进性肾炎或临床、实验室检查不典型或病情迁延者进行肾穿刺活体组织检查以确定诊断。

理论与实践

肾穿刺具体操作步骤

患者排尿后俯卧位于检查台上,腹部垫一直径 10~15cm,长 50cm,宽 6cm 的枕头,将肾推向背侧固定,双臂前伸,头偏向一侧。一般选右肾下极为穿刺点,以穿刺点为中心,消毒背部皮肤,铺无菌巾。无菌 B 超穿刺探头成像,用 1%~2% 利多卡因局部麻醉。取 10cm 长心内注射针,垂直从穿刺点刺入肾囊,注入少量局麻药物。观察肾脏上下极随呼吸移动情况,当肾脏下极移到穿刺最佳位置时,令患儿屏气,立即快速将穿刺针刺入肾脏内 2~3cm,拔出穿刺针,嘱患儿正常呼吸。检查是否取到肾组织,并测量其长度,在解剖镜下观察有 5 个以上肾小球后,送光镜、电镜、免疫荧光。如无肾组织,可重复以上步骤。一般 2~3 次为宜。

术后:嘱患者平卧 24 小时,多饮水,密切观察血压、脉搏及尿色变化情况。有肉眼血尿者应延长卧床时间。

【治疗原则】

本病无特异疗法。主要是对症处理,清除残留感染灶,加强护理,防止并发症,保护肾功能。

1. 休息 严格制定休息制度,急性期需卧床 2~3 周,直到肉眼血尿消失,水肿消退,血压正常,即可下床轻微活动。血沉正常可上学,但应避免重体力活动。

2. 饮食 低盐饮食,以 <60mg/(kg·d) 为宜,严重水肿或高血压者需无盐饮食。水分一般不限。有氮质血症者应限蛋白,可给优质动物蛋白 0.5g/(kg·d)

3. 抗感染 有感染灶时用青霉素 10~14 天。避免使用肾毒性药物。

4. 对症治疗

（1）利尿：经控制水盐入量仍有明显水肿、少尿者可给予氢氯噻嗪口服。尿量增多时可用螺内酯口服。无效时需用呋塞米，注射剂量每次 1~2mg/kg，每天 1~2 次，静脉注射剂量过大时可有一过性耳聋。

（2）降压：经休息、控制水盐摄入、利尿处理血压仍持续升高者，应给予降压药物，首选硝苯地平、卡托普利。

5. 高血压脑病　首选硝普钠，5~20mg 加入 5% 葡萄糖液 100ml 中，以 1μg/（kg·min）的速度静脉滴注。此药滴入后即起降压效果，应严密监测血压，随时调节滴速，但最快不得超过 8μg/（kg·min）。滴注时应使用专用避光注射器、输液管等，以免药物遇光分解。

6. 严重循环充血　应严格限制水、钠入量和用强利尿剂（如呋塞米）促进液体排出；如已发生肺水肿则可用硝普钠扩张血管降压；对难治病例可采用腹膜透析或血液滤过治疗。

7. 急性肾功能衰竭　主要的治疗是使患儿能度过少尿期（肾衰期），使少尿引起的内环境紊乱减少至最低程度。具体措施有及时处理水肿、高钾血症和低钠血症等危及生命的水、电解质紊乱，必要时采用透析治疗。

【护理评估】

1. 健康史　询问患儿血压情况及病前 1~4 周有无上呼吸道或皮肤感染史；了解患儿目前有无发热、乏力、头痛、呕吐及食欲下降等全身症状；了解患儿水肿开始时间、持续时间、发生部位、发展顺序及程度；了解患儿 24 小时排尿次数、尿量及尿色；询问目前药物治疗情况，用药的种类、剂量、疗效及副作用等。

2. 身体状况　重点评估患儿目前的体征，包括一般状态，如神志、体位、呼吸、脉搏、血压及体重等。检查水肿的部位、程度及指压迹，有无颈静脉怒张及肝大，肺部有无啰音，心率是否增快及有无奔马律等。

3. 心理 - 社会状况　了解患儿及家长的心态及对本病的认识程度。患儿多为年长儿，心理压力来源较多，除因疾病和治疗对活动及饮食严格限制的压力外，还有来自家庭和社会的压力，如中断了日常与同伴的玩耍或不能上学而担心学习成绩下降等，会产生紧张、忧虑、抱怨等心理，表现为情绪低落、烦躁易怒等；学龄期患儿的老师及同学因缺乏本病的有关知识，会表现出过度关心和怜悯，使患儿产生自卑心理。家长因缺乏本病的有关知识，担心转为慢性肾炎影响患儿将来的健康，可产生焦虑、失望等心理。

【常见护理诊断 / 问题】

1. 体液过多　与肾小球滤过率下降导致的钠水潴留有关。
2. 活动无耐力　与水肿、血压升高有关。
3. 潜在并发症：高血压脑病、严重循环充血、急性肾衰竭。
4. 知识缺乏　患儿及家长缺乏本病的护理知识。

【预期目标】

1. 患儿尿量增加、水肿消退。
2. 患儿倦怠乏力有所减轻，活动耐力逐渐增强。
3. 患儿无高血压脑病、严重循环充血及急性肾衰竭等情况发生或发生时得到及时发现与处理。
4. 患儿及家长了解急性肾炎的相关知识，积极配合治疗和护理。

【护理措施】

1. 休息、利尿、控制水盐摄入

（1）休息：要向患儿及家长强调休息的重要性。休息可减轻心脏负担，增加心排血量，使肾血流量增加，提高肾小球滤过率，减少水钠潴留，减少潜在并发症发生；同时能降低毛细血管血压，减轻水肿。一般起病 2~3 周应卧床休息，待水肿消退、肉眼血尿消失、血压降至正常后，可下床轻微活动或户外散步；1~2 个月内活动量应加限制,3个月内避免剧烈活动;尿内红细胞减少、血沉降至正常可上学,但需避免体育活动;Addis 计数正常后恢复体力活动。

(2) 饮食管理:尿少水肿时期,限制钠盐摄入,严重病例钠盐限制于每日 60mg/kg;有氮质血症时应限制蛋白质的入量,每日 0.5g/kg;为满足小儿能量的需要须供给高糖饮食;水分一般以不显性失水加尿量计算。在尿量增加、水肿消退、血压正常后,需恢复正常饮食,以保证小儿生长发育的需要。

(3) 利尿、降压:凡经限制水、盐入量后水肿、少尿仍很明显或有高血压、全身循环充血者,遵医嘱给予利尿剂、降压药。应用利尿剂前后注意观察体重、尿量、水肿变化并作好记录,尤其是静脉注射呋塞米后要注意有无电解质紊乱和低血容量性休克等现象;应用硝普钠应现用现配,放置 4 小时后即不能再用,整个输液系统须遮光。快速降压时必须严密监测血压、心率和药物的副作用。观察患儿有无恶心、呕吐、情绪不安定、头痛和肌痉挛等。

2. 密切观察病情

(1) 观察尿量、尿色:准确记录 24 小时出入量,应用利尿剂时每日测体重,每周留尿标本,送尿常规检查 2 次。患儿尿量增加,肉眼血尿消失,提示病情好转。如尿量持续减少,出现头痛、恶心、呕吐等,要警惕急性肾功能衰竭的发生,除限制钠、水入量外,应限制蛋白质及含钾食物的摄入,以免发生氮质血症及高钾血症;要绝对卧床休息以减轻心脏和肾脏的负担,并作好透析前的心理护理。

(2) 观察水肿情况:注意水肿情况和部位,每日或隔日测体重一次。

(3) 观察血压变化:若出现血压突然升高、剧烈头痛、呕吐、眼花等,提示高血压脑病,配合医生除应用降压药物外给予镇静剂,脑水肿时给予脱水剂。

(4) 密切观察呼吸、心率、脉搏等变化:警惕严重循环充血的发生。如发生循环充血应将患儿安置于半卧位、吸氧,遵医嘱给予强心药。

3. 健康教育　向患儿及家长宣传本病是一种自限性疾病,强调限制患儿活动是控制病情进展的重要措施,尤以前 2 周最为关键;同时说明本病的预后良好;锻炼身体、增强体质、避免或减少上呼吸道感染是本病预防的关键,一旦发生了上呼吸道或皮肤感染,应及早应用抗生素彻底治疗。

【护理评价】

1. 患儿尿量是否增加,水肿是否逐渐消退,血压是否维持在正常范围。

2. 患儿倦怠乏力症状是否减轻,活动耐力是否增强。

3. 患儿是否有高血压脑病、严重循环充血及急性肾衰竭等情况发生。

4. 患儿及家长是否了解休息、饮食的重要性,是否积极配合治疗和护理。

案例 12-1

　　患儿,男,6 岁,肉眼血尿,伴眼睑水肿,少尿 3 天入院,2 周前有"上呼吸道感染"病史,3 天前出现腹痛,排尿色深,为浓茶样,无尿频、尿急、尿痛,眼睑、颜面及下肢浮肿,晨起为重,尿量明显减少,约 300ml/d。

　　体格检查:T36.5℃,P96 次 / 分,R24 次 / 分,BP140/90mmHg,神清,营养中等,双眼睑、颜面及下肢水肿,压之无凹陷,心肺检查未见异常,腹软,移动性浊音(-)。实验室检查:尿常规 RBC++++,尿蛋白 +,尿红细胞形态:尿沉渣红细胞满视野 /HP,畸形红细胞 50%,肾性红细胞形态。ASO:400IU/ml,补体 C3:0.71g/L,C4:0.082g/L。生化系列、血尿素氮、肌酐、血离子均正常范围内。

　　思考:此患儿可能的临床诊断、存在的护理问题及相应的护理措施。

第三节 肾病综合征

肾病综合征（nephritic syndrome，NS）简称肾病，是一组多种原因所致肾小球基底膜通透性增高，导致血浆内大量蛋白质自尿液丢失引起的一组临床症候群。临床具有4大特点：①大量蛋白尿；②低蛋白血症；③高胆固醇血症；④明显水肿。其中①②为诊断必备条件。

肾病综合征在儿童肾脏疾病中的发病率仅次于急性肾炎。按病因可分为原发性、继发性和先天性3种类型。男女比例为3.7∶1。小儿时期90%以上为原发性肾病，故本节重点介绍原发性肾病患儿的护理。

【病因与发病机制】

病因尚不十分清楚。单纯性肾病的发病可能与T细胞免疫功能紊乱有关。肾炎性肾病患儿的肾脏病变中常可发现免疫球蛋白和补体成分沉积，提示与免疫病理损伤有关。先天性肾病与遗传有关，常有家族性表现。

【病理生理】

1. **大量蛋白尿** 是最根本的病理生理改变，是导致其他三大临床特点的基本原因。

2. **低蛋白血症** 是病理生理改变中的关键环节，大量血浆蛋白自尿中丢失和从肾小球滤出后被肾小管吸收分解是造成低蛋白血症的主要原因，肝脏合成蛋白的速度和蛋白分解代谢率的改变也使血浆蛋白降低。此外，患儿胃肠道也可有少量蛋白丢失。

3. **高脂血症** 低蛋白血症促进肝脏合成蛋白增加，其中大分子脂蛋白难以从肾脏排出而导致血清总胆固醇和低密度脂蛋白、极低密度脂蛋白增高，形成高脂血症，持续高脂血症可促进肾小球硬化和间质纤维化。

4. **水肿** 肾病综合征时水肿机制尚未完全阐明，一般认为由于低蛋白血症使血浆胶体渗透压降低，水和电解质由血管内渗到组织间隙引起。此外，由于有效血液循环量减少、肾素-血管紧张素-醛固酮系统的激活，造成水钠潴留，使水肿程度加重。

【临床表现】

一般起病隐匿，常无明显诱因，水肿最常见，开始于眼睑、面部，渐及四肢全身，呈凹陷性。重者可出现腹腔积液或胸腔积液。常伴有尿量减少，颜色变深，无并发症的患儿无肉眼血尿，大多数血压正常，但轻度高血压也见于约15%的患儿。

常见的并发症有感染、电解质紊乱、血栓形成、急性肾衰竭、生长延迟等，其中以感染最常见。

【辅助检查】

1. **尿液检查** 蛋白定性为(+++~++++)，24小时尿蛋白定量 >50mg/(kg·d)，可见透明管型、颗粒管型和卵圆脂肪小体。

2. **血液检查** 血浆总蛋白及白蛋白明显减少，白、球比例(A/G)倒置，血浆白蛋白低于25g/L；胆固醇明显增多；血沉明显增快。

3. **经皮肾穿刺组织病理学检查** 多数儿童肾病综合征不需要进行诊断性肾活体组织检查。

【治疗原则】

1. **一般治疗**

(1) 休息：除严重水肿、高血压、低血容量的患儿需卧床休息(应经常变换体位)外，一般无需严格限制活动。

(2) 饮食：严重水肿、高血压时短期无盐饮食，水肿活动期患儿要限制盐的摄入(<2g/d)，适量优质蛋白2g/(kg·d)。

(3) 防治感染。

（4）利尿：对糖皮质激素耐药或未使用糖皮质激素的患儿，当水肿较重，尤其有胸、腹水时可给予利尿剂，但需要密切观察出入水量、体重变化及电解质紊乱。

2. 激素治疗　肾上腺皮质激素为治疗肾病综合征较有效的首选药物，有使尿蛋白消失或减少及利尿的作用。

（1）初发肾病综合征的激素治疗分为两个阶段：①诱导缓解阶段：足量泼尼松（泼尼松龙）60mg/（m²·d）或2mg/（kg·d）（按身高的标准体重计算），最大剂量80mg/d，先分次口服，尿蛋白转阴后改为每晨顿服，疗程6周；②巩固维持阶段：隔日晨顿服1.5mg/（kg·d）或40mg/（m²·d）（最大剂量60mg/d），共6周，然后逐渐减量。

对<4岁的初发患儿，每日泼尼松60mg/m²4周，然后改为隔日60mg/m²4周，以后每4周减10mg/m²至停药，此种长隔日疗法比每日60mg/m²6周，然后改为隔日40mg/m²6周的方法能减少患儿的复发率。

（2）疗效判断：泼尼松2mg/（kg·d）治疗8周进行评价。①激素敏感：8周内尿蛋白转阴，水肿消退；②激素部分敏感：治疗8周内水肿消退，但尿蛋白仍+~+++；③激素耐药：治疗满8周，尿蛋白仍在++以上；④激素依赖：对激素敏感，但停药或减量2周内复发，再次用药或恢复用量后尿蛋白又转阴，并重复2次以上者（除外感染及其他因素）；⑤复发或反复：尿蛋白已转阴，停用激素4周以上，尿蛋白又≥++为复发；如在激素用药过程中出现上述变化为反复；⑥复发或反复指半年内复发或反复≥2次，1年内≥3次。

（3）副作用：长期超生理剂量使用糖皮质激素的副作用有：①易发生感染或诱发结核灶的活动；②代谢紊乱，可出现明显库欣貌、蛋白质营养不良、伤口愈合不良、肌肉萎缩无力、高血糖、尿糖、水钠潴留、高血压、尿中失钾、高尿钙、骨质疏松；③消化性溃疡和精神欣快感、兴奋、失眠甚至呈精神病、癫痫发作等；④白内障、无菌性股骨头坏死、高凝状态、生长停滞等；⑤急性肾上腺皮质功能不全、戒断综合征。

3. 其他治疗　必要时可给予利尿、抗凝、免疫调节剂、中药治疗等。

【常见护理诊断/问题】

1. **体液过多**　与低蛋白血症导致的水钠潴留有关。
2. **营养失调：低于机体需要量**　与大量蛋白自尿中丢失有关。
3. **有感染的危险**　与免疫力低下有关。
4. **潜在并发症：电解质紊乱、血栓形成、药物副作用。**
5. **焦虑**　与病情反复及病程长有关。

【护理措施】

1. 适当休息　一般不需要严格地限制活动，严重水肿、高血压时需卧床休息，并用利尿剂及降压药，以减轻心脏和肾脏负担，在床上需经常变换体位，以防血管栓塞等并发症，病情缓解后可逐渐增加活动量，但不要过度劳累，以免病情复发。在校儿童肾病活动期应休学。

2. 合理饮食、减轻水肿

（1）一般患儿不需要特别限制饮食，但因消化道黏膜水肿使消化能力减弱，应注意减轻消化道负担，给予易消化、优质蛋白（乳类、蛋、鱼、家禽等）、少量脂肪、足量碳水化合物及高维生素饮食。患儿长期用肾上腺皮质激素易引起骨质疏松，并常有低钙血症倾向，每日应给予维生素D及适量钙剂。

（2）大量蛋白尿期间蛋白摄入量不宜过多，以控制在每日2g/kg为宜，因摄入过量蛋白可造成肾小球高滤过，使肾小管硬化；碳水化合物应≥126~147kJ（30~35kcal）/（kg·d）。尿蛋白消失后长期用糖皮质激素治疗期间应多补充蛋白质，因糖皮质激素可使机体蛋白质分解代谢增强，易出现负氮平衡。常见食物的蛋白质/碳水化合物含量，见表12-2。

表 12-2　常见食物的蛋白质/碳水化合物含量

食物名称	蛋白质 (g/100g 食物)	食物名称	(碳水化合物 kJ/100g 食物)	食物名称	蛋白质 (g/100g 食物)	食物名称	(碳水化合物 kJ/100g 食物)
牛奶	3	米饭	417.5kJ	牛肉	18.1	藕粉	1551.4kJ
鸡蛋	12.7	馒头	806.6kJ	鸡胸脯肉	19.4	奶糖	1411.2kJ
草鱼	16.6	切面	968.6kJ	海参	50.2	银耳	616.2kJ
猪肉(瘦)	20.3	小米粥	140.3kJ				

(3) 为减轻高脂血症应少食富含饱和脂肪酸的食物(动物脂肪),多食富含多聚不饱和脂肪酸的食物(植物油、鱼油等)。同时增加富含可溶性纤维的饮食(燕麦、马铃薯、南瓜、海带、橘子、苹果、香蕉等)。

(4) 重度水肿、高血压、尿少时应限制钠、水的入量,给予无盐或低盐饮食(氯化钠 1~2g/d),病情缓解后不必长期限盐。因本病患儿水肿的原因主要是血浆胶体渗透压下降,限制钠、水对减轻水肿无明显的作用,而过度限制易造成低钠血症及食欲下降等。

3. 预防感染

(1) 首先向患儿及家长解释预防感染的重要性,肾病患儿由于免疫力低下易继发感染,而感染常使病情加重或复发,严重感染甚至可危及患儿生命。

(2) 做好保护性隔离,肾病患儿与感染性疾病患儿分室收治,病室每日进行空气消毒,减少探视人数。避免到人多的公共场所。

(3) 加强皮肤护理。由于高度水肿皮肤张力增加,皮下血液循环不良,加之营养不良及使用激素等,皮肤容易受损及继发感染,应注意保持皮肤清洁、干燥,及时更换内衣;保持床铺清洁、整齐,被褥松软,经常翻身;水肿严重时,臀部和四肢受压部位垫软垫,或用气垫床;水肿的阴囊可用棉垫或吊带托起,皮肤破损处可涂碘伏预防感染。做好会阴部清洁,每日用 3% 硼酸坐浴 1~2 次。

(4) 严重水肿者应尽量避免肌内注射,以防药液外渗导致局部潮湿、糜烂或感染。

(5) 注意监测体温,及时发现感染灶并联系医生,遵医嘱给予抗生素治疗。

4. 密切观察药物疗效及副作用

(1) 激素治疗期间注意每日尿量、尿蛋白变化及血浆蛋白恢复等情况,注意观察激素的副作用。

(2) 遵医嘱及时补充维生素 D 及钙质,以免发生手足搐搦症。

(3) 应用利尿剂时注意观察尿量,定期查血钾、血钠,尿量过多时应及时与医生联系。因大量利尿可加重血容量不足,有出现低血容量性休克或形成静脉血栓的危险。

(4) 使用免疫抑制剂治疗时,注意白细胞数下降、脱发、胃肠道反应及出血性膀胱炎等。用药期间要多饮水和定期查血常规。

(5) 使用抗凝药物(肝素等)过程中应注意监测凝血时间及凝血酶原时间。

5. 心理支持与健康教育

(1) 热情接待、细心照顾患儿,消除其陌生、恐惧心理;关心、爱护患儿,满足患儿的需要,特别是爱的需要;帮助患儿树立战胜疾病的信心,消除担心、自卑感;多与患儿及其家长交谈,鼓励其说出内心的感受,如害怕、忧虑等,同时,指导家长多给患儿心理支持,使其保持良好情绪;在恢复期可组织一些轻松的娱乐活动,适当安排学习,以增强患儿信心,积极配合治疗,争取早日康复;活动时注意安全,避免奔跑、打闹,以防摔伤、骨折;连续、全面地进行健康指导,消除患儿及家长的心理顾虑。

(2) 讲解肾病的有关知识及激素治疗对本病的重要性,使患儿及家长主动配合与坚持按计划用药。

(3) 使患儿及家长了解感染是本病最常见的合并症及复发的诱因,因此采取有效措施预防感染至关重要。

（4）教会家长或较大儿童使用试纸监测尿蛋白的变化。

（5）指导家长做好出院后的家庭护理，积极配合随访和治疗。避免到公共场所；抗生素不作为预防用药，一旦发生感染应及时治疗。预防接种需在病情完全缓解且停用糖皮质激素3个月后进行。督促患儿合理膳食、适当休息。

> **案例 12-2**
>
> 患儿，男，9岁，因眼睑及双下肢水肿，少尿8天，加重2天入院。患儿8天前无明显诱因出现双眼睑水肿，晨起重。逐渐出现颜面部及双下肢水肿。伴尿量减少，近2日水肿加重，尿量约400ml/d，患儿2周前有"上呼吸道感染病史"。体格检查：T36.7℃，P82次/分，R22次/分，BP100/70mmHg。颜面及双下肢水肿，呈凹陷性，咽部充血，双侧扁桃体Ⅰ度肿大。双肺呼吸音清晰，心音尚有力，节律齐。腹软，略膨隆，叩诊，移动性浊音（+）。实验室检查：尿比重1.030，尿蛋白++++，24小时尿蛋白定量2500mg/L。生化系列血浆总蛋白45.8g/L，球蛋白32g/L，白蛋白13.8g/L，总胆固醇12.79mmol/L，甘油三酯5.5mmol/L，低密度脂蛋白—胆固醇7.97mmol/L。
>
> **思考**：该患儿可能的临床诊断、存在的护理问题及相应的护理措施。

第四节　泌尿道感染

泌尿道感染（urinary tract infections，UTIs）是指病原体直接侵入尿路，在尿液中生长繁殖，并侵犯尿路黏膜或组织而引起损伤。按病原体侵袭的部位不同，分为上尿路感染——肾盂肾炎和下尿路感染——膀胱炎、尿道炎。由于儿童时期感染局限在泌尿道某一部位者较少，且临床上难以准确定位，故常统称为泌尿道感染。根据有无临床症状，可分为症状性泌尿道感染和无症状性菌尿。

泌尿道感染是小儿泌尿系统常见疾病之一，发病率一般女孩3%~5%，男孩1%，具体因年龄、性别不同而有差异。此外，未做包皮环切术的男孩泌尿道感染是已做包皮环切术男孩的5~20倍。

【病因与发病机制】

1. 致病菌　多数为细菌、真菌和支原体，引起上行感染的致病菌主要是大肠埃希菌其次为变形杆菌或其他肠道杆菌等。

2. 感染途径　上行性感染是主要途径；血源性感染通常为全身性感染的一部分，主要见于新生儿和小婴儿；邻近组织的感染可直接蔓延引起泌尿道感染。

3. 易感因素　主要与小儿解剖生理特点有关，小儿输尿管长而弯曲，管壁弹力纤维发育不全，易受压、弯曲，发生尿潴留而感染。女孩尿道短，尿道口接近肛门，易被粪便污染；男孩包皮较长、包茎易于积垢而引起上行性感染。

【临床表现】

1. 急性尿路感染　病程在6个月以内，不同年龄组症状不同。

（1）新生儿：多由血源性感染引起。一般局部泌尿系症状不明显。多以全身症状为主，症状轻重不一，可有发热、体温不升、体重不增、拒奶、腹泻、黄疸、嗜睡和惊厥等，也可为无症状性菌尿或呈严重的败血症表现。

（2）婴幼儿：仍以全身症状为主，常以发热最突出，局部症状轻微或缺如。还会有呕吐、腹痛、腹泻等。部分患儿可有尿路刺激症状如尿线中断、排尿时哭闹、夜间遗尿等。由于尿频致尿布经常浸湿可引发顽固性尿布皮炎。

(3) 年长儿：表现与成人相似，下尿路感染以膀胱刺激症状如尿频、尿急、尿痛为主，全身症状轻微。上尿路感染多有发热、寒战、腰痛、肾区叩击痛，有时也伴有尿路刺激症状。

2. 慢性尿路感染　病程多在 6 个月以上。轻者可无明显症状，也可间断出现发热、脓尿或菌尿。反复发作者可有贫血、乏力、腰痛、生长发育迟缓，重症者肾实质损害，出现肾功能不全及高血压。

3. 无症状菌性尿　健康儿童在常规尿筛查中存在有意义的菌尿，但无任何尿路感染症状。这种现象以学龄女孩多见。这部分患儿常同时伴有尿路畸形和既往有症状尿路感染史。

【辅助检查】

1. 尿常规　清洁中段尿离心沉渣镜检白细胞≥5 个 / 高倍视野，即可怀疑为尿路感染；白细胞成堆或白细胞管型有诊断意义，但也可正常，尤其新生儿。

2. 尿涂片找细菌　取一滴混匀新鲜尿置玻片上烘干，革兰氏染色，每油镜视野≥1 个，有诊断意义。

3. 尿细菌培养学检查　尿细菌培养及菌落计数是诊断泌尿道感染的主要依据。取清洁中段尿细菌培养，菌落计数超过 10 万 / 毫升便可确诊，菌落计数在 1 万 ~10 万 / 毫升，男性有诊断意义，女性为可疑，菌落计数少于 1 万 / 毫升或多种杂菌生长时，则尿液污染的可能性大。

4. 影像学检查　反复感染或迁延不愈者应进行影像学检查，以观察有无泌尿系畸形和膀胱输尿管反流。常用 B 超检查、静脉肾盂造影加断层摄片(检查肾瘢痕形成)、排泄性膀胱尿路造影、肾核素造影和 CT 扫描等。

【治疗原则】

治疗的目的是控制症状，根除病原体，去除诱发因素，预防再发。

1. 一般治疗　急性期应卧床休息，鼓励多饮水，勤排尿；加强营养，以增强机体抵抗力。女童应注意清洁外阴。口服碳酸氢钠，以碱化尿液，减轻膀胱刺激症状和增强氨基糖苷类抗生素、青霉素、红霉素和磺胺类的疗效，但勿与呋喃妥因同用以免降低药效。有严重膀胱刺激症状者可适当使用苯巴比妥、地西泮等镇静剂，解痉药可用抗胆碱类药物。对高热、头痛、腰痛的患儿应给予解热镇痛剂。

2. 抗菌治疗　宜及早开始抗菌药物治疗，在留尿送尿细菌培养后即可。婴幼儿难以区分感染部位，且有全身症状者均按上尿路感染用药；年长儿若能区分感染部位则治疗方法不同，上尿路感染应选择血药浓度高的抗生素，下尿路感染应选择经肾脏排泄尿液中药物浓度高的抗生素。

【常见护理诊断 / 问题】

1. **体温过高**　与细菌感染有关。

2. **排尿异常**　与膀胱、尿道炎症有关。

【护理措施】

1. 维持正常体温

(1) 休息：急性期需卧床休息，鼓励患儿大量饮水，通过增加尿量起到冲洗尿道作用，减少细菌在尿道的停留时间，促进细菌和毒素排出；还可降低肾髓质及乳头部组织的渗透压，抑制细菌生长繁殖。

(2) 饮食：发热患儿宜给予流质或半流质饮食。食物应品种多样，易于消化，含足够热量、丰富的蛋白质和维生素，以增加机体抵抗力。

(3) 降温：监测体温变化，高热者给予物理降温或遵医嘱给予药物降温。

2. 减轻排尿异常

(1) 保持会阴部清洁，便后冲洗外阴，小婴儿勤换尿布，尿布用开水烫洗晒干或煮沸、高压消毒。

(2) 婴幼儿哭闹、尿道刺激症状明显者，可遵医嘱应用抗胆碱药或碳酸氢钠碱化尿液。

(3) 按医嘱应用抗菌药物，注意药物副作用。口服抗菌药物可出现恶心、呕吐、食欲减退等现象，饭后服药可减轻胃肠道症状；服用磺胺药时应多喝水，并注意有无血尿、尿少、尿闭等。

(4) 定期复查尿常规和进行尿培养,以了解病情变化和治疗效果。

3. 健康教育

(1) 向患儿及家长解释本病的护理要点及预防知识,如幼儿不穿开裆裤,为婴儿勤换尿布,便后洗净臀部,保持清洁;女孩清洗外阴时从前向后擦洗,单独使用洁具,防止肠道细菌污染尿道,引起上行性感染;及时发现男孩包茎、女孩处女膜伞、蛲虫前行尿道等情况,并及时处理。

(2) 指导按时服药,定期复查,防止复发与再感染。一般急性感染于疗程结束后每月随访一次,除尿常规外,还应做中段尿培养,连续 3 个月,如无复发可以认为治愈,反复发作者每 3~6 个月复查一次,共 2 年或更长时间。

第五节 急性肾衰竭

急性肾衰竭(acute renal failure,ARF),是由多种原因引起的肾脏生理功能在短期内急剧降低或丧失导致代谢产物堆积,出现氮质血症、水及电解质紊乱和代谢性酸中毒等症状。近年来,为了早期诊断、早期治疗、降低病死率,已经采用急性肾损伤(acute kidney injury,AKI)的概念取代急性肾衰竭。

【病因及发病机制】

急性肾衰竭常见病因可分为肾前性、肾实质性、肾后性三类。

1. 肾前性 各种原因引起的血容量减少,导致肾血流量下降,肾小球滤过率显著降低所致。常见的原因包括呕吐、腹泻和胃肠减压等引起的绝对血容量不足;休克、低蛋白血症、严重心律失常、心包填塞和心力衰竭等引起的相对血容量不足。

2. 肾实质性 亦称肾性肾衰竭,是由肾实质损害所致。常见病因包括急性肾小管坏死、急性肾小球肾炎、急性间质性肾炎、溶血性尿毒综合征、肾血管病变,以及慢性肾脏疾病在某些诱因刺激下肾功能急剧衰退。

3. 肾后性 多种原因所致的尿路梗阻致肾盂积水,如先天性尿路畸形。肾结石、肾结核、肿瘤压迫输尿管、磺胺结晶等。

急性肾衰竭的发病机制十分复杂,目前仍不清楚,不同病因、不同机制、不同病情其发病机制亦不同。目前主要有肾血流减少学说、肾小管损伤学说、缺血再灌注肾损伤学说。

【临床表现】

临床过程一般分为三期,但小儿常无明显的分期界限。

1. 少尿期 大多以少尿起病,尿量急剧减少,甚至无尿。少尿期一般持续 1~2 周,长者可达 4~6 周,持续时间越长,肾功能损害越大。患儿可出现精神萎靡、乏力,不同程度的水肿,常有恶心、呕吐、厌食,重症可出现昏迷、惊厥、出血、贫血等。

2. 利尿期 尿量突然或逐日增加,全身水肿减轻 24 小时尿量达 250ml/m² 以上时,即为利尿期。提示急性肾衰竭有好转。一般持续 1~2 周,亦可长达 1 个月,此期尿量增多,注意防止脱水和电解质紊乱。后期肾功能逐渐恢复。

3. 恢复期 利尿期后肾功能改善,进入恢复期,临床症状逐渐消失,尿量恢复正常,但肾浓缩功能需数月才逐渐恢复正常,少数患儿可遗留不可逆的肾功能损害。此期患儿可表现为虚弱无力、消瘦、贫血和免疫功能低下。

【辅助检查】

1. 血生化检查 应注意监测电解质浓度变化及血肌酐和尿素氮。

2. 尿液检查

(1) 尿沉渣镜检。

（2）尿比重和尿渗透压、尿钠测定。

（3）尿肌酐及尿素氮测定。

3. 影像学检查　采用腹部平片、超声、CT、磁共振等检查。使用造影剂可能加重肾脏损害，须慎用。

4. 肾活检　对原因不明的急性肾衰竭，肾活检是可靠的诊断手段，可帮助诊断和评估预后。

【治疗原则】

去除病因，积极治疗原发病，改善肾脏功能，防止并发症的发生。具体的措施有：恢复血容量，纠正肾灌注不足，维持水电解质平衡，注意因利尿引起的低钠、低钾等电解质变化，严格限制入液量；纠正高血钾、低血钙、低血钠及代谢性酸中毒；控制高血压、氮质血症；预防消化道出血等。上述方法无效时，应尽早开始透析治疗。

【常见护理诊断／问题】

1. 潜在并发症：水、电解质紊乱，心力衰竭。

2. 营养失调　低于机体需要量，与摄入不足及丢失过多有关。

3. 有感染的危险　与免疫力低下有关。

4. 恐惧　与本病预后不良有关。

【护理措施】

1. 密切观察病情，维持体液平衡

（1）密切观察病情变化，注意体温、脉搏、呼吸、血压、心率、心律变化。急性肾衰竭常以心力衰竭、心律失常、感染、水及电解质紊乱等为主要死因，应及时发现并控制。

（2）应每日定时测体重，以检查水肿有无加重。准确记录 24 小时出入量，包括口服和静脉入液量。尿量和异常丢失量，如呕吐物、胃肠引流液、腹泻时粪便内水分等都需要准确测量。

（3）一般少尿期、利尿期均应卧床休息，恢复期可适当增加活动。

2. 保证营养均衡　少尿期为了减少组织蛋白的分解，应限制水、钠、钾、磷和蛋白质的摄入量，供给足够的热量；不能进食者从静脉补充葡萄糖、氨基酸、脂肪乳等营养物质。长期透析时可输血浆、水解蛋白、氨基酸等。

3. 预防感染　做好病室的清洁和空气净化。定时翻身、拍背，保持呼吸道通畅。严格执行无菌操作，加强皮肤护理和口腔护理，保持皮肤清洁、干燥。

4. 心理支持和健康教育　急性肾衰是危重病之一，患儿及家长常有恐惧感，教育患儿及家长积极配合治疗，告知肾衰竭各期的护理重点，强调早期透析的重要性，以取得他们的支持和理解。指导家长合理安排患儿的饮食，出院后应定期门诊随访，监测肾功能、尿量等。

（吴心琦）

急性肾小球肾炎是一组不同病因所致的感染后免疫反应引起的急性弥漫性肾小球炎性病变,临床表现为急性起病,多有前驱感染,以血尿为主,伴不同程度蛋白尿,可有水肿、高血压或肾功能不全等特点的肾小球疾病。其主要护理措施是强调休息,低盐饮食,注意病情观察及预防并发症的发生。原发性肾病综合征临床具有大量蛋白尿、低蛋白血症、高脂血症、明显水肿四大特征,本病采取以激素治疗为主的综合疗法,最常见的并发症是感染,其主要护理措施是用药护理及预防感染。泌尿道感染最常见的致病菌是大肠埃希菌,护理重点是鼓励多饮水。做好个人卫生及遵医嘱服用药物,指导患儿定期复查。

1. 急性肾小球肾炎的典型表现和严重表现有哪些?

2. 急性肾小球肾炎的主要护理措施有哪些?

3. 肾病综合征的临床表现和常见并发症有哪些?

第十三章 血液系统疾病患儿的护理

13

第一节　儿童造血和血液特点

（一）造血特点

儿童造血分为胎儿期造血和出生后造血。

1. 胎儿期造血　根据造血组织发育和造血部位发生先后的不同,将此期分为 3 个阶段。

（1）中胚叶造血期:约在胚胎第 3 周开始出现卵黄囊造血,之后在中胚叶组织中出现广泛的原始造血成分,主要是原始有核红细胞。在胚胎第 6 周,中胚叶造血开始退化,至胚胎 12~15 周消失。

（2）肝脾造血期:约在胚胎第 6~8 周时,肝脏出现活动的造血组织,第 4~5 个月时达高峰,第 6 个月后,肝脏造血逐渐减退。主要产生有核红细胞及少量粒细胞和巨核细胞。

在胚胎第 8 周开始出现脾脏造血,以红系为优势,至 12 周时出现粒细胞、淋巴细胞和单核细胞。至 5 个月后,脾造血功能逐渐减退,仅保留制造淋巴细胞的功能。

胚胎第 6~7 周出现胸腺,开始生成淋巴细胞,这种功能维持终生。

胚胎第 11 周淋巴结开始生成淋巴细胞,并从此成为终生造淋巴细胞和浆细胞的器官。

（3）骨髓造血期:胚胎第 6 周开始出现骨髓,于胎儿 4 个月时开始造血活动,并迅速成为胎儿的主要造血器官,直至出生 2~5 周后成为唯一的造血场所。

2. 生后造血

（1）骨髓造血:出生后主要是骨髓造血。婴幼儿期所有骨髓均为红骨髓,全部参与造血。5~7 岁开始,脂肪组织（黄骨髓）逐渐代替长骨中的红骨髓,年长儿及成人红骨髓仅限于长骨近端、颅骨、脊椎、肋骨、胸骨、锁骨、肩胛骨和骨盆。黄骨髓具有潜在的造血功能,当需要造血增加时,它可转变为红骨髓而恢复造血能力。儿童在出生后前几年因缺少黄骨髓,故造血代偿能力不足,如需要增加造血,易出现骨髓外造血。

（2）骨髓外造血:在正常情况下,骨髓外造血极少。出生后,尤其在婴儿期,当发生严重感染或溶血性贫血等需要增加造血时,肝、脾和淋巴结可适应需要恢复到胎儿时的造血状态。表现为肝、脾、淋巴结肿大,同时外周血中可出现有核红细胞或（和）幼稚粒细胞。这是儿童造血器官的一种特殊反应,称为"髓外造血",当病因去除后可恢复正常。

（二）血液特点

1. 红细胞数和血红蛋白量　由于胎儿期处于相对缺氧状态,红细胞生成素合成增加,红细胞生成旺盛,故红细胞数和血红蛋白量较高,初生时红细胞数 $(5.0~7.0)×10^{12}/L$,血红蛋白量 150~220g/L。出生后 6~12 小时因不显性失水致血液稍浓缩,红细胞数和血红蛋白量比出生时略高。出生后因肺呼吸的建立,血氧含量增加,红细胞生成素减少,生理性溶血,循环血量迅速增加等因素,红细胞数与血红蛋白量逐渐降低,至 2~3 个月时红细胞数降至 $3.0×10^{12}/L$,血红蛋白降至 110g/L 左右,出现轻度贫血,称为"生理性贫血"。此现象在未成熟儿更明显。"生理性贫血"呈自限性,3 个月后,红细胞数和血红蛋白量又缓慢增加,约于 12 岁时达成人水平。

2. 白细胞数与分类　出生时白细胞数为 $(15~20)×10^9/L$,生后 6~12 小时达 $(21~28)×10^9/L$,至 24 小时达高峰,然后逐渐下降,至生后 7 天为 $12×10^9/L$,婴儿期白细胞数维持在 $(10~12)×10^9/L$,8 岁后接近于成人水平。

白细胞分类主要是中性粒细胞和淋巴细胞比例的变化,嗜酸性粒细胞、嗜碱性粒细胞及单核细胞各年龄期无明显差异。初生时中性粒细胞约占 0.65,淋巴细胞约占 0.30。随着白细胞总数的下降,中性粒细胞比例也相应下降,生后 4~6 天时两者比例大致相等,形成第一次交叉;之后淋巴细胞比例逐渐上升,婴幼儿期淋巴细胞约占 0.60,中性粒细胞约占 0.35,至 4~6 岁时两者比例又大致相等,形成第二次交叉;以后中性粒细胞比例增多,7 岁以后两者比例相对稳定,白细胞分类与成人相似。

3. 血小板数　血小板数与成人相似,为 $(150~300)×10^9/L$。

4. **血红蛋白种类** 出生时胎儿血红蛋白(HbF)占 70%~75%,之后 HbF 迅速被成人血红蛋白(HbA)代替,1 岁时 HbF 不超过 5%,只占血红蛋白总量的 2% 以下,2 岁后逐渐达成人水平。

5. **血容量** 儿童血容量相对较成人多,新生儿血容量约占体重的 10%,平均为 300ml。儿童血容量占体重的 8%~10%,成人血容量占体重的 6%~8%。

第二节 儿童贫血

一、概述

(一) 儿童贫血的定义

贫血(anemia)是指外周血中单位容积的红细胞数或血红蛋白量低于正常。儿童的红细胞数和血红蛋白量随年龄不同而有差异,我国 6 个月以下婴儿贫血的诊断标准为新生儿期血红蛋白(Hb)<145g/L,1~4 个月 Hb<90g/L,4~6 个月 Hb<100g/L 者为贫血。6 个月以上儿童则按照世界卫生组织(WHO)的诊断标准:6 个月~6 岁血红蛋白 <110g/L,6~14 岁 <120g/L。海拔每升高 1000 米,血红蛋白上升 4%。

(二) 贫血的分类

1. **贫血程度分类** 根据外周血血红蛋白含量可将贫血分为轻、中、重、极重 4 种程度(表 13-1)。

表 13-1 贫血的分度

血红蛋白量(g/L)	轻度	中度	重度	极重度
儿童	120~90	90~60	60~30	<30
新生儿	144~120	120~90	90~60	<60

2. **病因分类** 根据贫血的原因和发病机制将其分为红细胞或血红蛋白生成不足、溶血性和失血性三类。

(1) 红细胞或血红蛋白生成不足。

1) 造血物质缺乏:如缺铁性贫血、营养性巨幼细胞性贫血、维生素 B_6 缺乏性贫血、维生素 C 缺乏性贫血等。

2) 骨髓造血功能障碍(原发性及继发性):如再生障碍性贫血,单纯红细胞再生障碍性贫血等。

3) 其他:生理性贫血、慢性肾病、铅中毒、癌症、感染性疾病等所致的贫血等。

(2) 溶血性贫血:可由红细胞内在异常或外在因素引起红细胞破坏过多。

1) 红细胞内在异常:①红细胞膜结构缺陷:如遗传性球形红细胞增多症、遗传性椭圆形红细胞增多症等;②红细胞酶缺乏:如葡萄糖 -6- 磷酸脱氢酶(G-6-PD)缺乏症、丙酮酸激酶(PK)缺乏症等;③血红蛋白合成或结构异常:如地中海贫血、血红蛋白病等。④红细胞对补体过敏:阵发性睡眠性血红蛋白尿(PNH)。

2) 红细胞外在因素:①免疫因素:如新生儿溶血症、自身免疫性溶血、药物所致的免疫性溶血性贫血等;②非免疫因素:如感染、物理化学因素、脾功能亢进等。

(3) 失血性贫血:包括急性失血和慢性失血所致的贫血。

3. **形态分类** 根据红细胞平均容积(MCV)、红细胞平均血红蛋白量(MCH)和红细胞平均血红蛋白浓度(MCHC)将贫血分为以下四类(表 13-2)。形态分类有利于分析病因。

表 13-2 贫血的细胞形态分类

	MCV(fl)	MCH(pg)	MCHC(%)		MCV(fl)	MCH(pg)	MCHC(%)
正常值	80~94	28~32	32~38	单纯小细胞性	<80	<28	32~38
大细胞性	>94	>32	32~38	小细胞低色素性	<80	<28	<32
正细胞性	80~94	28~32	32~38				

二、营养性缺铁性贫血

营养性缺铁性贫血(nutritional iron deficiency anemia,NIDA)是由于体内铁缺乏导致血红蛋白合成减少而引起的一种小细胞低色素性贫血,铁剂治疗有效,是儿童贫血中最常见的类型,以 6 个月~2 岁发病率最高。是我国重点防治的儿童"四病"之一。

【病因及发病机制】

(一)病因

1. **先天储铁不足**　胎儿在孕晚期从母体获得的铁最多,平均每日约 4mg。足月儿从母体所获得的铁可维持其生后 4~5 月造血之需;而早产、双胎或多胎、胎儿失血及孕母严重缺铁等均可使胎儿储铁减少。

2. **铁摄入不足**　为营养性缺铁性贫血的主要原因。人乳、牛乳、谷物中含铁量均低,若未及时添加含铁丰富的辅食,或年长儿偏食、挑食等均可致铁摄入不足。

3. **生长发育快**　婴儿期、青春期生长发育较快,血容量增加也较快,早产儿铁需要量较足月儿更多,更易出现铁缺乏。

4. **铁吸收减少**　食物搭配不合理可抑制铁的吸收。肠道疾病如慢性腹泻或消化道畸形可导致铁吸收不良。

5. **铁丢失过多**　婴儿每天排出的铁量相对较成人多。肠息肉、梅克尔憩室、膈疝、钩虫病等长期慢性失血性疾病可致铁缺乏;用不经加热处理的鲜牛奶喂养婴儿,因其对蛋白质过敏而致肠出血。初潮后少女如月经过多造成铁丢失过多是青春期缺铁的常见原因。

(二)发病机制

铁缺乏对全身各系统均有影响。

1. **缺铁对血液系统的影响**　缺铁时血红素生成不足,血红蛋白合成减少,导致新生的红细胞内血红蛋白含量不足,细胞质减少,细胞变小;而缺铁对细胞核的分裂、增殖影响较小,故血红蛋白减少较红细胞数量减少明显,形成小细胞低色素性贫血。

从缺铁到出现贫血一般经过 3 个阶段:①铁减少期(ID):体内储存铁已减少,但供红细胞合成血红蛋白的铁尚未减少;②红细胞生成缺铁期(IDE):储存铁进一步耗竭,红细胞生成所需的铁也不足,但循环中血红蛋白尚未减少;③缺铁性贫血期(IDA):出现小细胞低色素性贫血,并出现非造血系统表现。因此,缺铁性贫血是缺铁的晚期表现。

2. **缺铁对其他系统的影响**　缺铁可影响肌红蛋白的合成,并可导致多种含铁酶(如细胞色素 C、单胺氧化酶、核糖核苷酸还原酶等)活性降低,这些酶与生物氧化、组织呼吸、神经介质分解与合成有关,当铁缺乏时可引起细胞功能紊乱。缺铁还可引起组织器官异常,如口腔黏膜异常角化、舌炎、反甲等。此外,缺铁还可引起细胞免疫功能及中性粒细胞功能下降,易患感染性疾病。

【临床表现】

任何年龄均可发病,以 6 个月~2 岁最多见。起病缓慢,病情轻重不等。

1. **一般贫血表现**　皮肤黏膜逐渐苍白,以口唇黏膜、甲床等处最为明显。患儿易疲乏,不爱活动,体重增长缓慢甚至体重不增。年长儿诉头晕、眼前发黑、耳鸣等。

2. 髓外造血表现 由于骨髓外造血反应,肝、脾、淋巴结常轻度肿大。年龄越小、病程越长、贫血越重,肝脾肿大越明显,一般不超过中度。淋巴结肿大常较轻。

3. 非造血系统表现

(1) 消化系统:食欲减退,少数有异食癖(如嗜食泥土、墙皮、煤渣等);可有呕吐、腹泻、口腔炎、舌炎或舌乳头萎缩;重者可出现萎缩性胃炎或吸收不良综合征。

(2) 神经系统:表现为烦躁不安或精神萎靡,注意力不集中、记忆力减退,学龄期患儿常出现学习成绩下降。

(3) 心血管系统:明显贫血时心率增快,严重者心脏扩大,甚至出现心力衰竭。

(4) 其他:因细胞免疫功能降低,易合并感染。上皮组织异常可出现皮肤干燥、毛发枯黄易脱落、反甲等。

【辅助检查】

1. 血常规 血红蛋白下降比红细胞数减少明显,呈小细胞低色素性贫血。外周血涂片可见红细胞大小不等,以小细胞为多,中央淡染区扩大。网织红细胞数正常或轻度减少。白细胞、血小板一般无改变。

2. 骨髓检查 增生活跃,以中、晚幼红细胞增生为主;各期红细胞均较小,胞质少,染色偏蓝,提示胞质成熟落后于胞核;粒细胞系和巨核细胞系一般正常。

3. 有关铁代谢的检查

(1) 血清铁蛋白(serum ferritin, SF):可较敏感的反映体内贮存铁的情况,SF<12μg/L提示缺铁。

(2) 红细胞游离原卟啉(free erythrocyte protoporphyrin, FEP):FEP>0.9μmol/L(500μg/dl)提示红细胞内缺铁。如SF降低、FEP升高而尚未出现贫血,为红细胞生成缺铁期的典型表现。

(3) 血清铁(serum iron, SI)、总铁结合力(TIBC)和转铁蛋白饱和度(TS):此三项指标反映血浆中的铁含量,通常在缺铁性贫血期出现异常,SI<9.0~10.7μmol/L(50~60μg/dl),TIBC>62.7μmol/L(350μg/dl),TS<15%。

【治疗原则】

治疗关键是去除病因和补充铁剂。

1. 去除病因 合理安排饮食,纠正不正确的饮食习惯和食物组成。积极治疗各种原发病。

2. 铁剂治疗 铁剂是治疗缺铁性贫血的特效药,有口服和注射铁剂,疗程应至血红蛋白正常后2个月左右。

(1) 口服铁剂:铁剂补充首选口服给药;临床均选用二价铁盐制剂。常用的口服铁剂有硫酸亚铁(含元素铁20%)、富马酸亚铁(含元素铁33%)、葡萄糖酸亚铁(含元素铁12%)、琥珀酸亚铁(含元素铁35%)等,剂量为元素铁每日4~6mg/kg,分3次口服,单次元素铁量不应超过1.5~2mg/kg。服药最好选择在两餐之间,既减少对胃黏膜刺激,又利于吸收,同时服用维生素C,可促进铁的吸收。

(2) 注射铁剂:较易出现不良反应,甚至发生过敏反应致死,故应慎用。常用注射铁剂有山梨醇枸橼酸铁复合物,专供肌内注射使用;右旋糖酐铁复合物,可供肌内注射或静脉注射;葡萄糖氧化铁,供静脉注射使用。

3. 输血治疗 一般不需输血。重度贫血、合并严重感染或急需外科手术者才是输血的适应证。贫血愈重,每次输注量应愈小,速度愈慢。

【护理评估】

1. 健康史 了解患儿的喂养方法、辅食添加情况及饮食习惯;小婴儿还需了解其母孕产史;询问生长发育状况,有无慢性疾病、青春期少女月经情况等。了解患儿有无记忆力减退、烦躁或萎靡、异食癖、口腔炎等表现。

2. 身体评估 了解患儿的贫血程度,观察甲床,口唇,口腔黏膜颜色,触诊肝、脾、浅表淋巴结;贫血重者,注意观察有无心率增快、心脏扩大及心力衰竭表现;评估患儿的生长发育情况。了解血象及铁生化检查结果。

3. **心理社会状况** 评估患儿及家长的心理状态,患儿及家长对疾病的病因、治疗及防护知识的了解程度,家庭背景等。

【常见护理诊断/问题】

1. 营养失调:低于机体需要量 与铁摄入不足、吸收不良、丢失过多或消耗增加有关。

2. 活动无耐力 与贫血致组织、器官缺氧有关。

3. 有感染的危险 与机体免疫功能下降有关。

4. 潜在并发症:心力衰竭。

5. 知识缺乏 患儿及家长缺乏缺铁性贫血的相关知识。

【护理目标】

1. 患儿食欲好转。

2. 患儿活动量逐渐增加,活动时无头晕、心悸、气促等症状。

3. 患儿不发生感染。

4. 患儿住院期间未出现并发症。

5. 家长能够掌握本病的有关知识。

【护理措施】

1. 合理营养

(1) 向家长及年长儿解释不良的饮食习惯是导致本病的主要原因,应及时纠正。

(2) 婴儿提倡母乳喂养,代乳品应强化铁元素,按时添加含铁丰富辅食如铁强化米粉、动物肝脏、肉类、鱼类及豆制品等;鲜牛奶必须加热处理后方能喂养婴儿。

(3) 对早产儿、低体重儿应自出生后 4 周开始对母乳喂养儿补充元素铁 2mg/(kg·d),对配方奶喂养儿补充 1mg/(kg·d),直至 1 岁。

2. 用药护理

(1) 口服铁剂应注意:①为减少胃肠道反应,宜从小剂量开始给药,逐渐加至足量;②应在两餐之间服用;③铁剂可与维生素 C、果汁同服,利于吸收;忌与抑制铁吸收的食物如牛奶和制酸剂同服;④液体铁剂可使牙齿变黑,应使用吸管或滴管服药;⑤服用铁剂后大便会变黑或呈柏油样,停药后可恢复,应向家长及患儿说明,避免引起焦虑心理。

(2) 注射铁剂应注意:每次更换注射部位,并深部肌内注射,可采用“Z”字形注射,注射前更换新针,注射后勿立即按揉注射部位,以防药液漏入皮下组织使皮肤染色甚至致局部坏死。

(3) 疗效观察:若铁剂治疗有效,网织红细胞于用药 2~3 天开始上升,5~7 天达高峰,2~3 周后降至正常。血红蛋白 1~2 周后逐渐上升,一般 3~4 周达正常。如治疗 3~4 周仍无效,应积极查找原因。

3. 合理安排休息与活动 轻、中度贫血患儿,一般不需卧床休息,但应避免剧烈运动。应提供舒适的生活环境,生活规律,保证休息和睡眠。对重度贫血患儿根据病情与活动耐力制定活动计划,以不感到疲乏为度。各项操作集中进行,尽量保持患儿心情愉悦,减少哭闹。

4. 预防感染 保持个人卫生,患儿应经常洗手,注意保暖,避免与已感染患儿接触。按时接种疫苗。做好口腔护理,预防和治疗舌炎和口腔炎。

5. 预防心力衰竭 重度贫血患儿需注意休息,减轻心脏负担,必要时吸氧。保持病室安静、尽量减少不必要的刺激。控制输液速度,输液或输血以 6~8 滴/分为宜,必要时记录 24 小时出入量。密切观察生命体征及贫血的改善情况。

6. 健康教育 向患儿及家长讲解缺铁性贫血的有关知识和护理要点。坚持按正确剂量及疗程服药,定期复诊。提倡母乳喂养,及时添加辅食,介绍补铁效果较好的食物,强调合理安排儿童饮食、培养良好饮食习惯的重要性。告知家长因患儿抵抗力降低,应注意根据气温变化及时增减衣物,避免感染。因本病而引起智力减低、成绩下降的患儿,应加强心理疏导,减轻自卑心理。

【护理评价】

1. 经过治疗及护理,患儿的食欲逐渐好转。

2. 患儿血红蛋白逐渐恢复正常。

3. 患儿活动耐力逐渐增加。

4. 患儿住院期间未发生感染或心力衰竭。

5. 经过健康教育,家长及患儿能够掌握本病的相关知识及预防本病的方法。

案例 13-1

　　患儿,女,1岁6个月,因食欲减退,面色苍白2个月于2016年3月入院。患儿2月前开始食欲差,除牛乳外其他很难喂进,喜食烟丝、鸡蛋壳等。伴面色苍白,进行性加重,乏力,不爱活动。有发热、咳嗽、呕吐及腹泻。母乳喂养,至今未断奶,1岁多添加少量辅食(面食)。1岁会说话,1岁4个月会走路。体格检查:T36.9℃,P130次/分,R35次/分,体重10kg。发育正常,营养稍差,神志清,精神萎靡,呼吸平稳,面色苍黄,中度贫血貌,毛发稀黄,口唇黏膜苍白。颈部浅表淋巴结轻度肿大,肝脏肋下2.5cm,脾肋下刚触及。指趾甲床苍白并有反甲。实验室检查:Hb 65g/L,RBC 4.0×10^{12}/L,WBC 9.0×10^9/L,N 0.57,L 0.42。PLT 265×10^9/L;Ret 0.012,MCV 70fl,MCH18.5pg,MCHC 23.1%,HCT 26%。血清铁蛋白9ug/L,总铁结合力879ug/L。

　　思考:该患儿可能的临床诊断、存在的护理问题及相应的护理措施。

三、营养性巨幼细胞贫血

　　营养性巨幼细胞贫血(nutritional megaloblastic anemia,NMA)是由于维生素 B_{12} 或(和)叶酸缺乏所致的一种大细胞性贫血,主要临床特点是贫血、神经精神症状、红细胞减少比血红蛋白的减少更明显、红细胞胞体变大、骨髓中出现巨幼红细胞、维生素 B_{12} 或(和)叶酸治疗有效。

【病因】

　　1. **摄入不足**　单纯母乳喂养未及时添加辅食,人工喂养不当及严重偏食的儿童,饮食中缺乏肉类、动物肝、肾、新鲜绿叶蔬菜者,可致维生素 B_{12} 和叶酸缺乏;单纯羊乳喂养者,易致叶酸缺乏。

　　2. **需要量增加**　婴儿因生长发育迅速,维生素 B_{12} 和叶酸需要量增加;严重感染时维生素 B_{12} 消耗量增加。

　　3. **吸收或代谢障碍**　食物中的维生素 B_{12} 与胃底壁细胞分泌的糖蛋白结合成复合物,在回肠末端吸收,进入血液循环后需与转铁蛋白结合,运送到肝脏贮存。此过程任何环节异常均可致维生素 B_{12} 缺乏。慢性腹泻、局限性回肠炎、手术切除回肠或先天性叶酸代谢障碍等均可使维生素 B_{12} 或叶酸缺乏。

　　4. **药物作用**　长期或大剂量应用广谱抗生素可抑制肠道细菌合成叶酸,抗叶酸代谢药(如甲氨蝶呤)及某些抗癫痫药(如苯妥英钠、苯巴比妥)等均可引起叶酸缺乏。

【发病机制】

　　体内叶酸经二氢叶酸还原酶的还原作用和维生素 B_{12} 的催化作用而变成四氢叶酸,后者是DNA合成过程中必需的辅酶。因此维生素 B_{12} 或叶酸缺乏都可致DNA合成减少。造血细胞内的DNA减少使红细胞分裂和增殖延迟,导致细胞核的发育落后于胞质(血红蛋白的合成不受影响)的发育,使红细胞的胞体变大,形成巨幼红细胞。由于红细胞生成速度变慢,且异形的红细胞易被破坏,进入血液循环的成熟红细胞寿命较短,而造成贫血。DNA不足也可致粒细胞核成熟障碍,胞体增大,出现巨大幼稚粒细胞和中性粒细胞分叶过多现象;也可使巨核细胞的核发育障碍而致巨大血小板。

维生素 B_{12} 还与神经髓鞘的脂蛋白合成有关,能保持有髓鞘的神经纤维的功能完整性;缺乏时可致中枢和外周神经髓鞘受损,而出现神经精神症状;维生素 B_{12} 缺乏还可使中性粒细胞和巨噬细胞作用减退而易患感染性疾病。叶酸缺乏主要引起情感改变,偶见深感觉障碍。

【临床表现】

发病年龄以 6 个月 ~2 岁多见,起病缓慢。

1. **一般表现**　多呈颜面轻度浮肿或虚胖,毛发纤细、稀疏、发黄。

2. **贫血表现**　皮肤常呈现蜡黄色,睑结膜、口唇、指甲等处苍白;乏力,常伴肝、脾肿大。

3. **精神神经症状**　患儿烦躁不安、易怒。维生素 B_{12} 缺乏者表现为表情呆滞、目光发直、反应迟钝、嗜睡,智力及动作发育落后甚至倒退;重者可出现肢体、躯干、头部或全身震颤,甚至抽搐、感觉异常、共济失调、踝阵挛和巴宾斯基征阳性。叶酸缺乏不发生神经系统症状,但可出现神经精神异常。

4. **消化系统症状**　出现较早,患儿常出现厌食、恶心、呕吐、腹泻、舌炎、口腔溃疡等。

5. **其他**　患儿易感染,可有出血点或瘀斑。重症病例可出现心脏扩大甚至心力衰竭。

【辅助检查】

1. **血常规**　呈大细胞性贫血,红细胞数减少比血红蛋白降低更明显;血涂片可见红细胞大小不等,以大细胞为多,巨幼样变的有核红细胞及中性粒细胞分叶过多现象。网织红细胞、白细胞、血小板计数常减少。

2. **骨髓检查**　增生明显活跃,以红细胞系增生为主,各期幼红细胞均出现巨幼样变,胞核发育落后于胞质,中性粒细胞和巨核细胞核分叶过多。

3. **血清维生素 B_{12} 和叶酸测定**　血清维生素 B_{12}<100ng/L(正常值为 200~800ng/L),叶酸 <3μg/L(正常值为 5~6μg/L)。

【治疗原则】

去除病因,加强营养,防治感染。

维生素 B_{12} 肌内注射,每次 100μg,每周 2~3 次和(或)叶酸每次 5mg 口服,每日 3 次,连用数周,直至临床症状好转,血象恢复正常为止。同时服用维生素 C 有助于叶酸的吸收。有精神神经症状者,应以维生素 B_{12} 治疗为主,若单用叶酸反而可致病情加重。重度贫血者可输注红细胞制剂。肌肉震颤者可给镇静剂。

【常见护理诊断 / 问题】

1. **营养失调:低于机体需要量**　与维生素 B_{12} 和(或)叶酸摄入不足,吸收不良等有关。

2. **活动无耐力**　与贫血致组织缺氧有关。

3. **生长发育迟缓**　与营养不良、贫血及维生素 B_{12} 缺乏影响生长发育有关。

4. **知识缺乏**　家长缺乏正确喂养知识。

【护理措施】

1. **合理营养**　改善乳母的营养,及时添加富含叶酸及维生素 B_{12} 的食物,合理搭配患儿的膳食,纠正不良的饮食习惯。

2. **用药护理**

(1) 维生素 B_{12} 治疗后 2~4 天精神症状好转,网织红细胞开始增加,6~7 天达高峰,2 周后降至正常,神经精神症状恢复较慢。

(2) 服用叶酸 1~2 天后食欲好转,骨髓中巨幼红细胞转为正常;2~4 天后网织红细胞增加,4~7 天达高峰;

2~6 周红细胞和血红蛋白恢复正常。服用叶酸者可同时口服维生素 C 助其吸收。恢复期应加用铁剂,避免因红细胞增加过快而出现缺铁。

3. 合理安排休息与活动　根据患儿的活动耐受情况安排其休息与活动。一般不需卧床休息,严重贫血者适当限制活动。烦躁、震颤、抽搐者,遵医嘱用镇静剂,防止外伤。

4. 促进生长发育　监测患儿的体格、智力、运动发育情况,对发育落后者加强训练和指导。

5. 健康教育　向家长及患儿讲解本病的有关知识和护理要点,提供营养方面的知识,强调预防的重要性。指导正确喂养、合理用药。积极治疗和去除影响维生素 B_{12} 和(或)叶酸吸收的因素。对智力落后甚至倒退的患儿,应指导家长耐心教育和训练。

案例 13-2

　　患儿,男性,11 个月,因腹泻 5 个月,伴皮肤蜡黄,嗜睡 2 个月入院。患儿 5 个月前无明显诱因出现腹泻,为黄色稀便,时轻时重,每日大便 3~4 次,精神好,不影响生长。曾于当地医院诊断为"消化不良",给予"胃蛋白酶"治疗,效果不佳,未做进一步检查。自 2 个月前家长发现患儿面色蜡黄,精神萎靡不振,嗜睡,不愿玩耍,少哭不笑,原会坐,会拿东西,现均不能。不能翻身,不认人。G1P1,足月顺产,单纯母乳喂养,母亲以素食为主,很少食肉、蛋类。体格检查:T37.5℃,P136 次 / 分,R24 次 / 分,体重 8.5kg。神志清醒,精神差,患儿无哭闹,表情呆板,反应迟钝。虚胖,中度贫血貌,毛发稀黄,口唇苍白,面部及全身皮肤蜡黄,浅表淋巴结无肿大。头部、面部、舌体不自主震颤。肝肋下 3cm,质软,脾未触及。四肢不自主震颤。指趾甲床苍白。实验室检查:Hb 75g/L,RBC 2.12×10^{12}/L,WBC 10.8×10^9/L,N0.44,L 0.56。PLT 96×10^9/L;Ret 0.018(> 0.008)MCV 96fl,MCH 35pg,MCHC 32%,HCT 30%。血清维生素 B_{12} 86ng/L。

　　思考:该患儿可能的临床诊断、存在的护理问题及相应的护理措施。

第三节　出血性疾病

出血性疾病是指由于正常止血功能障碍所引起的自发性出血或轻微损伤后出血不止的一组疾病,根据发病机制分为 3 类。

1. 血管结构和功能异常　如遗传性毛细血管扩张症、维生素 C 缺乏症、过敏性紫癜、静脉曲张性出血等。

2. 血小板异常性疾病　如免疫性血小板减少症、血小板无力症,巨大血小板综合征等。

3. 凝血功能障碍性疾病

(1)凝血因子缺乏:如血友病甲、乙、丙,新生儿出血症,低纤维蛋白血症等。

(2)抗凝血物质增多症:儿童中少见,如先天性高肝素血症。

一、免疫性血小板减少症

免疫性血小板减少症(Immune thrombocytopenia,ITP)既往又称特发性血小板减少性紫癜,主要临床特点是自发性出血,血小板减少,出血时间延长,血块收缩不良,束臂试验阳性,骨髓巨核细胞增多及成熟障碍,是儿童最常见的出血性疾病。

【病因和发病机制】

患儿发病前常有病毒感染史,感染后机体产生相应的血小板相关抗体(PAIgG、PAIgM、PAIgA),与血小板结合或抗原抗体复合物附着于血小板表面,导致单核吞噬细胞系统对血小板的吞噬、破坏增加,使血小板寿命缩短,导致血小板减少。血小板相关抗体同样作用于骨髓中巨核细胞,导致巨核细胞成熟障碍,使血小板进一步减少。血小板数量减少是导致出血的主要原因,血小板不同程度功能异常及机体损伤血管壁致毛细血管脆性和通透性增加,是出血的促进因素。

【临床表现】

本病见于各年龄小儿,以 1~5 岁小儿多见,男女发病无差异,既往无出血史,多在发病前 1~3 周有急性病毒感染史,如上呼吸道感染、水痘、麻疹、风疹等,偶见于疫苗接种后儿童。以自发性皮肤和黏膜出血为突出表现,多为针尖大小出血点,或瘀点、瘀斑和紫癜。皮疹分布不均,以四肢较多。常伴有鼻衄或齿龈出血,偶见便血、呕血、血尿、颅内出血。出血严重者可致贫血,85%~90% 的患儿于发病后 1~6 个月内痊愈,约 10% 转变为慢性型。

【辅助检查】

1. **血常规** 血小板计数 <100×10^9/L,通常 <20×10^9/L,血小板形态可轻度增大,出血轻重与血小板数有关。失血较多时可致贫血。白细胞数正常。

2. **骨髓检查** 骨髓巨核细胞数增多或正常。胞体大小不一,以小型巨核细胞较多见,幼稚巨核细胞增多,核分叶减少,胞质少且常有空泡形成、颗粒减少。

3. **血小板抗体测定** PAIgG 含量明显增高,部分患儿 PAIgM、PAIgA 阳性。

4. **其他** 出血时间延长,凝血时间正常,血块收缩不良。血清凝血酶原消耗不良。束臂试验阳性。

【治疗原则】

1. **一般治疗** 急性出血期间以住院治疗为宜,尽量减少活动,避免外伤,明显出血患儿应卧床休息。积极预防及控制感染,避免使用影响血小板功能的药物(如阿司匹林)。

2. **肾上腺皮质激素治疗** 为 ITP 的一线治疗药物,常用泼尼松,剂量为每日 1.5~2mg/kg,分 3 次口服。严重出血者可用冲击疗法:甲泼尼龙每日 20~40mg/kg 静脉滴注,连用 3 天,症状缓解后改泼尼松口服。疗程一般不超过 4 周。停药后如有复发,可再使用泼尼松治疗。

3. **应用大剂量丙种球蛋白** 剂量为每日 0.4g/kg,连续 3~5 天静脉滴注;或每次 1.0g/kg 静脉滴注 1~2 天。

4. **输注血小板和红细胞** 急性 ITP 患儿,血循环中存在大量 PAIgG,输注血小板会很快被破坏,通常不应予输血小板治疗,若发生颅内出血或急性内脏大出血危及生命时可输注血小板,并同时予以大剂量肾上腺皮质激素,以减少输入血小板破坏。贫血者可输浓缩红细胞。

5. **其他** 丙种球蛋白和激素治疗无效或慢性难治性病例可给予免疫抑制剂利妥昔单抗或行脾切除术。

【常见护理诊断／问题】

1. 皮肤黏膜完整性受损 与血小板减少致皮肤黏膜出血有关。

2. 潜在并发症:出血。

3. 有感染的危险 与糖皮质激素和(或)免疫抑制剂应用,致免疫力下降有关。

4. 恐惧 与严重出血有关。

5. 知识缺乏 患儿及家长缺乏预防出血等相关防护知识。

【护理措施】

1. **密切观察病情**

(1)观察皮肤瘀点、瘀斑变化,监测血小板数量变化,血小板 <50×10^9/L 时可见自发性出血,<30×10^9/L 时应警惕颅内出血,严密观察有无其他出血发生。

(2)监测生命体征,观察神志、面色,记录出血量,注意观察有无诱发或加重出血的各种危险因素存在。

若面色苍白加重,呼吸、脉搏增快,出汗,血压下降提示可能出现失血性休克;若患儿烦躁、嗜睡、头痛、呕吐,甚至惊厥、昏迷、颈抵抗等提示可能发生颅内出血;若呼吸变慢或不规则,双侧瞳孔不等大,对光反射迟钝或消失提示可能合并脑疝。消化道出血常伴有腹痛、便血;肾出血伴血尿、腰痛。

2. 加强安全防护、避免外伤出血

(1) 提供安全的生活环境:家具摆设尽可能简单,家具的尖角需用软垫包裹。不玩锐利的玩具或物品,限制有对抗性的活动或剧烈运动,如篮球、足球、跨栏等。

(2) 注意皮肤黏膜保护:保持皮肤清洁,床单位清洁、平整,被褥、衣裤轻软;沐浴或清洁皮肤时避免水温过高或用力擦洗;勤剪指甲;选用软毛刷刷牙,忌用牙签剔牙。房间湿度适宜,避免鼻腔干燥,指导患儿勿用力擤鼻,避免抠鼻。勿穿过紧的衣物、鞋子,勿光脚行走。

(3) 休息的指导:出血仅限于皮肤黏膜且较轻微者,原则上无需严格限制活动;急性期应减少活动,增加卧床时间;严重出血或血小板 $<30 \times 10^9/L$ 者,须绝对卧床休息,协助做好各生活护理。

(4) 护理操作动作轻柔:尽量避免或减少肌内注射或静脉穿刺等操作,注射或穿刺后延长压迫时间,必要时局部加压包扎,以免形成深部血肿;静脉穿刺时,避免用力拍打或揉擦患儿的肢体,止血带不宜结扎过紧或时间过长;注射或穿刺部位应交替使用。

(5) 饮食护理:宜选用易消化的软食或半流质饮食,禁食坚硬、过于粗糙、带刺的食物,以防口腔黏膜或牙龈出血。进食过程中需细嚼慢咽。

(6) 保持大便通畅:防止用力排便时腹压增高诱发颅内出血。

(7) 及时控制出血:口、鼻黏膜出血可用浸有 1% 麻黄素或 0.1% 肾上腺素的棉球、纱条或明胶海绵局部压迫止血。无效者应请耳鼻喉科医生会诊,以油纱条填塞,2~3 天后更换。出血严重的患儿遵医嘱给予止血药、输同型血小板。

3. 预防感染 患儿病室应与感染病室分开。保持出血部位清洁。注意个人清洁卫生。

4. 心理护理 当患儿因恐惧而表现出不合作、烦躁、哭闹时,可使出血加重。故应关心、安抚患儿,取得合作。

5. 健康教育

(1) 指导自我保护,避免外伤;忌服阿司匹林类或含阿司匹林的药物;治疗期间不到人多的地方,不与感染患儿接触,去公共场所戴口罩,衣着适度,避免感冒,以防病情加重或复发。

(2) 向家长及患儿讲解识别出血征象和初步止血的方法,一旦发现出血,立即入院治疗。

(3) 实行脾切除术的患儿易患呼吸道和皮肤化脓性感染,且易发展为败血症。患儿应定期随诊,遵医嘱应用长效青霉素每月 1 次,或丙种球蛋白注射预防感染。

二、血友病

血友病(hemophilia)是一组遗传性凝血功能障碍的出血性疾病,包括:血友病 A,即因子Ⅷ(抗血友病球蛋白,AHG)缺乏症;血友病 B,即因子Ⅸ(血浆凝血活酶成分,PTC)缺乏症或称 Christmas 病;以血友病 A 最为常见。共同临床特点为终生在轻微损伤后发生较长时间的出血。

【病因与发病机制】

血友病 A、B 为 X- 连锁隐性遗传,由女性传递,男性发病。

由于凝血因子Ⅷ、Ⅸ缺乏,使凝血过程第一阶段中的凝血活酶生成减少,引起血液凝固障碍,导致出血倾向。

【临床表现】

主要表现为出血症状,终生有轻微损伤或小手术后长时间出血倾向。出血症状的轻重、发病的早晚与凝血因子活性相关,血友病 A 和 B 大多在 1 岁时发病,重症者新生儿期即可发病,出血程度较重。

患儿常有皮肤、黏膜出血,皮下及肌肉血肿,关节腔内出血,也可见消化道、泌尿道等内脏出血。颅内出血虽少见,但常危及生命,是常见的致死原因之一。

关节腔出血为本病最常见的临床表现之一,以膝关节最常受累,其次为踝、髋、肘、肩关节等,且在同一部位反复发生。可分为 3 期:①急性期:关节腔内及周围组织出血,出现关节红肿、疼痛和功能障碍;②关节炎期:因反复关节出血,血液吸收不全可致慢性炎症,滑膜增厚;③后期:关节纤维化而致关节强直畸形、肌肉萎缩、骨质破坏、功能丧失。膝关节反复出血,常引起膝屈曲、外翻、腓骨半脱位,形成特征性的血友病步态。

【辅助检查】

F Ⅷ或 F Ⅸ的促凝活性测定减少或缺乏,有助于判断血友病的类型、病情以及指导治疗。

凝血时间延长,部分凝血活酶时间延长,凝血酶原消耗不良,凝血活酶生成试验异常。出血时间、凝血酶原时间和血小板计数正常。

【治疗原则】

治疗的关键是预防出血、局部止血和替代疗法,基因治疗将有望根治血友病。

1. 补充凝血因子(替代疗法) 血友病 A 应用因子Ⅷ浓缩制剂。无该制剂时可酌用冷沉淀、新鲜血浆或新鲜冰冻血浆;血友病 B 应用因子Ⅸ制剂、凝血酶原复合物,酌情使用新鲜冰冻血浆。输注次数、剂量依出血程度而定。

2. 药物治疗 1 脱氧 -8- 精氨酸加压素(DDAVP)缓慢静注;达那唑和复方诀诺酮可减少血友病 A 患儿的出血。

3. 局部止血 可采用压迫止血、加压包扎、局部冷敷等方法。

【常见护理诊断 / 问题】

1. 组织完整性受损 与凝血因子缺乏致组织出血有关。

2. 潜在并发症:颅内出血。

3. 疼痛 与关节腔出血及皮下、肌肉血肿有关。

4. 躯体活动障碍 与关节腔积血、关节强直畸形有关。

5. 长期自尊低下 与疾病终身性有关。

【护理措施】

1. 防治出血

(1) 预防出血:避免外伤;禁食坚硬的食物;尽量避免肌内注射、深部组织穿刺,必须穿刺时,须选用小针头、拔针后延长按压时间;尽量避免手术,必须手术时,应在术前、术中及术后补充所缺乏的凝血因子。

(2) 遵医嘱尽快输注凝血因子:认真阅读药物说明书,按要求稀释后输注,滴速不超过 10ml/min;输注时严密观察有无发热、寒战、头痛等不良反应,有反应者酌情减慢滴速;严重不良反应者,需停止输入,并将制品和输液器送检。

(3) 局部止血:皮肤、口鼻黏膜出血可局部压迫止血。口鼻出血也可用浸有 0.1% 肾上腺素或新鲜血浆的棉球、明胶海绵压迫;必要时请五官科会诊,以油纱条填塞,保持口鼻黏膜湿润,48~72 小时后取出油纱条。肌肉、关节出血早期可以弹力绷带加压包扎。

2. 密切观察病情 密切观察生命体征、神志、皮肤黏膜瘀斑、瘀点增减及血肿消退情况,记录出血量,及时发现休克、内脏出血及颅内出血,并积极抢救。

3. 减轻疼痛 疼痛主要发生在出血的关节和肌肉部位。可用冰袋冷敷出血部位,抬高患肢,制动并保持其功能位。

4. 预防关节畸形 关节出血停止、肿痛消失后,应逐渐增加活动量。反复关节出血致慢性关节损害者,应进行康复训练。严重关节畸形可行手术矫正。

5. 心理护理 维护患儿自尊,鼓励年长儿参与自身的护理,如日常生活自理,以利于增强自信心。鼓励年长儿表达想法,缓解焦虑和挫折感。提供适龄的游戏活动,安排同伴探望,减轻孤独感。

6. 健康教育 对家长进行遗传咨询,使其了解本病的遗传规律和筛查基因携带者的重要性。指导家长采取预防措施,减少或避免外伤出血。告知患儿的家长、老师、学校卫生员患儿的病情,应注意限制活动。教会家长及年长儿能进行必要的应急护理措施,如局部止血。鼓励患儿规律、适度的体格锻炼和运动,增强关节周围肌肉的力量和强度,延缓出血或使出血局限化。

第四节 急性白血病

白血病(leukemia)是我国最常见的儿童恶性肿瘤,其特点为白血病细胞在骨髓中恶性增生,并浸润至其他组织与器官,引起一系列临床症状。主要临床特征为贫血、出血、反复感染及各种浸润症状。在我国 10 岁以下儿童白血病发病率为 3/10 万 ~4/10 万,男孩高于女孩,每年 15 岁以下儿童有 15 000 人左右发生白血病。其中急性白血病占 90%~95%。

【病因与发病机制】

病因与发病机制未完全明了,目前认为与以下因素有关。

1. 病毒因素 研究已证明转录病毒的 RNA 可引起人类 T 淋巴细胞白血病。

2. 化学因素 如苯、重金属、石油蒸馏产品、氯霉素和细胞毒药物等均可诱发白血病,可能与 DNA 损害导致基因突变有关。

3. 放射因素 各种电离辐射均可致人类白血病。白血病的发生取决于人体吸收辐射的剂量,整个身体或部分躯体受到中等或大剂量辐射后可诱发白血病,小剂量尚不确定。

4. 遗传因素 本病不属于遗传性疾病,但基因表达和(或)基因的失活是细胞恶变的基础之一。有染色体畸变的人群白血病的发病率高于正常人,白血病同胞中发病率比普通人群高 4 倍。

【分类与分型】

根据白血病细胞的分化程度、自然病程的长短,可将白血病分为急性和慢性两大类,再根据细胞的类型分为若干型。我国急性白血病占 90% 以上,慢性白血病占 3%~5%,故本节重点介绍急性白血病。

根据增生的白细胞种类的不同可分为急性淋巴细胞白血病(acute lymphoblastic leukemia,ALL)和急性髓细胞白血病(简 acute myeloid leukemia,AM)。目前主要采用形态学(M)、免疫学(I)、细胞遗传学(C)和分子生物学(M)分型,即 MICM 分型。形态学分型将急淋分为 L_1、L_2、L_3 三型,以 L1 型最常见;应用单克隆抗体检测淋巴细胞表面抗原标记,将 ALL 分为 T、B 两大系列。AM 形态学分 8 个亚型:急性髓系白血病微化型(M_0);急性髓系白血病未成熟型(M_1);急性髓系白血病部分分化型(M_2);急性早幼粒细胞白血病(M_3);急性粒 - 单核细胞白血病(M_4);单核细胞白血病(M_5);急性红白血病(M_6);急性巨核细胞白血病(M_7)。

【临床表现】

各型急性白血病的临床表现基本相同。

1. 一般表现 起病可以隐匿,也可突发。早期常以乏力、疲倦、食欲下降、牙龈出血等表现为主,少数以发热和类似风湿热的骨关节痛为首发症状。

2. 发热 是最常见症状之一,患儿多数起病时有发热,热型不定,可低热、不规则发热、持续高热等;白血病性发热多为低热,抗生素治疗无效;感染多为持续高热。

3. 贫血、出血 贫血呈进行性加重,表现为苍白、乏力、活动后气促等。皮肤、黏膜出血,牙龈出血、瘀斑,消化道出血和血尿,严重者有内脏出血和颅内出血,是致死的主要原因。

4. 白血病细胞浸润引起的表现

（1）髓外造血表现：可有不同程度的肝、脾肿大。全身浅表淋巴结均可肿大，多局限于颈部、颌下、腋下和腹股沟等处，以急淋较为显著。

（2）骨和关节浸润：以四肢长骨、肩、膝、腕、踝等关节疼痛为首发症状，部分呈游走性关节痛，常伴胸骨压痛。骨和关节痛多见于急淋患儿。

（3）中枢神经系统浸润：白血病细胞侵犯脑实质和（或）脑膜时引起中枢神经系统白血病（central nervous system leukemia，CNSL），以颅内压增高最常见，表现为头痛、呕吐、嗜睡、视盘水肿、惊厥、昏迷等；浸润脑膜时，可出现脑膜刺激征；浸润脑神经核或神经根时，出现相应的感觉及运动障碍；脊髓浸润时可致截瘫。

（4）睾丸浸润：白血病细胞侵入睾丸时即引起睾丸白血病（testicular leukemia，TL），表现为无痛性肿大，局部变硬，阴囊皮肤可呈红黑色。由于化疗药物不易进入睾丸，当病情完全缓解时，睾丸内白血病细胞仍存在，因而常成为导致白血病复发的重要原因之一。

（5）绿色瘤：是急性髓系白血病的一种特殊类型，白血病细胞浸润眶骨、颅骨、胸骨、肋骨或肝、肾、肌肉等，在局部隆起形成绿色瘤。

（6）其他器官浸润：少数患儿有皮肤浸润，表现为斑疹、丘疹、结节。心脏浸润引起心脏扩大、传导阻滞、心包积液和心力衰竭。消化系统浸润可出现食欲不振、腹痛、腹泻、出血等。

【辅助检查】

1. 血常规　50%患儿白细胞数增高，其余正常或减低，分类以原始和幼稚细胞为主；多呈正细胞正色素性贫血，红细胞和血红蛋白均减少，网织红细胞数多较低；血小板常减少。

2. 骨髓形态学检查　为确诊和评定疗效的重要依据。典型的改变为该型白血病的原始及幼稚细胞极度增生；幼红细胞和巨核细胞减少。但有少数患儿骨髓表现为增生低下。

3. 组织化学染色和溶菌酶检查　有助于鉴别白血病细胞类型。

4. 免疫学　细胞遗传学、分子生物学检测是重要的诊断方法。

【治疗原则】

治疗原则是以化疗为主的综合疗法；早诊断、早治疗、严格分型、按不同类型选用不同化疗方案、争取尽快完全缓解，同时注意中枢神经系统白血病和睾丸白血病的早期防治。重视支持疗法和造血干细胞移植。

化学药物治疗通常按次序、分阶段进行：①诱导缓解：联合数种化疗药物，最大限度杀灭白血病细胞，以达到完全缓解；②巩固、强化治疗：在缓解状态下最大限度杀灭微小残留的白血病细胞，防止早期复发；③预防髓外白血病：是防止骨髓复发和治疗失败使患儿获得长期生存的关键之一；④维持及加强治疗：巩固疗效，达到长期缓解或治愈。停药后仍需长期随访。

持续完全缓解2~3年者方可停止治疗。停药后尚需继续追踪观察数年。儿童白血病常用化疗药物简介见表13-3。

表13-3　儿童白血病常用化疗药物简介

药物	主要作用	给药途径	剂量和用法*	毒性作用
环磷酰胺（CTX）	抑制DNA合成，使细胞停止在分裂期，阻止进入S期	口服 静滴	2~3mg/（kg·d），每日一次 200~400mg/m²，每周一次	骨髓抑制，脱发，出血性膀胱炎，肝脏损害，口腔溃疡
泼尼松（Pred）	能溶解淋巴细胞	口服	40~60mg/（m²·d），分3次	高血压，库欣综合征，骨质疏松，易感染
甲氨蝶呤（MTX）	抗叶酸代谢，阻止四氢叶酸生成，抑制DNA合成	肌内 静滴 鞘内注射	每次15~25mg/m²，每周1~2次；鞘注剂量依年龄而定	骨髓抑制，肝损害，口腔、胃肠道溃疡，恶心、呕吐

药物	主要作用	给药途径	剂量和用法*	毒性作用
6-巯基嘌呤(6-MP)	抗嘌呤合成,使 DNA 和 RNA 合成受抑制	口服	每次 50~90mg/m²,每日 1 次	骨髓抑制,肝损害
6-硫鸟嘌呤(6-TG)	同 6-MP	口服	每次 75mg/m²,每日 1 次	同 6-MP
阿糖胞苷(Ara-c)	抗嘧啶代谢,抑制 DNA 合成	静滴 肌内 鞘注	100~200mg/(m²·d),分 2 次 每次 30mg/m² 隔日 1 次或每周 1 次	骨髓抑制,口腔溃疡,恶心、呕吐、脱发
长春新碱(VCR)	抑制细胞有丝分裂	静注	每次 1.5 ~2mg/m²,每周 1 次	周围神经炎、脱发
柔红霉素(DNR)	抑制 DNA、RNA 合成	静滴	每次 30~40mg/m²,每日 1 次,共 2~4 次	骨髓抑制,心肌损害,胃肠道反应,局部刺激
去甲氧柔红霉素(IDA)	抑制 DNA 合成	静滴	每次 10mg/m²,每日 1 次,共 2 天	骨髓抑制,心脏毒性,胃肠道反应,肝脏损害
阿霉素(ADM)	抑制 DNA、RNA 合成	静注	每次 40mg/m²,每日 1 次,共 3 天	骨髓抑制,心脏毒性,胃肠道反应,脱发
左旋门冬酰胺(L-ASP)	能溶解淋巴细胞,分解门冬酰胺	静滴	0.6 万 ~1 万 IU/(m²·d),隔日 1 次,共 6~10 次	肝脏损害,过敏反应,胰腺炎,氮质血症,糖尿,低血浆蛋白
依托泊苷 / 足叶乙甙(VP-16)	抑制 DNA、RNA 合成	静滴	每次 100~150mg/m²,每日 1 次,共 2~3 天	骨髓抑制,肝肾损害,胃肠道反应
三尖杉碱(H)	抑制蛋白质合成,水解门冬酰胺	静滴	每次 4~6mg/m²,每日 1 次,共 5~7 天	骨髓抑制,心脏损害,胃肠道反应
替尼泊苷(VM26)	破坏 DNA	静滴	同 VP-16	同 VP-16

* 剂量和用法随方案而不同

【常见护理诊断 / 问题】

1. 体温过高　与大量白血病细胞浸润、坏死和(或)感染有关。

2. 活动无耐力　与贫血致组织缺氧有关。

3. 有感染的危险　与中性粒细胞减少、机体抵抗力下降有关。

4. 潜在并发症:出血、输血反应、药物副作用。

5. 疼痛　与白血病细胞浸润有关。

6. 营养失调:低于机体需要量　与消耗增加或化疗药物副作用有关。

7. 预感性悲哀　与白血病久治不愈有关。

8. 执行治疗方案无效　与治疗方案复杂、时间长、患儿与家长难于坚持、家长缺乏白血病的相关知识等有关。

【护理措施】

1. **维持体温正常**　监测体温,记录热型及热度,遵医嘱给予药物降温,但忌用酒精擦浴,以免加重出血倾向;观察降温效果,及时更换汗湿的被服,防止受凉。

2. **休息与活动管理**　患儿因贫血常有乏力、活动后气促,需卧床休息,减少剧烈活动,急性期需绝对卧床休息。症状缓解后逐渐增加活动量。

3. **预防感染**　感染是白血病患儿的主要死因之一。白血病患儿由于免疫功能下降,加之化疗致骨髓抑制,使成熟中性粒细胞减少或缺乏,机体免疫功能进一步下降,易发生感染。

(1) 严格执行无菌技术操作,建立严格的消毒隔离制度。

(2) 保护性隔离:白血病患儿应与其他病种患儿分室居住,以免交叉感染。粒细胞数极低或免疫功能明显低下者应住单间,有条件者住空气层流室或无菌单人层流床。房间每日用紫外线消毒 1~2 次。限制探视人数,有感染者禁止探视。接触患儿前认真洗手,必要时以消毒液洗手。

(3) 皮肤黏膜的护理：保持患儿口腔清洁，进食前后及睡前用漱口液漱口；选用软毛牙刷刷牙，避免损伤口腔黏膜。保持肛周、会阴部皮肤清洁，大便后用 1：5000 的高锰酸钾溶液坐盆，防止肛周脓肿。勤换内衣裤，养成良好的个人卫生习惯。

(4) 避免预防接种：免疫功能低下者，避免接种麻疹、风疹、水痘、流行性腮腺炎等减毒活疫苗和脊髓灰质炎糖丸。

(5) 及早发现感染征象：监测生命体征尤其是体温变化，检查口腔有无齿龈红肿，咽红、肿、痛，肛周及外阴有无异常。

4. 密切观察病情

(1) 防治出血：白血病本身及化疗后都会引起血小板减少，当血小板 $<50×10^9/L$ 时可出现出血症状。护理措施参见本章免疫性血小板减少症的护理措施。

(2) 熟悉各种化疗药物的药理作用和毒性作用，了解化疗方案及给药途径，遵医嘱正确给药。

1）化疗药物刺激性较大，药液渗出容易引起局部疼痛、红肿、坏死，应熟练掌握穿刺技术。注射前应确认静脉通畅，若药液渗出，立即停止给药，局部给予封闭治疗。

2）由于化疗的疗程较长，静脉给药者需有计划选择血管，目前多选择应用 PICC。

3）用药前应详细询问用药史及过敏史，门冬酰胺酶按规定做皮试，用药过程中注意观察有无过敏反应。

4）某些药物遇光分解，如甲氨蝶呤静注时应注意避光。

5）鞘内注射时浓度不宜过大，缓慢推入，术后去枕平卧 4~6 小时。

(3) 药物毒性作用的护理

1）血液系统反应：多数化疗药可引起骨髓抑制，导致患儿并发感染、出血，应监测血象，及时防治感染并观察有无出血、贫血发生。

2）消化系统反应：如恶心、呕吐、食欲不振等，在化疗前、中、后均可给予止吐药、胃肠黏膜保护剂。建议患儿接受化疗前 2 小时内避免进食，并注意化疗后应少量多餐，进食温和无刺激性的食物。保证液体入量，尤其呕吐严重的患儿，必要时静脉补液。

3）泌尿系统反应：环磷酰胺可致出血性膀胱炎，用药前应注意给予碳酸氢钠碱化尿液，保持尿 $pH≥7$，嘱患儿多饮水，保证尿量达 150ml/h，并尽量在白天给药，以免影响睡眠。

4）口腔黏膜损害：化疗期间应避免进食生冷、坚硬、刺激性食物。加强口腔护理，可用 1：2000 的朵贝溶液或 25% 的碳酸氢钠溶液漱口。

5）循环系统反应：如柔红霉素等可引起急性和慢性蓄积性心脏损害，出现心动过速、房室传导阻滞，严重者出现心肌病症状。给药时注意输液速度不宜过快，并注意观察心率的改变。

6）神经系统反应：部分患儿在使用长春新碱时会出现指、趾端麻木、足下垂、声音嘶哑、面肌麻痹等，应告知患儿及家长在停药后可自行缓解。

5. 减轻疼痛　化疗可采用经外周静脉置入中心静脉导管给药（PICC），各项操作动作轻柔，尽量减少因治疗给患儿带来的痛苦。可遵医嘱适当应用止痛药。

6. 合理营养　给予高蛋白、高维生素、高热量饮食，鼓励患儿经口进食，不能进食者静脉补充。进食前要洗手，不吃生、冷、不洁食品，食具应消毒。

7. 心理护理

(1) 关心患儿，让患儿及家长了解本病的治疗状况，树立战胜疾病的信心。

(2) 进行各项诊疗、护理操作前，向患儿及家长告知其意义、配合要点及可能出现的不良反应，减轻恐惧心理。

(3) 提供交流的机会，让患儿及家长们之间交流护理经验，提高心理应对能力，增强战胜疾病的信心。

8. 健康教育　向家长和患儿讲解白血病的相关知识；向家长和年长儿说明白血病完全缓解后，患儿体内仍有残存的白血病细胞，使其明确坚持定期化疗的重要性。建立随访制度，第一年每 2 个月、第 2 年每 4 个月、第 3 年每 6 个月复查 1 次血常规，第 1 年每 6 个月、第 2 年后每年 1 次复查骨髓象至停药后 5 年。教会家长及患儿观察和预防出血、感染的方法，如有出血征象时的紧急处理措施，及时就诊。鼓励患儿适度锻炼，提高机体抵抗力。

（崔　洁）

学习小结

本章重点为营养性贫血。营养性缺铁性贫血是儿童最常见的贫血，是由于铁缺乏致血红蛋白合成减少而引起的贫血，临床特点为小细胞低色素性贫血、血清铁蛋白减少，最主要病因为铁摄入不足，应选择二价铁剂并同服维生素 C 等促进吸收，加强饮食护理，注意疗效观察等。营养性巨幼细胞贫血是由于维生素 B_{12} 和（或）叶酸缺乏所引起的一种大细胞性贫血；临床特点为贫血，神经精神症状，红细胞胞体变大骨髓中出现巨幼红细胞，维生素 B_{12} 和（或）叶酸治疗有效。免疫性血小板减少症是自身免疫性疾病，临床特征为皮肤、黏膜自发性出血、血小板减少、出血时间延长、血块收缩不良及束臂试验阳性，治疗以激素和（或）大剂量丙种球蛋白为主。血友病是一组遗传性出血性疾病，共同临床特点为终生在轻微损伤后发生长时间的出血，治疗的关键是预防出血、局部止血和尽快补充凝血因子，主要护理措施包括及时止血、预防出血和注意安全等。急性白血病临床特征为贫血、出血、反复感染及各种浸润症状；治疗原则是以化疗为主的综合疗法；护理措施主要为预防感染、防治出血、用药的护理、提供情感支持和心理疏导等。

复习参考题

1. 与成人相比，儿童有哪些造血特点？

2. 营养性缺铁性贫血的主要病因及临床表现有哪些？

3. 营养性缺铁性贫血的治疗原则及护理措施有哪些？

4. 营养性缺铁性贫血与营养性巨幼细胞贫血的发病机制有何异同？

5. 简述免疫性血小板减少症的护理措施。

6. 急性白血病的治疗原则及主要护理措施有哪些？

第十四章　神经系统疾病患儿的护理

14

14章

学习目标

掌握	化脓性脑膜炎、病毒性脑炎、儿童热性惊厥和癫痫的临床表现、护理诊断及护理措施。
熟悉	上述疾病的治疗原则;化脓性脑膜炎和病毒性脑炎的脑脊液改变。
了解	小儿神经系统的解剖生理特点;化脓性脑膜炎和病毒性脑炎的病因与发病机制;儿童脑性瘫痪的基本知识。

儿童神经系统疾病中以感染引起的各种脑膜炎、脑炎多见。近年来，儿童神经病学临床研究取得很大进展，部分损害神经系统的非感染性疾病，如脑性瘫痪在临床也能够得到及时的干预。在儿童神经系统疾病护理中，需密切观察病情变化，做出有效判断、细致的照护和恢复训练，能促使神经系统疾病患儿尽快康复。

第一节　小儿神经系统解剖生理特点

婴幼儿阶段是神经系统发育最快速的时期。儿童神经系统的检查，原则上与成人相同，但由于儿童神经系统尚未成熟，体格检查时常不合作，因而儿童神经系统检查具有特殊性。如伸直性跖反射，在成人或年长儿属病理性，但在婴幼儿却是一种暂时的生理现象。在对儿童神经系统检查与评价时，需关注各年龄阶段的检查方法及正常生理学特征，并灵活掌握检查顺序。

（一）脑

脑是神经系统的核心，儿童脑的发育是一个连续动态的过程。出生时的新生儿大脑重量约370g，占体重的10%~12%，大脑表面已有较浅而宽的沟回，脑皮质较薄，细胞分化较差，髓鞘形成不全，发育不完善，神经活动不稳定。随着年龄的增长，脑发育逐渐成熟和复杂化。在基础代谢状态下，儿童脑耗氧量占机体总耗氧量的50%，而成人为20%。因此儿童对缺氧的耐受性较成人差。

（二）脊髓

脊髓是神经系统的重要组成部分。儿童出生时，脊髓结构已较完善，功能基本成熟，2岁时其结构接近成人。由于脊髓的结构发育与脊柱的发育相对不平衡，故婴幼儿时期行腰椎穿刺的位置要低，避免损伤脊髓，常在第4~5腰椎间隙，4岁后以第3~4腰椎间隙为宜。随着脊髓功能的不断完善，儿童的运动功能更加趋于成熟。

（三）脑脊液

新生儿脑脊液量少，一般为5ml，压力低（0.29~0.78kPa），故脑脊液抽取较困难。随着年龄增长和脑室的发育逐渐增加，脑脊液的量和压力逐渐升高。正常儿童脑脊液外观清亮透明，压力0.69~1.96kPa，细胞数不超过10×10^6/L（婴儿$<20 \times 10^6$/L），糖含量2.8~4.5mmol/L（婴儿3.9~5.0mmol/L），氯化物117~127mmol/L（婴儿110~122mmol/L），蛋白0.2~0.4g/L（新生儿0.2~1.2g/L）。

（四）神经反射

1. **出生时已存在终生不消失的反射**　包括结膜反射、角膜反射、瞳孔反射、吞咽反射等。当这些反射减弱或消失时，提示神经系统发生病理改变。

2. **出生时已存在以后逐渐消失的反射**　包括拥抱反射、握持反射、觅食反射、吸吮反射及颈肢反射等。这些反射在应出现的时间内不出现，或该消失的时间不消失，如拥抱反射消失的时间为3~6个月，握持反射消失的时间为3~4个月，觅食和吸吮反射消失时间为4~7个月，颈肢反射则在6个月消失，或两侧持续不对称均提示神经系统异常。

3. **出生时不存在以后逐渐出现并终生不消失的反射**　包括腹壁反射、提睾反射和各种腱反射，新生儿期不易引出，婴儿期不明显，1岁时才稳定。提睾反射正常时可有轻度不对称。在某些病理情况下，这些反射可减弱或消失。

4. **病理反射**　包括Babinski征、Chaddock征、Gordon征和Oppenhenheim征等，检查和判断方法同成人。正常2岁以下婴儿可呈现双侧Babinski征阳性，若该反射持续不对称或2岁后继续阳性时，提示锥体束损害。

5. **脑膜刺激征**　包括颈强直、Kernig征和Brudzinski征。由于婴儿颅缝和前囟对颅内压力的缓解作用，而使脑膜刺激征表现通常不明显或出现较晚。

第二节　化脓性脑膜炎

化脓性脑膜炎(purulent meningitis,PM)是各种化脓性细菌引起的脑膜炎,部分患者病变累及脑实质。本病是儿童,尤其是婴幼儿时期常见的中枢神经系统感染性疾病。随着脑膜炎球菌和流感嗜血杆菌疫苗、肺炎球菌疫苗的接种和对本病诊治水平的不断提高,本病发病率和病死率明显下降。

【病因及发病机制】

许多化脓性细菌都能引起本病。2/3 以上的患儿是由于脑膜炎双球菌、肺炎链球菌和流感嗜血杆菌 3 种细菌引起。新生儿和小于 2 个月患儿以革兰氏阴性杆菌(大肠埃希菌、变形杆菌、铜绿假单胞菌等)和金黄色葡萄球菌感染为主。由脑膜炎球菌引起的脑膜炎呈流行性。致病菌可通过多种途径侵入脑膜:

1. **通过血流是最常见的途径**　当小儿免疫防御功能降低时,细菌通过血脑屏障到达脑膜。致病菌大多经上呼吸道入侵血流,而新生儿的皮肤、胃肠道黏膜或脐部也常为感染的侵入门户。

2. **邻近组织器官的感染**　如乳突炎、中耳炎等扩散波及脑膜。

3. **与颅腔存在直接通道**　如颅骨骨折、皮肤窦道或脑脊膜膨出,致使细菌直接侵入蛛网膜下腔。

【临床表现】

多见于 5 岁以下儿童,1 岁以下为患病高峰年龄。一年四季均有化脓性脑膜炎发生,但肺炎链球菌脑膜炎冬、春季多见,而脑膜炎球菌和流感嗜血杆菌引起者分别以春、秋季发病多。大多急性起病。部分患儿病前有数日上呼吸道或胃肠道感染病史。

1. **典型表现**

(1) 感染中毒及急性脑功能障碍症状:包括发热、烦躁不安及进行性加重的意识障碍。患儿可逐渐从精神萎靡、嗜睡、昏睡、昏迷一直到深度昏迷。约 30% 的患儿可有反复的惊厥发作。

(2) 颅内压增高症状:包括为头痛、呕吐,婴儿则有前囟饱满、张力增高、头围增大等表现。合并脑疝时,常伴呼吸不规则、突然意识障碍加重或瞳孔不等大等症状。

(3) 脑膜刺激征:以颈项强直最常见,Kernig 征和 Brudzinski 征呈阳性。

2. **非典型表现**　新生儿和年龄小于 3 个月的幼婴化脓性脑膜炎表现多不典型。主要表现为:发热可有可无,甚至体温不升;颅内压增高表现多不明显,可仅有吐奶、尖叫或颅缝裂开;惊厥不典型表现,如仅见面部、肢体局灶性抽动等;脑膜刺激征不明显,与婴儿肌力弱、肌肉不发达和反应低下有关。

3. **并发症**　化脓性脑膜炎可发生硬脑膜下积液、脑室管膜炎、脑积水等并发症。临床中最常见的并发症是硬脑膜下积液,其次见于脑积水,最严重的并发症是脑室管膜炎,部分患儿也可遗留神经性耳聋、视力损伤、精神发育迟缓、癫痫和行为障碍等表现。

【辅助检查】

1. **脑脊液**　脑脊液检查是确诊本病的重要依据。典型病例表现为压力增高,外观浑浊似米汤样。白细胞总数多达 $1000 \times 10^6/L$ 以上,分类以中性粒细胞为主,蛋白质显著增高脑脊液培养是确定病原菌的可靠方法。

2. **血培养**　对所有疑似病例均应做血培养,以帮助确定致病菌。确认致病菌对明确诊断和治疗指导具重要意义。

3. **外周血象**　白细胞总数大多明显增高,以中性粒细胞为主。对于不规则治疗者或严重感染者,白细胞总数可能减少。

4. **皮肤瘀点、瘀斑涂片**　是发现脑膜炎双球菌重要而简便的方法。

【治疗原则】

1. **抗生素治疗**　化脓性脑膜炎预后严重,应争取用药 24 小时内杀灭脑脊液中的致病菌,应选用对病原菌敏感、易透过血脑屏障的药物。急性期要静脉用药,保证用药早、剂量足、疗程够。病原菌尚未明确前,主要选择能快速在患儿脑脊液中达到有效灭菌浓度的第三代头孢菌素,包括头孢曲松或头孢噻肟,疗效不理想时可联合使用万古霉素。病原菌明确后应根据药敏试验结果选择抗生素见表14-1。临床中化脓性脑膜炎抗生素治疗的周期较长,一般为2~3周,严重者甚至长达1~2月。

表14-1 抗生素的选择

病原体	标准抗生素选择	疗程
流感嗜血杆菌	头孢噻肟钠/头孢曲松	10~14天
脑膜炎球菌	青霉素,头孢噻肟钠/头孢曲松	7天
肺炎链球菌	头孢噻肟钠/头孢曲松	10~14天
金黄色葡萄球菌	半合成青霉素万古霉素	>3周
大肠杆菌	头孢噻肟钠/头孢曲松(或+氨卞青霉素;氯霉素)	>3周
病原不明	头孢噻肟钠/头孢曲松+氨卞青霉素	>2~3周

2. 肾上腺皮质激素的应用 肾上腺皮质激素不仅可抑制多种炎症因子的产生,减轻炎症反应,还可降低血管通透性,减轻脑水肿和颅内高压。常用地塞米松0.6mg/(kg·d),分4次静脉注射,连用2~3天。对新生儿非常规使用皮质激素。

3. 并发症的治疗 硬膜下积液量较大引起颅内压增高时,应行硬膜下穿刺放液,放液量每次、每侧不超过15ml,部分患儿需反复多次穿刺。脑室管膜炎应行侧脑室穿刺引流以缓解症状,并选择适宜抗生素注入脑室。脑积水主要依赖手术治疗,如脑脊液分流术、正中孔粘连松解等。

4. 对症和支持治疗 维持体内水、电解质和酸碱平衡;处理高热,控制惊厥和感染性休克;及时降低颅内压等。

【护理评估】

1. 健康史 询问患儿及家长近1~3周有无呼吸道或胃肠道感染史,有无邻近组织器官的感染,了解预防接种史和流行病学史。

2. 身体状况 测量患儿的体温、心率、呼吸、脉搏,评估患儿有无发热、头痛、呕吐、腹泻等;有无中枢神经系统症状,如惊厥、意识障碍、颅内压增高、运动功能障碍和精神障碍等。分析脑脊液检查、病原学检查、血清学检查、CT/MRI和脑电图检查结果。

3. 心理-社会状况 评估患儿家长对本病相关知识的认知程度,对治疗和护理知识掌握程度,及焦虑和恐惧程度和应对方式。评估家庭对疾病治疗和护理的经济承受能力和社会的支持水平。

【常见护理诊断/问题】

1. 体温过高 与细菌感染有关。

2. 潜在并发症:颅内压增高。

3. 有受伤的危险 与惊厥发作有关。

4. 营养失调:低于机体需要量 与摄入不足、机体消耗增多有关。

5. 焦虑 与疾病预后不良有关。

【护理目标】

患儿体温维持正常,营养平衡,减少颅内压增高或昏迷等情况的发生。

【护理措施】

1. 维持体温正常 维持病室温度为18~20℃,湿度为50%~60%。高热患儿需卧床休息,每4小时测量1次体温,密切观察患儿热型。当体温超过38.5℃时,给予物理或药物降温。鼓励患儿多饮水,保证机体液量的需求。指导或协助家长在患儿出汗后及时更换汗湿的衣裤,注意保暖。并遵医嘱给予抗生素等药物治疗。

2. 密切观察病情，防止并发症发生

（1）生命体征和神志的观察。若患儿出现意识障碍、前囟膨隆或紧张、瞳孔改变、躁动不安、频繁呕吐、剧烈头痛、四肢肌张力增高、库欣反应（心跳脉搏减慢，呼吸节律减慢，血压升高）等提示颅内高压。若患儿呼吸不规则、瞳孔忽大忽小或两侧不等大、对光反应迟钝或消失、血压升高等应警惕脑疝及呼吸衰竭的发生。

（2）并发症的观察。患儿若出现并发症，则预示疾病预后不良。若患儿病情不见好转或病情反复，惊厥发作，高热不退，频繁呕吐，出现"落日眼"现象等，应立即报告医师，备好氧气、吸引器、呼吸机、硬膜下穿刺包及侧脑室引流包等急救物品，配合急救处置。

3. 防止外伤　病房保持安静，减少刺激，护理操作集中进行，动作轻柔。频繁抽搐或躁动时应专人守护，适当约束，拉好床档防止坠床等；做好口腔保护，防止舌咬伤。及时清除呕吐物，保持呼吸道通畅。昏迷患儿应予皮肤护理，防止压疮发生。化脓性脑膜炎患儿以婴幼儿为主，且由于疾病因素可能导致各种反射降低，大多数患者具有窒息风险，应注意窒息的防范。小心予以喂食，进食后予以侧卧，避免过度搬动，加强看护，必要时床旁备好吸痰器。

4. 合理营养　根据患儿的体重和营养需求制定饮食计划。给予高蛋白、高热量、高维生素、清淡、易消化的流质或半流质饮食，少量多餐。对意识障碍或频繁呕吐的患儿给予鼻饲或静脉营养，以保证能量摄入，维持水、电解质平衡为了解患儿营养状态恢复情况，需定时监测体重。

5. 健康教育　利用各种途径宣传预防化脓性脑膜炎的相关知识。对病情急性期的患儿和家庭，及时反馈病情变化和护理方法，帮助树立战胜疾病的信心，促使患儿和家庭能主动配合治疗。对恢复期患儿，在康复师指导下协助家长对患儿进行功能训练，促进机体康复。

【护理评价】

1. 患儿体温维持在正常范围。
2. 患儿无颅内压增高或昏迷等躯体活动障碍。
3. 患儿无外伤发生。
4. 患儿体重无下降。
5. 患儿及家长情绪稳定。

案例 14-1

　　患儿，男，4个月，7kg，以少吃、少哭、少动四天，前囟膨隆1天、惊厥一次入院。体格检查：精神、反应差；双侧瞳孔 0.25cm，对光反应灵敏，眼球活动自如；前囟膨隆、肌张力高；T37.8℃，P128 次 /分，R32 次 / 分，BP75/54mmHg；双肺闻及湿啰音；颈项强直；肢端温暖，哭时有泪。辅助检查：CT正常；头颅B超示硬脑膜下中等量积液。脑脊液检查：外观浑浊；白细胞数 $3×10^9$/L，分类以中性粒细胞为主；糖含量 0.5mmol/L；蛋白质含量 6g/L。

　　思考：此患儿可能的临床诊断、存在的护理问题及相应的护理措施。

相关链接

如何判断硬膜下积液

　　硬膜下积液主要发生在 1 岁以下婴儿。30%~60% 的化脓性脑膜炎并发硬膜下积液，若加上无症状者，其发生率可高达 80%。经化脓性脑膜炎有效治疗 48~72 小时后脑脊液有好转，但体温不退或体温下降后再升高，或一般症状好转后又出现颅内压增高等症状，首先应怀疑本症的可能。头颅透光检查和 CT 扫描可协助诊断，最后确诊仍需硬膜下穿刺放液，同时达到治疗目的。

第三节　病毒性脑炎

病毒性脑炎（viral encephalitis）是由多种病毒引起的颅内急性炎症。若病变主要累及脑膜，临床表现为病毒性脑膜炎；若病变主要影响大脑实质，则以病毒性脑炎为临床特征；若脑膜和脑实质同时受累，称为病毒性脑膜脑炎。大多数患儿病程呈自限性。不良预后与病变严重程度、病毒种类、患儿年龄（<2 岁幼儿）相关。

【病因与发病机制】

80% 为肠道病毒，其次为虫媒病毒、腺病毒、单纯疱疹病毒、腮腺炎病毒等。

病毒经肠道、呼吸道进入淋巴系统繁殖，然后经血流（虫媒病毒直接进入血流）感染颅外脏器，并进一步繁殖，即可能入侵脑或脑膜组织，出现中枢神经症状。中枢神经系统病变是病毒大量繁殖引起神经细胞变性、坏死和胶质细胞增生与炎症细胞浸润，即病毒直接损伤的结果；也可以是宿主对病毒抗原发生强烈免疫反应，所致神经脱髓鞘病变、血管和血管周围的损害。

【临床表现】

由于脑膜或脑实质受累的相对程度不同，病情轻重差异很大。一般而言，病毒性脑炎的临床经过较脑膜炎严重，重症脑炎更易发生急性期死亡或后遗症。

1. **病毒性脑膜脑炎**　常有上呼吸道感染或前驱感染性疾病。主要表现为发热、恶心、呕吐、嗜睡。婴儿出现烦躁不安，易激惹；年长儿表现头痛。通常很少有严重意识障碍和惊厥，无局限性神经系统体征。病程多为 1~2 周。

2. **病毒性脑炎**　起病急，临床表现与脑实质部位的病理改变、范围和严重程度有关。

（1）前驱症状：出现发热、头痛、呕吐等急性全身感染症状。

（2）中枢神经系统表现：颅内压增高：头痛、呕吐、婴儿前囟饱满等，严重者出现呼吸节律不规则或瞳孔不等大的脑疝症状。意识障碍：重者可出现不同程度的意识障碍、精神症状和异常行为。惊厥：全身性或局灶性的发作。出现运动功能障碍和神经情绪的异常。

3. **预后**　本病病程大多 2~3 周。临床病情重、全脑弥漫性病变者预后差，往往遗留惊厥及心理行为、运动、智力或听力残疾。

【辅助检查】

1. **脑脊液检查**　外观清亮，压力正常或增高，白细胞数正常或轻度增多，早期以中性粒细胞为主，后期以淋巴细胞为主。蛋白质含量多正常或轻度增高，糖和氯化物一般正常。

2. **病毒学检查**　部分患儿脑脊液病毒培养及特异性抗体检查阳性。

3. **脑电图**　以弥漫性或局限性高幅慢波背景活动为特征，提示脑功能异常。某些患儿脑电图也可呈现异常。

4. **神经影像学检查**　MRI 对显示病变比 CT 更有优势。

【治疗原则】

本病无特异性治疗方法，支持与对症治疗是降低病死率和致残率的关键。

1. **对症治疗**　如降温、控制惊厥发作、控制脑水肿和颅内高压、改善脑循环、维持水电解质平衡、抢救呼吸及循环衰竭。

2. **合理营养供给**　对营养状况不良者给予静脉营养剂或白蛋白。

3. **抗病毒治疗**　阿昔洛韦是治疗单纯疱疹病毒、水痘－带状疱疹病毒的首选药物,每次 5~10mg/kg,每 8 小时 1 次。其衍生物更昔洛韦治疗巨细胞病毒有效,利巴韦林可能对控制 RNA 病毒感染有效。三种药物均需连用 10~14 天,静脉滴注给药。

【常见护理诊断／问题】

1. **体温过高**　与病毒血症有关。
2. **有受伤的危险**　与惊厥有关。
3. **躯体活动障碍**　与昏迷、瘫痪有关。
4. 潜在并发症:颅内压增高。

【护理措施】

1. **维持正常体温**　监测患儿的生命体征、热型及伴随症状。高热时给予物理降温或遵医嘱行药物降温。评估患儿有无脱水症状,保证摄入足够的液体量。

2. **防止外伤**　专人守护,适当使用约束带。惊厥发作时取侧卧位,置压舌板或舌垫于上齿与下齿间,防舌咬伤。对于有惊厥、存在幻觉或定向力障碍的患儿,遵医嘱给予安定等药物,保持环境安静,减少不良刺激,提供保护性照护。

3. **促进机体功能的恢复**　病情急性期,保持肢体功能位置;病情稳定后,尽早帮助患儿进行循序渐进的肢体被动或主动功能锻炼。改变锻炼方式时,需加强指导、帮助。

4. **密切观察病情,防止并发症发生**　观察患儿瞳孔、呼吸变化、意识和生命体征的变化。敏锐发现并发症先兆,及时通知医生和配合处理。

5. **健康教育**　向家长宣教保护性看护和日常生活护理相关知识,鼓励并指导家长为患儿坚持进行功能锻炼、智力训练和定期随访。

第四节　儿童热性惊厥

惊厥(convulsion)是指全身或局部骨骼肌群突然发生不自主收缩,常伴意识障碍。惊厥是儿科常见急症,以婴幼儿多见,反复发作可引起脑组织缺氧性损害。热性惊厥(febrile seizures,FS)是儿童时期最常见的惊厥性疾病,发病年龄为 3 个月~6 岁,大多数发生在发热性疾病初期体温骤然上升时,体温超过 38℃以上患儿突然出现惊厥,需要排除颅内感染和其他器质性和代谢性疾病所致的惊厥。儿童期患病率为 2%~5%,70% 由于上呼吸道感染所致。

【病因】

1. **未成熟脑**　髓鞘形成的过程,突触间联系不完善。
2. **发热因素**　发热常为诱发因素。以病毒感染最多见,细菌感染率低约 2%。70% 以上与呼吸道感染有关,其他伴发于中耳炎、出疹性疾病、下呼吸道感染以及疫苗接种或非感染性疾病。
3. **遗传易感性**　患儿常有热性惊厥家族史,基因位点在 19p 和 8q13-21。

【临床表现】

分为两型,根据发作特点和预后分为单纯性热性惊厥和复杂型热性惊厥,临床中以单纯型热性惊厥最为多见,约占 80%,其临床表现和鉴别要点见表 14-2。

表 14-2　单纯型热性惊厥和复杂型热性惊厥的鉴别要点

	单纯型热性惊厥	复杂型热性惊厥
占 FS 的比例	70%	30%
起病年龄	6 个月至 5 岁	<6 个月,6 个月至 5 岁,>5 岁
惊厥发作形式	全面性发作	局灶性或全面性发作
惊厥的时间	多短暂,<10 分钟	时间长,>10 分钟
一次热程发作次数	仅 1 次,偶有 2 次	24 小时内可反复发作
神经系统异常	阴性	可阳性
	单纯型热性惊厥	复杂型热性惊厥
占 FS 的比例	70%	30%

【辅助检查】

根据病情需要做血常规、尿常规、便常规、血生化检查等,必要时做脑电图、眼底、B 超、CT、MRI 等。

【治疗原则】

1. **控制惊厥发作**　地西泮是惊厥的首选药物,在家可给予地西泮溶液灌肠(0.5mg/kg)或地西泮栓剂。在医院静脉推注为常用给药途径,0.3~0.5mg/kg 缓慢静脉推注,大多在 1~2 分钟内达到止惊效果。地西泮的缺点为作用短暂,过量或推注较快可致呼吸抑制、血压降低。使用地西泮时需缓慢进行推注(<1mg/ 分钟),确保药物进入血管、防止渗漏,同时密切观察患者面色,注意呼吸及血压的变化。苯巴比妥钠为新生儿惊厥的首选药物。

2. **一般治疗**　对于热性惊厥患儿应及时采取退热措施,首选对乙酰氨基酚 10~15mg/kg,或布洛芬 5~10mg/kg。退热药物可增加患儿舒适度,但不能预防热性惊厥再次发作。临床需积极查找病因,制定针对性治疗方案,以防止惊厥反复发作。

【常见护理诊断 / 问题】

1. **急性意识障碍**　与惊厥发作有关。

2. **有窒息的危险**　与惊厥发作、呼吸道堵塞等有关。

3. **有受伤的危险**　与抽搐、意识障碍有关。

4. **体温过高**　与感染或惊厥持续状态等有关。

【护理措施】

1. **迅速控制惊厥**　惊厥发作立即让患儿平卧,头偏向一侧,清除患儿口鼻腔分泌物和呕吐物,解开衣领,用舌钳将舌轻轻向外牵拉,防止舌后坠堵塞呼吸道。备好急救用品,必要时行负压吸引清除痰液或气管切开。给予持续低流量氧气吸入。按医嘱给予止惊药物,观察并记录患儿用药后的反应。

2. **防止外伤**　惊厥发作时,移开一切可能伤害患儿的硬物,勿强力按压或牵拉患儿肢体,以免骨折或脱臼。(目前专家共识不主张如此操作)对有可能惊厥复发的患儿,应有专人守护,拉起床挡,并在床栏处放置棉垫,防止坠床或碰伤。

3. **维持体温正常**　监测患儿体温变化,高热时采取物理或药物降温,观察和记录降温效果。同时监测患儿意识、瞳孔等变化,观察并记录惊厥发作的次数、频率、持续时间及伴随症状等,发现异常及时通知医生。

4. **健康教育**　向家长介绍儿童热性惊厥的诱因,指导家长掌握预防儿童惊厥的措施、惊厥发作时的急救措施及注意事项,告知家长及时控制体温是预防热性惊厥的关键,同时有热性惊厥史的患儿在发热早期可以根据情况适当予以镇静止惊剂,给予家长指导和示范患儿发热时的正确降温方法。嘱其严格遵医嘱用药,按医嘱门诊随访。

第五节 癫痫发作和癫痫

癫痫(epilepsy)是以持续存在的反复癫痫发作的易感性和由此引起的神经生物学、认知、心理学及社会方面后果的一种脑部疾病。癫痫发作(seizures)是指大脑神经元过度异常放电引起的突然的、短暂的症状和体征,因累计脑功能区不同,临床发作表现多样,包括意识、运动、感觉异常,精神及自主神经功能障碍。癫痫发作可表现为惊厥性发作和非惊厥性发作,前者是指伴有骨骼肌强烈收缩的痫性发作;而后者于发作过程中不伴有骨骼肌收缩,如典型失神、感觉性发作。

【病因】

1. 遗传因素 遗传因素在癫痫发病中起到重要作用。包括单基因遗传、多基因遗传、染色体异常、线粒体脑病等。

2. 脑内结构异常 先天或后天性脑损伤产生异常放电的致痫灶,降低了痫性发作阈值。如脑发育异常、染色体病、宫内感染或脑外伤后遗症等。

3. 诱发因素 多种体内外因素可促发癫痫的临床发作,如年龄、内分泌、睡眠等均与癫痫发作有关。过量进食、饥饿、疲累、过度换气、预防接种等均可能为癫痫的诱发因素。

【临床表现】

(一)癫痫发作的临床特点

1. 局灶性发作 神经元异常过度放电起源于一侧大脑半球的网络内,临床表现仅限于放电对侧的身体或某一部位。

(1)单纯局灶性发作:发作中无意识和知觉损害。包括单纯局灶性运动性发作(最常见)、单纯局灶性感觉发作(包括躯体和特殊感觉异常)、自主神经性发作、精神症状性发作。

(2)复杂局灶性发作:发作时有意识、知觉损害。多起源于颞区或额颞区。发作形式可从单纯局灶性发作发展而来;一部分发作开始即有意识部分丧失伴精神行为异常;或表现为自动症。

(3)局灶性发作继发全面性发作:由单纯局灶性或复杂局灶性发作扩展为全面性发作。

2. 全面性发作 神经元异常过度放电起源于双侧半球网络并迅速扩布的发作,发作时常伴有意识障碍,运动症状呈双侧性。

(1)强直-阵挛发作:发作包括强直期、阵挛期及发作后状态。发作时突然意识丧失,全身骨骼肌出现剧烈的强直性收缩;继而全身反复、短促的猛烈屈曲性抽动,即阵挛期。发作后昏睡,逐渐醒来的过程中可有自动症、头痛、疲乏等发作后状态。

(2)强直性发作:发作时全身肌肉强烈收缩,伴意识丧失,患儿固定于某种姿势,如头眼偏斜、双上肢屈曲或伸直、呼吸暂停、角弓反张等。

(3)阵挛性发作:仅有肢体、躯干或面部肌肉节律性抽动而无强直表现。

(4)失神发作:典型失神发作表现为发作时突然停止正在进行的活动,意识丧失但不摔倒,双眼凝视,持续数秒后即恢复,发作后不能回忆,过度换气常为诱发因素。

(5)肌阵挛发作:表现为全身或局部骨骼肌触电样短暂收缩,如突然点头、前倾或后仰,或两臂快速抬起,严重者可致跌倒。

(6)失张力发作:全身或躯体某部分的肌肉张力突然短暂性丧失而引起姿势的改变,表现为头下垂、肩或肢体突然下垂、屈髋屈膝或跌倒。

(7)癫痫性痉挛:最常见婴儿痉挛,表现为点头、伸臂(或屈肘)、弯腰、踢腿(或屈腿)或过度伸直等动作,发作常可成串出现。

(二)常见儿童癫痫综合征

1. 伴中央颞区棘波的儿童良性癫痫 是儿童最常见的一种癫痫综合征,占儿童时期癫痫的15%~20%。

常认为与遗传相关,呈年龄依赖性,通常 2~14 岁多见,其中 9~10 岁为发病高峰。多数患儿于入睡后或觉醒前呈局灶性发作,从口面部开始,如喉头发声、唾液增多、面部抽搐等,很快发展至全身强直 - 阵挛发作,意识丧失。患儿生长发育不受影响。本病预后良好,用药控制效果良好,一般在 12~16 岁前停止发作。

2. **婴儿痉挛** 又称 West 综合征,多在婴儿期起病,4~8 月为发病高峰。主要临床特征为频繁的痉挛发作;特异性高峰失律 EEG;精神运动发育迟滞或倒退。发作形式多为屈曲性、伸展性及混合性三种。其中以屈曲性及混合性发作为多。屈曲性发作时婴儿呈点头、屈腿状;伸展性发作表现为角弓反张,肢体频繁颤动,在入睡不久和睡醒时加重。该病属于难治性癫痫,大多数预后不良,惊厥难以控制 Lennox-Gastaut 综合征或其他类型发作,80%~90% 的患儿遗留智力和运动发育落后。

3. **Lennox-Gastaut 综合征(LGS)** 临床表现为频繁的、形式多样的癫痫发作,以强直性发作最多见,也是最难控制的发作形式。预后不良,治疗困难,病死率为 4%~7%,是儿童期最常见的一种难治性癫痫综合征。

【辅助检查】

1. **脑电图** 是诊断癫痫最重要的实验室手段。典型脑电图可显示棘波、尖波、棘 - 慢复合波等痫样波发放。可根据需要选择常规脑电图、动态脑电图、录像脑电图检查。

2. **影像学检查** 对脑电图提示为局灶性发作或局灶 - 继发全部性发作的患儿,应进行 CT、MRI 等颅脑影像学检查。

【治疗原则】

1. **病因治疗** 积极治疗癫痫患儿明确的可治疗的病因,如脑肿瘤等。

2. **抗癫痫药物** 合理使用抗癫痫药物是当前治疗癫痫的主要手段。抗癫痫药物的应用原则包括:癫痫一旦确诊,应尽早使用抗癫痫药控制发作;按照发作类型选择合适的药物,应关注药物的不良反应,对于肌阵挛发作、失神发作和失张力发作选药应慎重;尽量采用单药治疗,如经单种药物合理治疗无效,可选用多种药物联合治疗;用药剂量个体化,用药从小剂量开始,逐渐增加剂量,直至达有效血药浓度和最佳治疗时机;坚持长期规范服药和定期复查。常用的抗癫痫药物为丙戊酸钠(VPA)、氯硝西泮(CZP)、托吡酯(TPM)等。

3. **手术治疗** 患儿必须被诊断为抗癫痫药物治疗无效的难治性癫痫,然后在充分进行手术前评估的前提下实施手术治疗,选择好手术适应证是决定术后疗效的关键。如颞叶病灶切除等,术后约 67.9% 发作完全停止,24% 有不同程度改善。

4. **生酮饮食治疗** 针对一些难治性癫痫有效。

【常见护理诊断 / 问题】

1. 有窒息的危险 与喉痉挛、呼吸道分泌物增多有关。

2. 有受伤的危险 与癫痫发作时意识丧失有关。

3. 潜在并发症:脑水肿、酸中毒、呼吸衰竭、循环衰竭。

4. 知识缺乏 家长缺乏癫痫发作急救知识及抗癫痫药物相关知识。

【护理措施】

1. **保持气道通畅** 癫痫发作时,应立即使患儿平卧,松解衣领,头偏向一侧,舌后坠者可用舌钳将舌拉出;在患儿上、下臼齿之间放置牙垫或厚纱布包裹的压舌板,防止舌被咬伤;必要时用吸引器吸出痰液和分泌物等。床旁备好开口器和气管插管物品;给予低流量持续吸氧。

2. **防止外伤** 患儿癫痫发作时忌强力按压患儿肢体,以免引起骨折。移开患儿床单元周围可能导致其受伤的物品,防止抽搐时碰撞造成皮肤破损、骨折或脱臼。拉紧床挡,专人守护。意识恢复后仍要加强保护措施,以防因身体衰弱或精神恍惚发生意外事故。平时安排好患儿日常生活,适当活动与休息,避免情绪紧张、受凉或中暑、感染等。避免各种危险活动,注意安全。

3. **密切观察病情,防止并发症发生。**

(1)观察癫痫发作状态:发作的前驱症状、伴随症状、持续时间和频次;患儿生命体征、瞳孔大小、对光反射及神志意识状态。保持环境安静,减少外部刺激。

(2) 观察呼吸变化:有无呼吸急促、发绀,监测动脉血气分析及结果,及时发现酸碱和电解质紊乱并予以纠正。

(3) 观察循环衰竭征象:及时监测患儿心率、血压、备好抢救物品和药品。

(4) 共患病的观察:观察患儿经抗癫痫治疗后,患儿的认知、智力、运动发育等状况的转归。

4. 健康教育

(1) 加强围生期保健:去除导致癫痫发作的各种因素。

(2) 指导家长合理安排患儿的生活和学习:保证患儿充足的睡眠时间,避免患儿情绪激动、受寒、感染,禁止独自游泳和登高运动。

(3) 指导抗癫痫用药,教会家长癫痫发作时的紧急护理措施,遵医嘱定期随访。

(4) 解除患儿和家长的精神负担:结合不同年龄患儿的心理状态,有针对性地进行心理疏导,给予癫痫儿童关怀、爱护,鼓励他们与同伴交流,克服自卑、孤独、退缩等心理行为障碍。

第六节　脑性瘫痪

脑性瘫痪(cerebral palsy, CP)简称脑瘫,是指由多种原因引起的发育期胎儿或婴儿非进行性脑损伤,临床以运动发育和姿势异常,运动功能受限为主要特征,常伴智力、感觉、行为异常。我国脑性瘫痪的患病率为 2‰左右。

【病因】

围生期危险因素被认为与脑性瘫痪发生相关,这些因素可能共存和相互作用。

1. 围生期脑损伤　如缺血缺氧性脑病、新生儿脑卒中、产伤、颅内出血等。

2. 与早产有关的脑损伤　如脑室周围脑白质软化、脑室内出血。

3. 脑发育异常　如脑发育畸形。

4. 产前危险因素　如毒物接触、宫内发育迟缓等。

5. 产后脑损伤　如核黄疸、中枢神经系统感染等。

【临床表现】

1. 基本表现　以出生后非进行性运动发育异常为特征,包括运动发育落后和瘫痪肢体主动运动减少、肌张力、姿势及神经反射异常。

2. 临床类型

按照运动障碍的性质,临床分为七种类型:

(1) 痉挛型:最常见,占全部病例的 50%~60%,病变波及锥体束系统。表现为上肢肘关节、腕关节屈曲,拇指内收,手握拳状。下肢大腿内收肌张力增高,大腿外展困难,踝关节跖屈。坐位时两下肢向前伸直困难,站立位、行走时足尖着地,足跟悬空,两腿交叉呈剪刀步态。

(2) 手足徐动型:除手足徐动外,可表现为扭转痉挛或其他锥体外系受累症状。

(3) 肌张力低下型:病变在锥体和锥体外系。多见于婴儿期,主要表现为肌张力显著降低呈软瘫状,自主运动很少,关节活动范围大,腱反射存在。

(4) 强直型:全身肌张力显著增高、僵硬。锥体外系受损症状。

(5) 共济失调型:病变部位在小脑,婴儿期表现肌张力低下,肌腱反射不易引出。2 岁左右逐渐出现身体稳定性差,上肢有意向性震颤,肌张力低下,走路时两足间距加宽,四肢动作不协调。

(6) 震颤型:多为锥体外系相关的静止性震颤。

（7）混合型：同时具有两种或两种以上类型的表现。

3. 伴随症状和疾病　作为脑损伤引起的共同表现，合并有智力低下、癫痫、语言功能障碍、视力障碍、听力障碍、认知和行为障碍一系列发育异常的症状。

【辅助检查】

1. 发育迟缓筛查。

2. 影像学及脑电图检查，可确定脑损伤的部位。

【治疗原则】

早期发现、早期治疗，按小儿发育规律实施综合治疗和康复。促进正常运动发育，抑制异常运动和姿势。包括体能运动训练、技能训练、语言训练等的功能训练，如矫形器、针灸、理疗、按摩、推拿等治疗方法。采取手术治疗以矫正肢体畸形，减轻肌肉痉挛。通过医师指导和家庭训练相结合，保证患儿得到持之以恒的正确治疗。

【常见护理诊断／问题】

1. 生长发育迟缓　与脑损伤有关。

2. 有失用综合征的危险　与肢体痉挛型瘫痪有关。

3. 营养失调：低于机体需要量　与脑性瘫痪造成的进食困难有关。

【护理措施】

1. 功能训练

功能训练要从简单到复杂，从被动到主动的肢体锻炼，以促进肌肉、关节活动和改善肌张力。同时配合针刺、理疗、按摩、推拿和必要的矫形器等，纠正异常姿势，抑制异常反射。

（1）体能运动训练：针对运动障碍和异常姿势进行的物理学手段训练。

（2）技能训练：重点训练上肢和手的精细运动，提高患儿的独立生活技能。

如帮助和训练患儿上肢和手的精细活动（如用手抓玩具、餐具和翻滚物品，穿脱衣服，加强患儿对衣、裤、鞋、袜的认知）。

（3）语言训练：主要是听力、发音、语言和咀嚼吞咽功能的协同矫正。

（4）进食训练：选择有把手，勺表面浅平，勺柄长的餐具，鼓励患儿自我进食。保证正确进食姿势，使患儿脊柱伸直，头肩稍前倾，收下颌使其贴近胸部；桌椅高度要合适，使患儿双足能够着地，增加稳定性，尽量抑制异常姿势。定时做舌的上、下、左、右运动，促进闭合动作，以减少不随意运动，逐渐形成自我控制。饭前先用手在患儿面部两侧咬肌处轻轻按摩或热敷，帮助咀嚼肌松弛便于进食。饭后清洁口腔。

2. 安全管理　保证周围环境安全，做到专人护理。

3. 心理支持　发挥社会、家庭、学校、医院全方位的力量关爱脑瘫患儿。

4. 健康教育　针对脑瘫患儿治疗、护理任务长期性的特点，健康教育以家庭教育为主。

（1）指导家长照顾患儿的方法：针对患儿所处的年龄阶段进行有重点的训练：婴儿期主要促进正常发育，幼儿期防治各种畸形，随年龄增长可结合功能训练配备支架、夹板和特殊的装置。

（2）协同家长制定切实可行的康复计划：包括患儿刺激计划、残疾患儿康复计划等，寻求社会支持系统帮助，提高患儿的生活质量。把握训练时机，尽量取得患儿合作，每次训练时间不可过长，内容不要单一。

（3）促进患儿身心健康：强调以家庭为中心的脑瘫儿童照护，发挥家庭在脑瘫儿童治疗和康复中的潜力。鼓励家庭应给患儿更多的关爱和照顾，耐心指导，积极干预，切不可歧视或过于偏爱，以免造成性格缺陷。

5. 饮食护理　根据患儿年龄及进食困难程度实施饮食护理，为患儿制定高热量、高蛋白及富有维生素、易消化的饮食计划。

（崔　璀）

化脓性脑膜炎是儿童,尤其是婴幼儿时期常见的中枢神经系统感染性疾病,临床以急性发热、惊厥、意识障碍、颅内压增高和脑膜刺激征及脑脊液脓性改变为特征。

惊厥是儿科常见急症,以婴幼儿多见。惊厥发作突然,引起家长的恐慌,长期发作至惊厥性脑损伤。儿童热性惊厥为儿科最常见的急性惊厥,热性惊厥分为单纯型热性惊厥、复杂型热性惊厥。立即进行镇静止惊处理和对症治疗是儿童热性惊厥的急救重点。

1. 化脓性脑膜炎的临床表现有哪些?

2. 儿童癫痫的急救和护理措施包括哪些?

第十五章　内分泌系统疾病患儿的护理

15

15章

学习目标

掌握	先天性甲状腺功能减低症的病因、临床表现、治疗原则及护理。
熟悉	儿童糖尿病的病因、临床表现、治疗原则及护理。
了解	生长激素缺乏症和性早熟的病因、临床表现及护理。

第一节　先天性甲状腺功能减低症

先天性甲状腺功能减低症（congenital hypothyroidism）简称先天性甲低，是由于各种不同的疾病累及下丘脑 - 垂体 - 甲状腺轴功能，以致甲状腺素合成不足或其受体缺乏所致的一种疾病，是儿童最常见的内分泌疾病。根据病因不同分为两类：①散发性：由先天性甲状腺发育不良、异位或甲状腺激素合成途径中酶缺陷、垂体分泌 TSH 障碍、甲状腺受体障碍、母亲因素所致；②地方性：多见于甲状腺肿流行的山区，系由于该地区饮食中缺碘所致，随着碘化食盐在我国的广泛应用，其发病率明显下降。

【病因】

1. 散发性先天性甲状腺功能减低症

（1）甲状腺不发育、发育不全或异位：约占 90%，女孩多见，1/3 病例甲状腺完全缺如，其余为发育不全或形成异位。

（2）甲状腺激素合成障碍：多由于甲状腺激素合成和分泌过程中酶（如过氧化物酶等）的缺陷，造成甲状腺素合成不足，多为常染色体隐性遗传疾病。

（3）促甲状腺激素（TSH）缺乏：因垂体分泌的 TSH 障碍而造成甲状腺功能低下，常见于特发性垂体功能低下或下丘脑、垂体发育缺陷。

（4）甲状腺或靶器官反应低下：由于甲状腺组织细胞膜上的蛋白缺陷，使环磷酸腺苷生成障碍而对 TSH 不反应；或是由于末梢组织 β- 甲状腺受体缺陷，对 T_4、T_3 不反应所致，均为罕见疾病。

（5）母亲因素（亦称暂时性甲状腺功能减低症）：母亲服用抗甲状腺药物或者患有自身免疫性疾病，存在抗促甲状腺激素受体抗体，可通过胎盘影响胎儿，造成暂时性甲状腺功能减低，通常在 3 个月后好转。

2. 地方性先天性甲状腺功能减低症　多因孕妇饮食缺碘，导致胎儿在胚胎期因碘缺乏而导致甲状腺功能低下，从而可造成不可逆的神经系统损害。

【甲状腺激素的合成、分泌和功能】

1. 甲状腺激素的合成与分泌　甲状腺的主要功能是合成甲状腺素（T_4）和三碘甲状腺原氨酸（T_3），甲状腺激素的主要原料为碘和酪氨酸。甲状腺激素的合成与释放受下丘脑分泌的促甲状腺激素释放激素（TRH）和垂体分泌的促甲状腺激素（TSH）控制，释放入血中的 T_3、T_4 主要与血浆中甲状腺结合蛋白相结合，少量游离的 T_3、T_4 发挥生理作用，而血清 T_4 则可通过负反馈作用降低垂体对 TRH 的反应性，减少 TSH 的分泌，血清游离 T_4 最能反映甲状腺功能。

2. 甲状腺激素的生理作用　加速体内细胞氧化反应，释放热能；促进新陈代谢，增高基础代谢率；促进蛋白质合成，增加酶活性；促进糖的吸收、糖原分解和组织对糖的利用；促进脂肪的分解和利用；促进细胞组织的生长发育与成熟；促进钙、磷在骨质中的合成代谢和骨、软骨生长；促进肌肉、循环、消化系统的功能改为影响消化系统的功能；影响维生素代谢；促进中枢神经系统的生长发育，对神经系统的发育及功能调节十分重要，特别是胎儿期和婴儿期，甲状腺素缺乏将严重影响脑的发育。因此，当甲状腺功能不足时，可引起代谢障碍、生理功能低下、生长发育迟缓、智能障碍等。

【临床表现】

1. 新生儿期症状　多缺乏特异性表现。患儿常为过期产，常有生理性黄疸时间延长，可表现出喂养困难、哭声低且少、前囟大、后囟未闭、胎便排出延迟、体温不升（<35℃）、心率减慢、皮肤花纹和肢端冷、脐疝及肌张力低下。

2. 儿童期典型症状

（1）特殊面容和体态：头大、颈短，皮肤粗糙，面色苍黄，毛发稀少干枯；面部黏液水肿，眼睑水肿，眼距宽，鼻梁低平，舌体大而宽厚、常伸出口外；身材矮小，躯干长而四肢短，上部量 / 下部量 >1.5，腹部膨隆。

（2）生理功能低下：精神差，嗜睡，安静少动，肌张力低，体温低，脉搏与呼吸缓慢，食欲差，吸吮和吞咽缓慢,肠蠕动慢,腹胀或便秘,心音低钝,心电图呈低电压、P-R 间期延长、T 波平坦等改变。

(3)神经系统发育障碍:运动发育障碍,翻身、坐、立和行走均延迟;智能发育低下,表情呆板、淡漠,神经反射迟钝。

3. 地方性甲状腺功能减低症　表现为两种不同的症候群:

(1)神经性综合征:表现为共济失调、痉挛性瘫痪、聋哑和智力低下,而甲低的其他表现不明显,甲状腺功能正常或轻度减低。

(2)黏液水肿性综合征:表现为黏液性水肿、生长发育和性发育落后、智力低下,部分患儿伴有甲状腺肿大。

【辅助检查】

1. 新生儿筛查　多采用出生后 2~3 天的新生儿干血滴纸片检测促甲状腺激素(TSH)浓度作为初筛,当 TSH>15~20mU/L 时,再检测血清 T_4、TSH 以确诊。

2. 血清 T_3、T_4、TSH 测定　T_3、T_4 下降,TSH 明显增高。

3. 骨龄测定　1 岁以内拍膝部、1 岁以上拍手和腕部 X 片可见骨龄明显落后。

4. 甲状腺 B 超、甲状腺扫描　可显示甲状腺先天缺如或异位。

5. 基础代谢率测定　基础代谢率低下。

【治疗原则】

本病应早诊断,早治疗,以避免对脑发育造成损害。一旦确诊,应终身服用甲状腺制剂进行替代治疗。

目前常用药物有 L- 甲状腺素钠(优甲乐),开始用量为每天 8~9μg/kg,大剂量为每天 10~15μg/kg,用药量应根据甲状腺功能及临床表现进行适当调整。

【护理评估】

1. 健康史　评估患儿家族中有无类似疾病;询问母孕期健康状况及饮食习惯;患儿智力及体格发育是否较同龄儿落后;自幼有无喂养困难等。

2. 身体状况　评估患儿有无特殊面容;测量体格发育的各项指标及智力情况;检查手和腕部 X 线片有无骨龄落后;血清 T_3、T_4、TSH 水平及基础代谢率有无降低等。

3. 心理社会状况　评估家长是否掌握本病的服药方法及副作用的观察,能否正确对待疾病,能否耐心对患儿进行智力、体力的训练;家庭经济及环境状况如何。

【常见护理诊断／问题】

1. 体温过低　与新陈代谢减低、活动量减少有关。

2. 营养失调:低于机体需要量　与食欲差、喂养困难、维生素代谢有关。

3. 便秘　与活动量减少、肠蠕动减慢有关。

4. 生长发育迟缓　与甲状腺素合成不足有关。

5. 知识缺乏　患儿父母缺乏与疾病相关的知识。

【护理目标】

1. 患儿体温保持正常。

2. 患儿营养均衡,体重增加。

3. 患儿大便通畅。

4. 患儿能掌握基本生活技能。

5. 患儿及家长掌握正确服药方法及药效观察。

【护理措施】

1. 维持体温正常　注意保持室内温湿度适宜,适时增减衣服,避免受凉。患儿非特异性免疫功能差,应加强皮肤护理。

2. **合理营养**　指导正确的喂养方法,给予高蛋白、高维生素、含钙和铁丰富的易消化食物。对吸吮困难、吞咽缓慢的患儿要耐心喂养;不能吸吮者可选用滴管喂奶或鼻饲。

3. **保持大便通畅**　指导家长采取防治便秘的措施:①提供充足的液体入量;②多进食含粗纤维的食物如蔬菜、水果;③适当增加活动量、每日顺肠蠕动方向按摩腹部数次,促进肠蠕动;④养成定时排便习惯;⑤必要时使用大便软化剂、缓泻剂或灌肠。

4. **加强行为训练,提高自理能力**　通过各种康复训练方法,加强智力、行为训练,如训练患儿抓、握、爬、立、行等动作,以促进生长发育,使其掌握基本生活技能,提高患儿的自理能力。加强患儿日常生活护理,防止意外伤害发生。

5. **健康教育**

(1) 宣传新生儿筛查的重要性。

(2) 指导用药:让家长了解终生用药的必要性,以坚持长期药物治疗,并指导其掌握药物服用方法及疗效的观察。甲状腺制剂作用缓慢,用药一周左右方达最佳效力,因此,服药后要密切观察患儿的活动、食欲、排便等情况,定期测量体温、体重和身高。剂量适当的指征为:①血清 TSH 浓度正常,T_4 正常或偏高(以备部分 T_4 转变成 T_3);②食欲好转,腹胀消失,大便次数和性状正常;③心率维持在正常范围;④智能及体格发育改善。用药量过大时,患儿可出现烦躁、多汗、消瘦、腹痛、腹泻等症状;用药量过小时,症状改善不佳,影响智力及体格发育。因此,应注意定期随访复查,治疗开始时每 2 周随访 1 次;血清 TSH 和 T_4 正常后,每 3 个月随访 1 次;服药 1~2 年后,每 6 个月随访 1 次。

(3) 生活指导:与家长共同制定患儿合理饮食、行为及智力训练方案,鼓励家长积极并坚持对患儿进行训练,促进患儿生长发育,提高其自理能力,从而缓解家长的焦虑与担忧。

【护理评价】

1. 患儿体温是否保持正常。

2. 患儿是否营养均衡、体重增加。

3. 患儿大便是否通畅。

4. 患儿是否能掌握基本生活技能。

5. 患儿及家长是否能掌握正确服药方法及药效观察。

案例 15-1

患儿,女,1 岁 10 个月,因吃奶差、腹胀、便秘近 2 天就诊。患儿自幼喂养困难,哭声弱、声嘶,腹胀、便秘,近 2 个月出现面部眼睑水肿。至今不会说话及行走。体检:T35.6℃,R65 次 / 分,R20 次 / 分,皮肤粗糙,毛发枯黄,颜面、眼睑浮肿,表情呆滞,眼距宽,鼻梁低平,舌伸出口外,心音低钝,腹部膨隆,可见脐疝,四肢肌张力低下。

思考:该患儿最可能的医疗诊断是什么? 为明确诊断应做哪些检查? 该患儿主要的护理问题有哪些?

第二节　儿童糖尿病

糖尿病(diabetes mellitus,DM)是由于胰岛素不足引起的糖、脂肪、蛋白质代谢紊乱,致使血糖升高、尿糖增加的全身慢性代谢性疾病。儿童糖尿病主要分为两型:①胰岛素依赖型糖尿病(IDDM),即 1 型糖尿病,

由于胰岛 β 细胞破坏,胰岛素分泌不足所造成,必须使用胰岛素治疗;②非胰岛素依赖型糖尿病(NIDDM),即 2 型糖尿病,由于胰岛 β 细胞分泌胰岛素不足或靶细胞对胰岛素不敏感所引起。儿童糖尿病中 98% 为 1 型糖尿病,临床主要表现为多饮、多尿、多食和体重下降,因易并发酮症酸中毒而成为儿科急症之一。本节主要介绍 IDDM。

【病因】

病因尚未完全阐明。多认为与遗传、环境因素及自身免疫反应等密切相关,在此基础上,胰岛 β 细胞直接或间接地受到损伤,致使胰岛素分泌功能低下而发病。

【发病机制】

人体有 6 种与能量代谢有关的激素:胰岛素、胰高糖素、肾上腺素、去甲肾上腺素、皮质醇和生长激素。只有胰岛素是促进能量储存的激素,其余 5 种在饥饿状态下均促进能量释放,称反调节激素。正常情况下,胰岛素促进细胞内葡萄糖的转运,促进糖的利用和蛋白质、脂肪的合成,抑制肝糖原和脂肪的分解。反调节激素促进肝糖原分解和葡萄糖异生作用,促进蛋白质和脂肪分解。胰岛 β 细胞损伤和破坏,分泌胰岛素明显减少而反调节激素分泌则相对增多,引起代谢紊乱。

1. **糖代谢紊乱** 胰岛素分泌减少,使葡萄糖利用减少,糖原合成障碍,而反调节激素作用相对增强,肝糖原分解和葡萄糖异生增加,导致血糖升高。当血糖浓度超过肾糖阈值时即产生糖尿,引起渗透性利尿,临床上表现为多尿,从而造成慢性脱水和电解质失衡。由于机体代偿,患儿会口渴、多饮。由于组织不能利用葡萄糖,使能量不足而常感饥饿,引起多食。

2. **脂肪代谢紊乱** 胰岛素不足和反调节激素增高,使脂肪合成减少而分解增加,血中脂肪酸升高,过多的游离脂肪酸进入肝脏,超过了三羧酸循环的氧化代谢能力,致使酮体在体液中累积,形成酮症酸中毒。酮症酸中毒时氧利用减低,大脑功能受损。酸中毒时 CO_2 严重潴留,为排出较多的 CO_2,呼吸中枢兴奋而出现不规则的深快呼吸,呼气中的丙酮产生烂苹果味。

3. **蛋白质代谢紊乱** 胰岛素不足和反调节激素增高,蛋白质合成减少分解增加,出现负氮平衡。患儿消瘦、乏力、体重下降、生长发育延迟和抵抗力降低,易继发感染。

【临床表现】

起病急,多因感染、饮食不当、情绪激动等诱发。

1. **典型症状** 多饮、多尿、多食和体重下降,即"三多一少"。

2. **糖尿病酮症酸中毒** 儿童糖尿病约 40% 患儿以酮症酸中毒为首发表现,年龄越小酮症酸中毒的症状越重。表现为恶心、呕吐、厌食、腹痛,并迅速出现脱水和酸中毒,患儿呼吸深长、呼气中有酮味、口唇樱红、血压下降、意识模糊甚至昏迷。

3. **其他表现** 消瘦、乏力、夜尿增多、遗尿等,患儿生长发育落后,免疫力下降,常患多种感染,如反复的皮肤疖肿和甲沟炎等。

【辅助检查】

1. **尿液检查** 尿糖阳性,伴有酮症酸中毒时尿酮体呈阳性。尿蛋白阳性提示可能有肾脏的继发损害。

2. **血液检查**

(1)血糖测定:有典型糖尿病症状并且餐后任意时刻血糖水平≥11.1mmol/L 或空腹血糖浓度≥7.0mmol/L 或 2 小时口服葡萄糖耐量试验(OGTT)血糖水平≥11.1mmol/L 即可诊断为糖尿病。

(2)糖化血红蛋白(HBAlc):正常人糖化血红蛋白 <7%,治疗良好的糖尿病患儿糖化血红蛋白应 <7.5%,如糖化血红蛋白 >9% 表示血糖控制不理想,可作为检测患儿近期血糖是否得到满意控制的指标。

(3)其他:如血清胆固醇、甘油三酯和游离脂肪酸测定,可判断病情控制情况;血气分析检查可提示是否有酸碱代谢紊乱。

3. **葡萄糖耐量试验** 适用于空腹血糖正常或正常高限,餐后血糖高于正常而尿糖偶尔阳性的患儿。

试验方法:试验当日自 0 时起禁食,清晨按 1.75g/kg 口服葡萄糖,最大量不超过 75g,每克加 2.5ml 水,于 3~5 分钟内服完。口服前(0 分)及口服后 60 分钟、120 分钟、180 分钟后分别采血测血糖。结果:正常人 0 分钟血糖 <6.7mmol/L,口服葡萄糖后 60 分钟、120 分钟血糖分别低于 10.0mmol/L、7.8mmol/L;糖尿病患儿 120 分钟血糖 >11.1mmol/L。

【治疗原则】

采取综合性治疗措施。

1. 胰岛素替代治疗　是治疗 IDDM 最关键的措施。胰岛素制剂有:速效胰岛素类似物、短效胰岛素(RI)、中效珠蛋白胰岛素(NPH)、长效鱼精蛋白锌胰岛素(PZI)、长效胰岛素类似物甘精胰岛素、地特胰岛素以及预混胰岛素等。新诊断的患儿初始治疗一般选用短效胰岛素,每天 0.5~1.0U/kg,按一天总量的 30%~40%、20%~30%、30% 及 10% 分 4 次于早、中、晚餐前 30 分钟皮下注射,临睡前再注射 1 次,并根据血糖调整胰岛素的用量。

2. 饮食控制　根据患儿的具体情况合理安排每天的热量需要及食物的成分,且必须与胰岛素治疗同步进行,维持血糖正常。

3. 运动疗法　运动可增加葡萄糖的利用,有利于控制血糖。糖尿病患儿每天应适当运动,时间以进餐 1 小时后、2~3 小时以内为宜,注意不要在空腹时运动。固定每天的运动时间,并根据运动量调整胰岛素剂量和饮食,避免发生运动后低血糖。

4. 糖尿病酮症酸中毒的处理　纠正脱水、酸中毒和电解质紊乱;采用小剂量胰岛素持续静脉输入。

【常见护理诊断/问题】

1. 营养失调:低于机体需要量　与胰岛素缺乏所致代谢紊乱有关。

2. 潜在并发症:酮症酸中毒、低血糖。

3. 有感染的危险　与蛋白质代谢紊乱引起免疫功能降低有关。

4. 知识缺乏　家长及患儿缺乏有效控制糖尿病的知识和技能。

【护理措施】

1. 合理营养　饮食管理是糖尿病护理工作的重要环节,食物的热量以既要满足患儿生长发育及日常活动的需要,又以能维持正常血糖为原则,每周测一次体重。

(1) 总能量:每日所需能量 Kal(千卡)=1000+(年龄 ×80–100),对年幼儿稍偏高。

(2) 食物成分分配:碳水化合物 50%~55%、蛋白质 15%~20%、脂肪 30%。食物应富含纤维素,限制纯糖,选用动物蛋白及含不饱和脂肪酸的植物油。

(3) 热量分配:全日能量分三餐,早、中、晚餐分别占 1/5、2/5、2/5,每餐中留出少量作为餐间点心。每日进食应定时、定量,勿吃零食。

2. 正确使用胰岛素,密切观察病情,防止并发症发生

(1) 用药护理:①目前已经有较多 1 型糖尿病患儿采用胰岛素注射泵,可以平稳有效地控制血糖。如采用胰岛素注射,每次尽量使用同一型号的胰岛素注射器,正确抽吸和注射胰岛素。皮下注射部位可选用大腿前部、腹壁、上臂外侧、臀部,按顺序轮流注射,1 个月内不在同一部位注射 2 次,以免局部皮下组织萎缩硬化;②根据血糖、尿糖结果,每 2~3 天调整胰岛素剂量 1 次,直至尿糖不超过 ++;③说明胰岛素使用的注意事项,根据病情发展调整胰岛素的剂量,观察胰岛素过量、不足及耐药的情况。

(2) 密切观察病情,防止并发症发生:①防治酮症酸中毒:严密监测血气、电解质及血、尿中糖和酮体的变化;记录 24 小时出入量,积极纠正水、电解质、酸碱平衡紊乱,维持体液平衡。一旦发生酮症酸中毒,应立即建立两条静脉通路,一条快速输液及时纠正水、电解质及酸碱平衡紊乱;另一条输入小剂量胰岛素降低血糖,最好采用微量输液泵缓慢输入。并详细记录液体的出入量;②防治低血糖:胰岛素用量过大或注射胰岛素后未及时、定量进餐或增加活动量等可发生低血糖。典型表现为:突发饥饿感、心悸、颤抖、酸软乏力、脉速、多汗,严重者甚至出现惊厥、昏迷、休克最后导致死亡。一旦发生应让患儿立即平卧,进食糖水或糖块,必要时静脉注射 50% 葡萄糖液。教会患儿及家长掌握低血糖反应,患儿应随身携带糖块及病情卡片,以便发生低血糖时可立即救治。

(3) 注意事项:胰岛素长期治疗中应注意:①胰岛素过量:可导致 Somogyi 现象,是指因为胰岛素过量,在午夜至凌晨时发生低血糖,在反调节激素作用下使血糖又升高,在清晨时出现高血糖。如果诊断不及时,因日间血糖增高而盲目增加胰岛素用量,可造成恶性循环;②胰岛素不足:可导致清晨现象(dawn phenomenon),是指因夜间胰岛素不足,导致在清晨 5~9 时出现血糖和尿糖增高;③胰岛素耐药:患儿在无酮症酸中毒的情况下,每日胰岛素用量 >2U/kg,仍不能有效控制高血糖,排除 Somogyi 现象后称为胰岛素耐药。

3. 预防感染　保持良好的卫生习惯,患儿每日做好口腔、皮肤、足部护理。如有毛囊炎或皮肤有伤口时应及时治疗,以免诱发或加重病情。对遗尿小儿夜间定时唤醒排尿,避免因尿糖刺激会阴部引起瘙痒,及时清洗会阴部,防止引起泌尿系感染。

4. 运动疗法　运动的种类和强度应根据患儿的年龄和运动能力安排,最好每天有 1 小时以上的适当运动,每天的运动时间固定,运动时必须做好胰岛素用量及饮食调整,运动前减少胰岛素的量或加餐,以免发生运动后低血糖。

5. 健康教育

(1) 向患儿及家长讲解糖尿病的相关知识及护理,说明本病需终生饮食控制及注射胰岛素,要求医生、家长和患儿密切配合。

(2) 帮助患儿学会自我护理,维持良好的营养状况、适度的运动,增强其战胜疾病的信心,使其能坚持有规律的生活和治疗,注意个人卫生。

(3) 指导患儿加强自身管理,定期随访复查。应随身携带病情卡,卡片上写明姓名、住址及电话、病名、胰岛素注射量、医院名称及负责医师等,以便任何时候发生并发症均可立即救治。

(4) 出院后家长及患儿要学会独立进行血糖、尿糖的监测,同时做好家庭记录,包括饮食、胰岛素注射次数和剂量,以及血糖、尿糖的变化情况等。

第三节　生长激素缺乏症

生长激素缺乏症(growth hormone deficiency,GHD)又称垂体性侏儒症(pituitary dwarfism),是由于腺垂体合成和分泌的生长激素部分或完全缺乏,或者由于生长激素分子结构异常、受体缺陷等所致的生长发育障碍性疾病。患儿身高处于同年龄、同性别、同地区正常健康小儿生长曲线第 3 百分位数以下或者低于平均身高两个标准差。发病率大约为 20/10 万 ~25/10 万,男:女 =3:1。大多为散发性,少部分为家族性遗传。

【病因】

导致生长激素缺乏的原因有特发性、继发性和暂时性三种。

1. 特发性

(1) 遗传:包括激素异常、受体异常以及与垂体发育有关的基因缺陷。

(2) 特发性:下丘脑功能异常,神经递质 - 神经激素信号传导途径的缺陷。

(3) 发育异常:垂体不发育、发育不良,空蝶鞍,视中隔发育异常等。

2. 继发性

(1) 肿瘤:下丘脑、垂体或颅内其他肿瘤,例如颅咽管瘤、神经纤维瘤、错构瘤等。

(2) 放射性损伤:下丘脑、垂体肿瘤放疗后。

(3) 头部创伤:产伤、手术损伤、颅底骨折等。

3. 暂时性 体质性青春期生长延迟、社会心理性生长抑制、原发性甲状腺功能减退等均可以造成暂时性生长激素分泌功能低下,当外界的不良因素排除或者原发疾病治疗好转后即可恢复正常。

【发病机制】

人类生长激素(hGH)由腺垂体细胞合成和分泌,是人体生长必不可少的成分,其释放受下丘脑分泌的促生长激素释放激素(GHRH)和生长激素释放抑制激素(GHIH)的调节。

人类生长激素(hGH)基本功能是促使各种组织细胞增大增殖,使骨骼、肌肉和各系统器官生长发育,骨骼增长即导致身体长高。当下丘脑、垂体功能障碍或靶细胞对生长激素无反应时均可造成生长落后。

【临床表现】

1. 特发性生长激素缺乏症 多见于男孩,男:女为3:1。

(1)生长障碍:患儿出生时身高和体重均正常,在1岁以后出现生长减慢,其外观明显小于实际年龄,但身体各部比例匀称,且智力发育正常。患儿头颅呈圆形,面容幼稚,脸圆较胖,手足较小。

(2)骨成熟延迟:牙齿萌出延迟且排列不整齐,骨龄落后于实际年龄2岁以上,骨骺融合较晚。

(3)青春期发育延迟。

(4)部分患儿同时伴有一种或多种其他垂体激素缺乏,除有生长发育迟缓外,尚有其他症状,如伴有促肾上腺皮质激素缺乏者易出现低血糖;伴有促甲状腺激素缺乏者,可伴有食欲不振、活动少等轻度甲状腺功能不足的表现;伴有促性腺激素缺乏,多数至青春期仍无性器官和第二性征发育。

2. 继发性生长激素缺乏症 可发生于任何年龄,如由围生期异常情况导致发病者,生长迟缓出现较早并且伴有尿崩症状。由颅内肿瘤引起者,多有头痛、呕吐、视野缺损等颅内压增高以及视神经受压迫的症状和体征。

【辅助检查】

1. 生长激素刺激试验 临床采用刺激试验来判断垂体分泌GH的功能。有生理性试验和药物刺激试验两类,生理试验系筛查试验,药物试验为确诊试验。必须有两项以上药物刺激试验结果均不正常时方可确诊为GHD,一般选择胰岛素加可乐定或左旋多巴试验。一般认为在试验过程中,生长激素峰值<10μg/L即为分泌功能不正常。常用的生长激素分泌功能试验见表15-1。

表15-1 生长激素分泌功能试验

试验	方法	采血时间
生理性试验		
1. 运动	禁食4~8小时后,剧烈活动15~20分钟	开始运动后20~40分钟
2. 睡眠	晚间入睡后用脑电图监测	Ⅲ~Ⅳ期睡眠时
药物刺激试验		
1. 胰岛素	0.05~0.1U/kg,静注	0、15、30、60、90、120分钟测血糖、人生长激素
2. 精氨酸	0.5g/kg,用注射用水配成5%~10%溶液,静滴,30分钟滴完	0、30、60、90、120分钟测人生长激素
3. 可乐定	0.004mg/kg,1次口服	同上
4. 左旋多巴	10mg/kg,1次口服	同上

2. 胰岛素样生长因子(IGF)的测定 IGF分泌呈非脉冲式,较少日夜波动,故浓度甚为稳定,一般可作为5岁到青春发育期前儿童生长激素缺乏症筛查检测。

3. 其他检查 做X线检查评定骨龄,根据需要可做头颅CT、MRI等以明确病因。

【治疗原则】

采用激素替代治疗。

1. 生长激素替代治疗 基因重组人生长激素(r-hGH)替代治疗已被广泛应用,目前大都采用0.1U/kg,

每晚临睡前皮下注射 1 次（或每周总剂量分 6~7 次注射）的方案，一直用至骨骺融合才停药。

2. 生长激素释放激素（GHRH）治疗　用于下丘脑功能缺陷、生长激素释放激素释放不足的生长激素缺乏症患儿。

3. 性激素治疗　促进第二性征发育。男孩用长效庚酸睾酮，每月肌内注射一次，25mg，每 3 个月增加 25mg，直至 100mg；女孩用炔雌醇 1~2mg/ 日。

【常见护理诊断／问题】

1. 生长发育迟缓　与生长激素缺乏有关。

2. 自我形象紊乱　与生长发育缓慢有关。

【护理措施】

1. 用药护理　指导用药，促进生长发育。生长激素替代疗法在骨骺愈合以前均有效，应掌握药物的用量。部分小儿开始治疗后 2 周会出现 T_4 下降，此时应注意监测 T_4 水平并补充甲状腺素以免影响 GH 疗效。在治疗过程中定期监测身高、体重，观察骨骼系统发育情况并做好记录。

2. 给予患儿及其家庭支持　与患儿及其家庭建立良好的信任关系，了解患儿及家庭对本病的认识和评价，鼓励患儿表达自己的感受，解释本病的治疗方案和预期结果，树立积极的自我认知，减轻焦虑，增强患儿改变自我形象的信心。定期复查，随访骨龄发育情况。

第四节　性早熟

性早熟（precocious puberty），是指任何一个性征出现的年龄比正常人群的平均年龄要早 2 个标准差。一般认为，女孩在 8 岁前，男孩在 9 岁前开始性发育，临床可诊断为性早熟。本病女孩多见，男：女 =1：4。

【病因和分类】

性早熟的病因很多，可按下丘脑 - 垂体 - 性腺轴功能是否提前发动，分为中枢性（真性）和外周性（假性）两类。

1. 中枢性性早熟　亦称真性性早熟，由于下丘脑 - 垂体 - 性腺轴功能过早启动，促性腺素释放激素脉冲分泌，患儿除有第二性征的发育外，还有卵巢或睾丸的发育。性发育的过程和正常青春期发育的顺序一致，只是年龄提前。主要包括继发于中枢神经系统的器质性病变和特发性性早熟。

（1）特发性性早熟：又称体质性性早熟，是由于下丘脑对性激素的负反馈的敏感性下降，使促性腺素释放激素过早分泌所致，女性多见，约占女孩中枢性性早熟的 80% 以上，而男孩则仅为 40% 左右。

（2）继发性性早熟：多见于中枢神经系统异常，包括：①肿瘤或占位性病变：下丘脑错构瘤、囊肿、肉芽肿；②中枢神经系统感染；③获得性损伤：外伤、术后放疗或化疗；④发育异常：脑积水、视中隔发育不全等。

2. 外周性性早熟　亦称假性性早熟。是非受控于下丘脑 - 垂体 - 性腺轴功能所引起的性早熟，有第二性征发育，有性激素水平升高，但下丘脑 - 垂体 - 性腺轴不成熟、无性腺的发育。

（1）性腺肿瘤：卵巢颗粒 - 泡膜细胞瘤、黄体瘤、睾丸间质细胞瘤、畸胎瘤等。

（2）肾上腺疾病：肾上腺肿瘤、先天性肾上腺皮质增生等。

（3）外源性：如含雌激素的药物、食物、化妆品等。

（4）其他：McCune-Albright 综合征。

3. 部分性性早熟　单纯性乳房早发育、阴毛早现、早初潮。

【临床表现】

1. 真性性早熟

（1）特发性性早熟：一般为散发性，以女性多见。少数可呈家族性（可能属常染色体隐性遗传）。女性常在 8 岁前出现发育,其顺序为乳腺发育→出现阴毛→月经来潮→出现腋毛,阴唇发育(有色素沉着),阴道分泌物增多。男性在 9 岁前出现性发育,睾丸、阴茎长大,阴囊皮肤皱褶增加伴色素加深,阴茎勃起增加,甚至有精子生成,肌肉增加,皮下脂肪减少。两性都表现为身材骤长,骨龄提前,最终可使骨骺过早融合,使成年身高变矮。

(2) 中枢神经系统疾病所致性早熟症:其临床表现与特发性者相似,仅本型同时可能具有神经系统器质性病变相关的表现。

2. 假性性早熟 临床表现与真性性早熟相比最主要的区别在于其性发育、成熟属于不完全性,即仅表现为某些副性征的发育表现,但无生殖细胞(精子和卵泡)成熟,无生育能力。

【辅助检查】

1. 促性腺激素释放激素(GnRH)刺激试验 亦称黄体生成素释放激素(LHRH)刺激试验。一般采用静脉注射 GnRH,按 2.5μg/kg 最大剂量 ≤ 100μg),于注射前(基础值)和注射后 30、60、90 及 120 分钟分别采取测定血清 LH 和 FSH,当 LH 峰值 >15U/L(女),或 >25U/L(男);LH/FSH 峰值 >0.6,LH 峰值 / 基值 >3 时,可以认为其性腺轴功能已经启动。

2. 骨龄测定 根据手和腕部 X 线片评定骨龄,判断骨骼发育是否超前,性早熟患儿一般骨龄超过实际年龄。

3. B 超检查 选择盆腔 B 超检查女孩卵巢、子宫的发育情况;男孩注意睾丸、肾上腺皮质等部位,若盆腔 B 超显示卵巢内可见多个 ≥4mm 的卵泡;则为性早熟,若发现单个直径 >9mm 的卵泡,则多为囊肿,若卵巢不大而子宫长度 >3.5cm 并见内膜增厚则多为外源性雄激素作用。

4. CT 或 MRI 检查 怀疑颅内肿瘤或肾上腺疾病所致者,应进行头颅或腹部 CT 或 MRI 检查。

【治疗原则】

本病治疗依病因而定,中枢性性早熟的治疗目的:①抑制或减慢性发育,特别是阻止女孩月经来潮;②抑制骨骼成熟,改善成人期最终身高;③恢复相应年龄应有的心理行为。

1. 病因治疗 肿瘤引起者应手术摘除或进行化疗、放疗;甲状腺功能低下所致者给予甲状腺制剂纠正甲状腺功能;先天性肾上腺皮质增生患者可采用皮质醇类激素治疗。

2. 药物治疗 促性腺激素释放激素类似物(GnRHa),其作用是通过受体下降调节,减少垂体促性腺激素的分泌,使雌激素恢复到青春期前水平。可按 0.1mg/kg,每 4 周肌内注射 1 次,用药后患者的性发育及身高增长,骨龄成熟均得以控制,其作用为可逆性,若能尽早治疗可改善成人期最终身高。

【常见护理诊断 / 问题】

1. 生长发育改变 与下丘脑 - 垂体 - 性腺轴功能失调有关。

2. 自我形象紊乱 与性早熟有关。

【护理措施】

1. 用药护理 促性腺激素释放激素类似物治疗能延缓骨骺愈合,应尽早使用。

2. 心理护理 鼓励患儿表达自己的情感,帮助其正确看待自己的形象,树立正向的自我概念。

3. 健康教育

(1) 指导家长要注意食品安全,预防性早熟的发生。应注意少给孩子滥服营养滋补品,比如蜂王浆、花粉制剂、鸡胚等"补药";妥善存放避孕药物、丰乳美容品等,以免孩子误服或接触。

(2) 及早发现,及时治疗。家长除掌握必要的医学知识外,平时应多留心观察孩子是否有第二性征过早出现、10 岁以下的孩子身高增长突然加速等现象,一旦发现异常,应及时就诊。

(3) 对性早熟的儿童应进行月经知识和经期卫生的教育,性教育应根据儿童的理解力及早开始。

(薛松梅)

由于内分泌功能和生长发育密切相关,其功能障碍常导致生长迟缓、性分化异常和激素功能异常,严重影响儿童体格和智能发育,易造成残疾甚或夭折,因此对儿童内分泌疾病应给予及早关注。

生长激素缺乏症和先天性甲状腺功能低下症是小儿时期常见的内分泌系统疾病,患儿出生后即存在生化代谢紊乱和激素功能障碍,如不能及早发现和治疗,常严重影响智能和体格发育,可能造成残疾和夭折。做好新生儿筛查,是早期诊断和治疗先天性甲状腺功能低下的重要保证。进行正确的健康教育在内分泌系统疾病的治疗过程中很重要,合适的药物剂量是保证疗效、减少副作用的关键。

儿童糖尿病98%为1型糖尿病,临床除表现为多饮、多尿、多食和消瘦(三多一少)外,约40%糖尿病患儿以酮症酸中毒为首发表现。饮食管理是护理的重要环节,同时还应指导正确使用胰岛素、加强运动、预防低血糖、酮症酸中毒、胰岛素过量等。

性早熟是多病因的性发育异常,按下丘脑-垂体-性腺轴功能是否提前发动,分为中枢性(真性)和外周性(假性)两类,本病治疗依病因而定,指导家长勿给孩子滥服营养滋补品,预防性早熟的发生。

1. 如何对甲状腺功能减低症患儿进行用药指导?

2. 如何做好糖尿病患儿的饮食护理?

3. 如何对性早熟患儿进行健康教育?

4. 如何护理生长激素缺乏症患儿?

第十六章　免疫性疾病患儿的护理

16

学习目标	
掌握	风湿热、过敏性紫癜、川崎病的临床表现、治疗原则及护理。
熟悉	原发性免疫缺陷病的临床表现、治疗原则及护理。
了解	了解儿童免疫系统的特点。

第一节　儿童免疫系统特点

免疫是机体的生理性保护机制,其本质是识别敌我、排斥异己。其功能为预防感染,清除衰老、损伤和死亡的细胞,识别和清除突变的细胞。人类免疫系统的发育始于胚胎早期,出生时还不成熟,随着年龄的增长逐渐达到正常水平。免疫功能失调可引起异常免疫反应,即变态反应、自身免疫反应、免疫缺陷及恶性肿瘤。

(一)非特异性免疫

非特异性免疫反应是机体在长期种族进化过程中不断与病原体相互斗争而建立起来的一种系统防御功能,主要包括屏障防御机制、补体系统、细胞吞噬系统等。

1. 屏障防御机制

(1)皮肤-黏膜屏障:皮肤和黏膜是阻止微生物入侵体内的第一道防线。小儿皮肤角质层薄嫩,易破损而继发感染;新生儿皮肤较成人偏碱性,易于细菌增殖;肠道通透性高,胃酸少,杀菌力低。年龄越小皮肤黏膜屏障功能越差。

(2)血-脑屏障:由软脑膜、脑毛细血管和胶质膜构成,这些组织结构致密,能阻止大分子物质及病原菌通过。儿童血-脑屏障发育不完善,易发生颅内感染。

(3)血-胎盘屏障:由母体子宫内膜的基蜕膜和胎儿的绒毛膜滋养层所构成,能阻止母体内病原微生物通过。但在妊娠前3个月内发育不完善,所以妊娠早期受风疹、巨细胞病毒等感染可导致胎儿畸形、流产或死胎。

2. 细胞吞噬系统　血液中具有吞噬功能的细胞有单核/巨噬细胞和中性粒细胞。新生儿吞噬细胞的功能均可呈暂时性低下,这与缺乏血清补体、调理素、趋化因子等有关。婴幼儿对病原微生物的滤过作用差,吞噬细胞活性较低,因此易发生化脓性感染。

3. 补体系统　由于孕母的补体不能通过胎盘运送给胎儿,因此新生儿出生时血清补体含量低。新生儿补体经典途径(CH_{50}、C_3、C_4 和 C_5)的活性约为成人的 50%~60%,生后 3~6 个月达成人水平,旁路途径的各种成分发育更为落后。

(二)特异性免疫

特异性免疫是后天获得的,包括细胞免疫和体液免疫。这种免疫反应必须由抗原物质进入机体刺激免疫系统后产生。

1. 细胞免疫(T 细胞免疫)　细胞免疫是由 T 淋巴细胞介导产生的特异性免疫反应。足月新生儿外周血中 T 细胞绝对计数已达成人水平,但 T 淋巴细胞分类比例和功能与成人不同,约 3 岁左右达成人水平。

2. 体液免疫(B 细胞免疫)　体液免疫是指 B 淋巴细胞在抗原刺激下转化成浆细胞并产生抗体(免疫球蛋白),特异性地与相应抗原在体内结合而引起的特异性免疫反应。

(1)B 细胞:胎儿及新生儿的 B 细胞对抗原刺激可产生相应的 IgM 类抗体,而有效的 IgG 类抗体应答需在生后 3 个月才出现。

(2)免疫球蛋白(immunoglobulin,Ig):具有抗体活性的球蛋白称为免疫球蛋白。存在于血管内外的体液中和 B 细胞膜上,分为 IgG、IgM、IgA、IgD 和 IgE 5 类,Ig 有以下特点。

1)IgM:在胚胎 12 周时已能合成,是个体发育过程中最早合成和分泌的抗体。在正常情况下,因无抗原刺激,胎儿自身产生的 IgM 较少,又因 IgM 不能通过胎盘,故胎儿期血液中 IgM 含量始终极低。出生时如果脐血中 IgM 含量增高,提示有宫内感染。生后 3~4 个月时为成人的 50%,1 岁时达成人的 75%。IgM 是抗革兰氏阴性杆菌的主要抗体,因为新生儿血中含量低,所以易受革兰氏阴性杆菌感染,特别容易受大肠埃希菌感染导致败血症。

2)IgG:是血清中主要的、唯一能通过胎盘的免疫球蛋白。IgG 主要由母亲所提供,在新生儿及婴儿出生数月内起到了重要的抗感染作用。胎儿出生后因代谢分解,血液中来自母亲的 IgG 的含量逐渐下降,6个月时逐渐消失。出生 3 个月后,IgG 的合成逐渐增加,1 岁后为成人水平的 60%,6~7 岁时接近成人水平。因此出生 6 个月后的婴幼儿易患感染性疾病。

3）IgA:是血清中增加较慢的一类 Ig,胎儿自第 30 周开始合成,母亲的 IgA 不能通过胎盘传给胎儿,因此胎儿血中的 IgA 含量极低,1 岁时仅为成人的 20%,12 岁时才达成人水平,所以小儿时期易患呼吸道和消化道感染。初乳中含大量的分泌型 IgA,进入小儿消化道后黏附在消化道表面起防御作用,母乳喂养的婴儿比人工喂养的婴儿感染性疾病发病率低。

4）IgD:在小儿时期含量低,5 岁达成人水平 20%,其生理功能尚未明确。

5）IgE:是引起速发型变态反应的主要物质。新生儿期含量低,不易发生典型的速发型变态反应。儿童患过敏性疾病时血 IgE 水平可显著升高。出生时含量约为成人的 10%,7 岁左右达成人水平。

第二节　原发性免疫缺陷病

原发性免疫缺陷病(primary immunodeficiency disease,PID)又称先天性免疫缺陷病,是由于免疫系统先天性发育不良(多为遗传因素,如基因突变、缺失)而导致免疫功能缺陷的一组临床综合征。临床上以免疫功能低下、易发生反复且严重的感染为特征,多发生于婴幼儿,与遗传有关。

【病因及分类】

病因尚不明确,可能与遗传因素、宫内感染、免疫系统先天发育异常有关。

根据临床特征将原发性免疫缺陷病分为特异性免疫缺陷病(联合免疫缺陷病、以抗体缺陷为主的免疫缺陷病、以 T 细胞缺陷为主的免疫缺陷病)、免疫缺陷合并其他先天性疾病、吞噬细胞缺陷病、补体缺陷病。

【临床表现】

1. **共同表现**　由于免疫功能缺陷不同,临床表现也差异很大,但有共同的表现,常见的有:

(1)反复和慢性感染:最常见的临床表现是感染,可出现反复、严重、持久的感染。感染源多为不常见和致病力低的细菌。大多数患儿需要持续使用抗生素药物预防感染。

1)感染发生年龄:1 岁以内发病约 40%,1~5 岁以内发病约为 40%,6~16 岁发病率约 15%,成人发病率约 5%。

2)感染部位:以呼吸道、皮肤和胃肠道感染最常见,也可为全身感染。表现为反复、严重、持久性的感染。

3)感染的病原体:一般情况下,抗体缺陷容易发生化脓性感染。感染的病原类型主要取决于免疫系统受损的部分,体液免疫缺陷患儿易发生细菌性感染,而细胞免疫缺陷患儿则易发生病毒或细胞内病原体感染。

4)感染的过程:常反复发作或迁延不愈,治疗效果差,尤其是抑菌剂治疗效果更差,必须使用杀菌剂,剂量宜偏大,疗程较长才有一定的效果。

(2)自身免疫性疾病和肿瘤:未因严重感染而致死的患儿,随年龄增长易发生肿瘤和自身免疫性疾病,发病率最高的是淋巴系统肿瘤,较正常人群高数 10 倍乃至 100 倍以上,以淋巴瘤最为常见。此外,原发性免疫缺陷病易伴发自身免疫性疾病包括溶血性贫血、血小板减少性紫癜、系统性红斑狼疮、皮肌炎和免疫复合物性肾炎等。

2. **其他表现**　除反复感染外,还有其他的临床表现。胸腺发育不全可引起难以控制的惊厥、先天性心脏病、特殊面容(人中短、眼距宽、下颌发育不良等)。Wiskott-Aldrich 综合征伴有湿疹和血小板减少。

【辅助检查】

1. **血清免疫球蛋白含量测定**　判断抗体的缺陷。

2. 胸部 X 线片 婴幼儿期缺乏胸腺影者提示 T 细胞缺陷。

3. 皮肤迟发型超敏反应和淋巴细胞转化试验 测定细胞免疫功能。

4. 基因测定 提高诊断率,提供遗传咨询和产前检查。

【治疗原则】

1. 一般治疗 对患儿实施保护性隔离,尽量减少与感染源的接触。

2. 抗生素治疗 以清除细菌、真菌感染。

3. 替代治疗 应用丙种球蛋白、高效价免疫血清球蛋白、血浆、新鲜白细胞、细胞因子等进行替代治疗。

4. 免疫重建 采用正常细胞或基因片植入患儿体内,使其纠正免疫缺陷病。方法包括胸腺组织移植、干细胞移植等。

5. 治疗注意事项 伴有免疫缺陷的患儿,禁止接种活疫苗,以防发生严重疫苗性感染;T 细胞免疫缺陷的患儿不宜输新鲜血制品,防止发生移植物抗宿主反应;患儿一般不做扁桃体切除术和淋巴结切除术,禁忌做脾切除术,慎用免疫抑制类药物。

【常见护理诊断 / 问题】

1. 有感染的危险 与免疫功能缺陷有关。

2. 焦虑 与反复感染、活动受限有关。

3. 知识缺乏 缺乏与疾病相关的知识。

【护理措施】

1. 预防感染

(1) 采取保护性隔离:避免与感染性疾病患儿接触,医护人员应严格执行无菌操作原则及消毒隔离制度。保持病房空气清新,温湿度适宜,避免着凉、感冒,定期消毒。做好皮肤及口腔护理。

(2) 密切观察病情变化:密切观察有无感染迹象,合并感染时,遵医嘱给予抗生素,避免滥用破坏机体防御和免疫的药物。在病情允许的情况下,应用免疫替代制剂时,应注意观察有无变态反应发生。

(3) 合理营养:选择营养丰富、易消化、富含蛋白质和维生素的无污染饮食;所用食具定期消毒;小婴儿尽量给予母乳喂养。

2. 心理护理 患儿因反复感染、自幼多病、活动受限,易产生恐惧、焦虑、孤独心理,应经常和患儿及家长交流,评估患儿及家长对疾病的认知程度,了解患儿心理活动,并及时给予心理护理。

3. 健康教育 指导患儿及家长如何预防感染,并强调其重要性。宣传喂养知识,指导患儿选择正确合理的生活方式,鼓励患儿与健康儿童玩耍,选择适当的运动方式锻炼身体,提高机体抵抗力。对于曾生育过免疫缺陷病患儿的孕妇,指导其早期进行基因诊断,如家族成员中有遗传性免疫疾病的患者,建议进行遗传学咨询。

第三节 风湿性疾病

风湿性疾病(rheumatic diseases)是一组病因不明的自身免疫性疾病,因主要累及不同脏器的结缔组织和胶原纤维,曾被称为结缔组织疾病。在儿童时期常见的疾病有风湿热、幼年特发性关节炎、血管炎综合征(过敏性紫癜、皮肤黏膜淋巴结综合征)、系统性红斑狼疮、皮肌炎、硬皮病等。该组疾病虽然病因不明,但其发病机制有共同规律,即感染源刺激具有遗传学背景(多基因遗传)的个体,发生异常的自身免疫反应。

一、风湿热

风湿热（rheumatic fever）是一种与 A 组乙型溶血性链球菌感染密切相关的免疫炎性疾病。临床表现为发热，多伴有心脏炎、关节炎，较少出现舞蹈病、皮下小结及环形红斑。慢性反复发作可形成慢性风湿性心瓣膜病。好发年龄 6~15 岁，一年四季均可发病，以冬春季多见，寒冷、潮湿地区发病率高。总体看来风湿热发病率已明显下降，但近年来有回升趋势，应引起重视。

【病因及发病机制】

病因尚不完全清楚，多数认为与 A 组乙型溶血性链球菌感染后的两种免疫反应相关，即变态反应和自身免疫反应。①变态反应：有些抗链球菌抗体可与人的心脏、丘脑和丘脑下核等组织发生交叉反应，导致Ⅱ型变态反应性组织损伤，还可因链球菌菌体成分及其产物与相应抗体作用形成免疫复合物沉积于关节、心脏、心瓣膜导致Ⅲ型变态反应性组织损伤。②自身免疫：风湿性心脏病患儿可出现抗心肌抗体，损伤心肌组织发生心肌炎。

【病理】

病理过程可分为渗出、增生和硬化三期，各期改变可同时存在。

1. **渗出期**　约 3~4 周，可见变性、水肿、淋巴细胞和浆细胞浸润等渗出性炎症反应，主要累及心脏、关节滑膜及周围组织、皮肤等结缔组织。

2. **增生期**　持续 3~4 个月，本期特点为风湿小体或风湿性肉芽肿的形成，病变主要局限于心肌和心内膜，是诊断风湿热的病理依据。

3. **硬化期**　持续 2~3 个月，炎性细胞减少，风湿小体中央变性和坏死物质被吸收，纤维组织增生和瘢痕形成，造成二尖瓣、主动脉瓣狭窄和关闭不全。

【临床表现】

发病前 1~5 周常有上呼吸道链球菌感染史。一般急性起病，病情的轻重取决于疾病侵犯部位和程度。

1. **一般表现**　发热，热型不定，有面色苍白、周身不适、疲倦、食欲下降、腹痛、多汗等。

2. **主要表现**

（1）心脏炎：是本病最严重的表现，40%~50% 的风湿热患儿发生心脏炎，以心肌炎和心内膜炎多见，也可发生全心炎。

1）心肌炎：轻者可无症状，重者伴有不同程度心衰。可出现心动过速（与体温升高不成比例）、心音低钝、心界扩大，可出现奔马律。在心尖部可听到吹风样收缩期杂音。心电图提示 P-R 间期延长，伴有 S-T 段下移及 T 波低平。X 线检查心脏扩大。

2）心内膜炎：主要为二尖瓣受累，其次为主动脉瓣。二尖瓣关闭不全在心尖部可闻及吹风样收缩期杂音，向腋下传导，有时也可闻及二尖瓣相对狭窄所致的舒张中期杂音；主动脉瓣关闭不全时在胸骨左缘第三肋间可闻及舒张期叹气样杂音。

3）心包炎：多数与心肌炎、心内膜炎同时存在。患儿可有心前区疼痛，有时在心底部能听到心包摩擦音。积液量多时出现心音遥远、颈静脉怒张、肝大等心包填塞表现。X 线检查心影向两侧扩大，呈烧瓶状。心电图提示低电压，早期 S-T 段抬高。有心包炎表现的患儿，提示心脏炎比较严重，易发生心衰，应引起重视。

（2）关节炎：占急性风湿热总数的 50%~60%，以游走性和多发性为特点，主要累及膝、踝、肩、肘、腕等大关节。表现为关节红、肿、热、痛，活动受限，经治疗后可痊愈，愈后不留畸形。

（3）舞蹈病：占风湿热患儿 3%~10%，女孩多见。表现为全身和部分肌肉不自主、无目的的快速运动，如伸舌歪嘴、耸肩缩颈、皱眉弄眼、语言障碍、书写困难、细微动作不协调等，在兴奋和注意力集中时加剧，入睡后即消失。

（4）皮肤表现

1）皮下结节：见于5%的风湿热患儿，好发于肘、腕、膝、踝等关节伸侧面或枕部、前额头皮及胸、腰椎骨棘突的突起部位，直径0.1~1cm，质硬、无压痛、与皮肤不粘连，经2~4周消失。

2）环行红斑：较少见，好发于躯干及四肢近端屈侧，环行或半环行边界明显的淡色红斑，大小不等，中心皮肤苍白。呈一过性，或时隐时现呈迁延性，可持续数周。

【辅助检查】

1. 风湿热活动指标　白细胞计数和中性粒细胞增高，血沉增快，C反应蛋白阳性，粘蛋白增高等。

2. 链球菌抗体测定　抗链球菌溶血素"O"（ASO）升高，同时可测定抗链球菌激酶（ASK）、抗脱氧核糖核酸酶B（Anti-DNase B）、抗透明质酸酶（AH）。

【治疗原则】

1. 一般治疗　卧床休息，加强营养。

2. 清除链球菌感染　青霉素80万U肌内注射，每日2次，持续2周，青霉素过敏者可改用其他有效抗生素，如红霉素等。

3. 抗风湿治疗　心脏炎时早期使用皮质激素，如泼尼松。无心脏炎患儿可用阿司匹林。

4. 对症治疗　有充血性心力衰竭者给予大剂量糖皮质激素、利尿剂和血管扩张剂等，慎用洋地黄制剂；舞蹈病可用苯巴比妥、地西泮等镇静剂；关节肿痛时应给予制动。

【护理评估】

1. 健康史　评估发病前1~5周有无上呼吸道感染，是否有发热、关节肿痛、皮疹和精神异常及不自主运动，询问有无心脏病史和关节炎。家庭居住地的气候、环境条件。

2. 身体状况　测量生命体征，观察有无与体温升高不成比例的心动过速，有无心脏杂音，检查大小关节有无红、肿、热、痛、活动受限等，观察皮疹的形状及部位。同时了解心电图及实验室检查结果。

3. 心理社会状况　了解患儿父母的知识程度、家庭背景及经济状况，评估其对预后、药物副作用，对预防复发的了解程度及焦虑程度。

【常见护理诊断/问题】

1. 心排出量减少　与心脏受损有关。

2. 疼痛　与关节受累有关。

3. 体温过高　与感染病原体毒素有关。

4. 焦虑　与疾病威胁患儿的健康有关。

【护理目标】

1. 患儿体温恢复正常。

2. 患儿主诉疼痛减轻并能自由活动。

3. 患儿保持充足的心输出量，生命体征在正常范围。

4. 患儿（和家长）了解疾病相关知识。

5. 患儿无药物副反应发生。

【护理措施】

1. 减轻心脏损害

（1）限制活动：急性期无心脏炎患儿卧床休息2周，随后逐渐恢复活动，2周后达正常活动水平；有心脏炎无心力衰竭者卧床休息4周，4周后逐渐恢复活动；心脏炎伴心力衰竭者卧床休息至少8周，在以后2~3个月内逐渐增加活动量。

（2）合理营养：给予易消化、营养丰富的饮食，少食多餐；有心力衰竭者适当限制盐和水的摄入，并详细记录出入量，保持大便通畅。

（3）密切观察病情，防止并发症的发生：观察患儿面色、呼吸、心率（律）及心音的变化，如发现患儿出现烦躁不安、面色苍白、多汗、气急等心力衰竭的表现时，应及时处理。

（4）药物治疗：遵医嘱给予糖皮质激素治疗。

2. 减轻关节疼痛 将疼痛的关节置于舒适的功能位上，患儿应适当减少肢体活动，避免痛肢受压，移动肢体时动作应轻柔，可用热水袋热敷局部关节以减轻疼痛。

3. 维持体温正常 高热时可选择药物和物理方法降温，维持正常体温。

4. 用药护理 用药期间应密切观察药物副作用，阿司匹林可引起胃肠道反应、肝功能损害和出血。宜饭后服用，以减轻对胃肠道的刺激，并加用维生素 K 防止出血。应用泼尼松时注意观察有无满月脸、肥胖、消化道溃疡、肾上腺皮质功能不全、电解质紊乱、血压增高、血糖升高、免疫抑制等不良反应发生。心肌炎时对洋地黄敏感且易出现中毒现象，应密切观察心律和心率、尿量及胃肠道反应，必要时停药，并应注意补钾。

5. 心理护理与健康教育 关爱患儿，以儿童能接受的方式耐心解释各项检查、治疗及护理的意义，取得合作。及时解除患儿的各种不适感，如发热、出汗、疼痛等，增强其战胜疾病的信心。教会家长观察病情和预防疾病复发的措施。坚持预防治疗，首选长效青霉素 120 万单位，每月 1 次，至少持续 5 年，最好坚持到 25 岁，有严重风湿性心脏病者，宜终生药物预防。

【护理评价】

1. 患儿生命体征是否恢复正常。

2. 关节疼痛是否减轻或消失，能否自由活动。

3. 患儿（和家长）是否积极参与配合治疗和护理。

4. 无发生药物副反应。

案例 16-1

患儿，男，6 岁，发热伴关节肿痛 10 天。先右膝关节肿痛，后左肘关节肿痛，活动受限。体格检查：T38.8℃，P122 次 / 分，R28 次 / 分，面色苍白，多汗，第一心音低钝，心尖部可闻及Ⅲ级收缩期杂音，双肺无异常，腹软，肝脾未及，右膝、左肘关节红、肿、热、痛。辅助检查：WCB16.5×10^9/L，N80%，L20%，血沉 80mm/h，C- 反应蛋白升高，抗 "O" 阳性，心电图示Ⅰ度房室传导阻滞和 ST 段下移。

思考：该患儿可能的医疗诊断是什么？有哪些护理问题？如何制定护理措施？

二、过敏性紫癜

过敏性紫癜（anaphylactoid purpura）又称亨 - 舒综合征（henoch-schonlein syndrome，henoch-schonlein purpura，HSP），是以全身小血管炎为主要病理改变的血管炎综合征。临床特点为血小板不减少性皮肤紫癜，常伴有关节肿痛、腹痛、便血、血尿和蛋白尿等。以 2~8 岁儿童多见，男孩多于女孩，大多数预后良好。一年四季均可发病，以春秋季节居多。

【病因与发病机制】

病因尚未明确，目前认为与某种过敏原引起的自身免疫反应有关。过敏原可为病原体（细菌、病毒和寄生虫）、药物（抗生素、磺胺药、水杨酸类、异烟肼等）、食物（鱼、虾、蟹、蛋、牛奶等）及其他（花粉吸入、昆虫叮咬、疫苗注射等）。

各种刺激因子,包括感染源和过敏原,作用于具有遗传背景的个体发生了不恰当的免疫反应,产生自身抗原,继而产生相应抗体,形成抗原抗体复合物沉积于全身的小血管壁,引起皮肤、胃、肠、关节的广泛性毛细血管炎,导致水肿和出血。

【临床表现】

多为急性起病,病前 1~3 周常有上呼吸道感染史,首发症状以皮肤紫癜为主,少数以腹痛、关节炎、肾脏症状首先出现。可伴有低热、乏力、食欲差等全身症状。

1. **皮肤紫癜** 反复出现皮肤紫癜为本病特征,多见于四肢及臀部,对称分布,伸侧为多,分批出现,面部和躯干较少。初起呈紫红色斑丘疹,压之不褪色,高出皮面,数日后变为暗紫色,最终呈棕褐色而消退。少数重症患儿大片融合成大疱伴出血性坏死。皮肤紫癜一般在 4~6 周后消退,部分患儿间隔数周或数月后又复发。

2. **消化道症状** 约 2/3 患儿出现,一般以阵发性剧烈腹痛为主,常位于脐周或下腹部,可伴呕吐,部分患儿可有黑便或血便,偶有并发肠套叠、肠梗阻、肠穿孔者。

3. **关节疼痛及肿胀** 约 1/3 患儿可出现膝、踝、肘及腕等大关节肿痛,活动受限。多在数日内消失而不遗留关节畸形。

4. **肾脏症状** 30%~60% 患儿有肾脏损害的表现,多于起病 1 个月内发生,多数患儿出现血尿、蛋白尿及管型尿,伴血压增高及浮肿,称为紫癜性肾炎。少数呈肾病综合征的表现。虽然部分患儿的血尿及蛋白尿持续数月甚至数年,但大多数能完全恢复,少数发展为慢性肾炎。

5. **其他** 偶可发生颅内出血,出现惊厥、瘫痪、失语等。部分患儿有鼻出血、牙龈出血等出血倾向。

【辅助检查】

1. **实验室检查**

(1) 周围血象:白细胞正常或增高,嗜酸性粒细胞可增高,血小板计数正常甚至升高,出血和凝血时间正常,血块退缩试验正常,部分患儿毛细血管脆性试验阳性。

(2) 尿常规:肾脏受损可有红细胞、蛋白、管型,重症有肉眼血尿。

(3) 大便潜血试验阳性。

(4) 其他:血清 IgA 水平升高,IgG、IgM 水平升高或正常,血沉轻度增快。

2. **影像学检查** 腹部超声波检查有利于诊断肠套叠。

【治疗原则】

1. **一般治疗** 卧床休息,积极寻找和去除致病因素,如控制感染等。

2. **糖皮质激素和免疫抑制剂** 急性期腹痛和关节痛时可应用糖皮质激素,泼尼松或地塞米松,重症过敏性紫癜肾炎可加用免疫抑制剂,如环磷酰胺等。

3. **抗凝治疗** 应用阻止血小板凝集和血栓形成的药物,如阿司匹林、双嘧达莫等,以过敏性紫癜性肾炎为主要病变时可考虑肝素治疗。

4. **对症治疗** 有荨麻疹或血管神经性水肿时,应用抗组胺药物和钙剂;腹痛时应用解痉剂;消化道出血时禁食,静脉滴注西咪替丁,必要时输血。

【常见护理诊断/问题】

1. 皮肤完整性受损 与血管炎有关。

2. 疼痛 与关节肿痛、肠道炎症有关。

3. 潜在并发症:消化道出血、紫癜性肾炎。

【护理措施】

1. **恢复皮肤的正常形态和功能**

(1) 保持清洁,防止抓伤及擦伤,如有破溃及时处理,防止出血和继发感染。衣着宽松、柔软,保持清洁和干燥。

(2) 注意观察皮疹出现的部位、形态、颜色、数量、分布,有无反复出现,及时记录皮疹变化情况。

(3) 避免接触引起过敏的致敏原和其他诱发因素,遵医嘱给予抗过敏、止血等药物。

2. 缓解疼痛,保持患儿舒适

(1) 观察关节疼痛及肿胀的变化情况,协助患儿取舒适体位,保持关节功能位置;根据病情选择合适的理疗方法;教会患儿利用玩耍、娱乐等方法,转移注意力,以减轻疼痛。

(2) 患儿腹痛时应卧床休息,床边守护,做好日常生活护理。

(3) 遵医嘱使用肾上腺皮质激素药物,以缓解关节疼痛和腹痛。

3. 密切观察病情,预防并发症的发生

(1) 观察腹痛及便血情况,同时注意腹部体征变化。有消化道出血时,应卧床休息,限制饮食,给予无渣流食,出血多时应禁食,给予静脉补充营养,并做好输血的准备。

(2) 观察尿量、尿液颜色的改变,定时检查尿常规,若有血尿、蛋白尿,提示紫癜性肾炎,应按肾炎护理。

4. 健康教育　由于过敏性紫癜可反复发作并对肾脏造成损害,所以家长及患儿非常焦虑不安,应及时向家长及患儿讲解疾病知识,帮助其树立战胜疾病的信心,教会家长和患儿如何观察病情,指导合理调配饮食,定期来医院复诊。

三、皮肤黏膜淋巴结综合征

皮肤黏膜淋巴结综合征(mucocutaneous lymphnode syndrome,MCLS)又称川崎病(kawasaki disease,KD),1967由日本川崎富作首先报道。是一种以全身血管炎为主要病理改变的急性发热出疹性疾病。主要表现为急性发热、皮肤黏膜病损和淋巴结肿大,15%~20% 未经治疗的患儿发生冠状动脉损害。本病以婴幼儿多见,80% 见于 5 岁以下儿童,男孩多于女孩。

【病因】

病因尚未完全阐明。目前认为,川崎病是一定易患宿主对多种感染病原触发的一种免疫介导的全身性血管炎。

【病理】

基本病理变化为全身性血管炎,可累及动脉、静脉和毛细血管。临床上可分为四期。

Ⅰ期:1~9 天,小动脉周围炎症,冠状动脉主要分支血管上的小动脉和静脉受到侵犯。心包、心肌间质及心内膜炎症浸润,包括中性粒细胞、嗜酸性粒细胞和淋巴细胞。

Ⅱ期:12~25 天,冠状动脉主要分支全层血管炎,血管内皮水肿、血管壁平滑肌层及外膜炎性细胞浸润。弹力纤维和肌层断裂,可形成血栓和动脉瘤。

Ⅲ期:28~31 天,动脉炎症渐消退,血栓和肉芽形成,纤维组织增生,内膜明显增厚,导致冠状动脉部分或全部阻塞。

Ⅳ期:数月 ~ 数年,病变逐渐愈合,心肌瘢痕形成,阻塞的动脉可能再通。

【临床表现】

1. 主要表现

(1) 发热:最早出现的症状,体温 39~40℃,呈稽留热或弛张热,可持续 7~14 天或更长,抗生素治疗无效。

(2) 双眼球结膜充血:于起病 3~4 天出现,无脓性分泌物,热退后消散。

(3) 唇及口腔表现:口唇充血皲裂,口腔及咽部黏膜弥漫充血,舌乳头突起、充血呈草莓舌。

(4) 手足症状:为本病特征,急性期手足硬性水肿和掌跖红斑,恢复期指、趾端甲下与皮肤交界处出现膜状脱皮,指、趾甲有横沟,重者指、趾甲也可脱落。

(5) 皮肤表现:常在第一周内出现,多形性红斑和猩红热样皮疹,肛周皮肤发红、脱皮。

(6) 颈部淋巴结肿大:单侧或双侧,坚硬有触痛,但表面不红,不化脓。病初出现,热退时消散。

2. 心脏表现 于病程1~6周可出现不同程度的心肌炎、心包炎、心内膜炎和心律失常。冠状动脉损害常发生在病程的2~4周,心肌梗死和冠状动脉瘤破裂可引起心源性休克甚至猝死。

3. 其他 可有间质性肺炎、无菌性脑膜炎、消化道症状、关节痛和关节炎等。

【辅助检查】

1. 血液检查 轻度贫血;白细胞数增高,以中性粒细胞增高为主,有核左移现象;血小板早期正常,第2~3周显著增高;血沉增快,C反应蛋白阳性。

2. 免疫学检查 血清IgG、IgA、IgM、IgE和血循环免疫复合物升高。

3. 心血管系统检查 有心脏受损者可见心电图和超声心动图改变。心电图主要为ST段、T波改变。二维超声心动图是诊断及随访冠状动脉病变的最佳方法,可表现为冠状动脉内膜增厚,欠光滑。必要时行冠状动脉造影检查。

【治疗原则】

主要采取减轻血管炎症和对抗血小板凝集治疗。

1. 阿司匹林 为首选药物,每日30~50mg/kg,分2~3次服用,热退后3天逐渐减量,2周左右减至每日3~5mg/kg,维持6~8周。若有冠状动脉病变时,应延长用药时间,直至血沉正常及冠状动脉恢复正常。

2. 丙种球蛋白静脉滴注(IVIG) 1~2g/kg于8~12小时左右静脉缓慢输入,宜在发病早期使用(10天以内)应用,同时使用上述剂量的阿司匹林,可迅速退热,有效预防冠状动脉病变发生。

3. 糖皮质激素 不宜单独使用,IVIG无效时可考虑使用,用药2~4周。

4. 其他 根据病情给予对症支持疗法,如补液、保肝、控制心力衰竭、纠正心律失常,有心肌梗死时应及时进行溶栓治疗。

【常见护理诊断/问题】

1. 体温过高 与感染、免疫反应等因素有关。

2. 皮肤完整性受损 与血管炎有关。

3. 口腔黏膜改变 与血管炎有关。

4. 潜在并发症:心脏受损。

【护理措施】

1. 维持体温正常 在急性期,应绝对卧床休息,以降低代谢,减少能量消耗。密切观察患儿的体温变化,减少高热惊厥的发生。多喝水,对饮水量不足者,及时由静脉补充。用温水擦浴、冰敷或按医嘱用药物降温。退热期出汗特别多,及时更换衣服,预防受凉。

2. 合理营养 患儿由于发热、口腔黏膜充血糜烂,均影响食欲,为保证机体需要,在饮食方面要特别注意,应予营养丰富、清淡易消化、含有丰富维生素的半流质饮食,同时避免过热、过硬、辛辣等刺激性食物,以减少对口腔黏膜的刺激,避免增加咀嚼难度导致面部皲裂处出血。食物宜温凉。未断奶的患儿,要求其母亲多进营养丰富的食品(肉汤、鸡汤、鱼汤等),以求增加奶量和提高奶的质量。

3. 皮肤护理 保持皮肤清洁和干燥,衣被质地柔软、清洁;剪短指甲,以避免抓伤或擦伤;对半脱的痂皮应用干净剪刀剪除,切忌强行撕脱,防止出血和继发感染。

4. 黏膜护理 观察口腔黏膜病损情况,每日晨起、睡前、餐前、餐后漱口,以保持口腔清洁,防止继发感染并可增进食欲;口唇干燥、皲裂者可涂护唇油,口腔溃疡时涂以碘甘油可消炎止痛;每日用生理盐水洗眼1~2次,也可涂眼膏,保持眼的清洁,防止感染。

5. 严密观察病情,预防并发症发生 注意观察患儿有无心血管损害的表现,如心率、心律、心音、面色、心电图的变化,了解心脏功能,必要时行心电监护,发现异常情况,及时处理。

6. 健康教育　及时向家长交代病情和预后,并给予心理支持。指导家长观察病情和药物疗效及副作用。积极配合治疗,定时复查。对于无冠状动脉病变的患儿,于出院 1 个月、3 个月、6 个月及 1 年全面检查一次。有冠状动脉损害者应密切随访。

(薛松梅)

学习小结

在儿童时期发生的自身免疫性疾病种类较多,目前儿童发病率较高的有过敏性紫癜及川崎病,尤其是川崎病,近几年呈明显上升的趋势,应指导家长学会观察病情,早发现、早治疗。

原发性免疫缺陷病是由于免疫系统先天性发育不良而导致免疫功能缺陷的一组临床综合征。临床上以免疫功能低下,易发生反复而严重的感染为特征,多发生于婴幼儿,与遗传有关。治疗应用丙种球蛋白、高效价免疫血清球蛋白、血浆等进行替代治疗。

风湿热是一种与 A 组乙型溶血性链球菌感染密切相关的免疫炎性疾病。临床表现为发热,多伴有心脏炎、关节炎,较少出现舞蹈病、皮下小结及环形红斑。选用阿司匹林和糖皮质激素治疗,护理重点为卧床休息、减轻关节疼痛、观察药物副作用等。

过敏性紫癜是以全身小血管炎为主要病理改变的血管炎综合征。临床特点为血小板不减少性皮肤紫癜,常伴有关节肿痛、腹痛、便血、血尿和蛋白尿等。采取糖皮质激素、抗凝等治疗,护理应注意保持皮肤清洁,保持关节的功能位,减轻疼痛,注意观察有无消化道出血等。

川崎病是一种以全身血管炎症为主要病理改变的急性发热出疹性疾病,主要表现为发热,手足硬性水肿,恢复期指(趾)端膜状脱皮,多形红斑,双眼球结膜充血,口唇充血皲裂,草莓舌,颈部淋巴结肿大等,治疗首选阿司匹林,静脉注射丙种球蛋白可降低冠状动脉病变的发生,要注意观察体温的变化、加强皮肤黏膜护理及监测心电图等。

复习参考题

1. 简述风湿热的临床表现及护理措施。
2. 简述过敏性紫癜的临床表现及护理措施。
3. 简述川崎病的临床表现及护理措施。

第十七章　遗传性代谢性疾病患儿的护理

17

第一节　概述

（一）遗传的物质基础

遗传是指子代与亲代之间在形态结构、生理、生化等功能方面的相似而言。人体细胞的遗传信息几乎全部编码在组成染色体的脱氧核糖核酸（DNA）分子长链上。染色体主要由 DNA 和蛋白组成。DNA 分子是由两条多核苷酸链组成的双螺旋结构。核苷酸是由脱氧核糖、磷酸和碱基构成。脱氧核糖和磷酸排列在链的外侧，碱基在链的内侧。碱基有 4 种即腺嘌呤（A）、胸腺嘧啶（A）、胞嘧啶（T）和鸟嘌呤（C）。两条多核苷酸链上的碱基互补成对（A 和 T，C 和 G），由氢键相连形成双螺旋 DNA。在 DNA 长链上，每 3 个相连的核苷酸碱基构成一个密码子，即代表一种氨基酸，亦即是 DNA 分子贮存的遗传信息。能够编码一条肽链的一个 DNA 分子片段即是基因。

染色体是遗传信息的载体，每一种生物都具有一定数目和形态稳定的染色体。人类细胞染色体数为 23 对（46 条），其中 22 对男性和女性都一样的常染色体，另外 1 对是决定性别的，为性染色体。正常男性的染色体核型为 46，XY；正常女性的染色体核型为 46，XX。而正常人每一个配子（精子和卵子）含有 22 条常染色体和一条性染色体（X 或 Y）。即 22+X 或 22+Y 的一个染色体组称为单倍体，人类体细胞染色体数目为双倍体，即 2n=46。染色体的全部 DNA 分子称为基因组，人的基因组 DNA 共约 30 亿个碱基对，组成约 10 万个左右结构基因，每个基因在染色体上多有特定的位点。

基因的表达是 DNA 分子贮存的遗传信息经过转录，形成 mRNA，释放入细胞质作为合成蛋白质的模板，由 tRNA 按照密码子选择相应的氨基酸，在核蛋白体上合成蛋白质。基因突变，即 DNA 分子中的碱基顺序发生变异时，必然导致组成蛋白质的氨基酸发生改变，遗传表型亦因此不同，临床上就有可能出现遗传性疾病。

（二）遗传性疾病的种类

遗传性疾病是人体由于遗传物质结构或功能改变所导致的疾病，简称遗传病（genetic disease）。根据遗传物质的结构和功能改变的不同，将遗传性疾病分为三大类。

1. **基因病**　指遗传物质的改变仅涉及基因水平。包括以下几种情况。

（1）单基因遗传病：指一对主基因突变导致的疾病，分为常染色体显性（AD）遗传病、常染色体隐性（AR）遗传病、X 连锁显性或隐性遗传病等几类。如血红蛋白病、糖原累积病、苯丙酮尿症等。

（2）线粒体病：线粒体中所含的 DNA，是独立于细胞核染色体外的遗传物质，称线粒体基因组，这些基因突变所导致的疾病，称线粒体基因病。如帕金森病，母系遗传性糖尿病。

（3）分子病：是调控生物大分子（如蛋白质分子）合成的基因突变导致生物大分子结构或数量改变所致的疾病，如血红蛋白病、肝豆状核变性、半乳糖血症、苯丙酮尿症等。

（4）多基因遗传病：由多对基因与环境因素共同作用产生的遗传病。如高血压、糖尿病、唇裂等。

2. **染色体病**　是由于人类染色体数目异常或结构畸变所引起的疾病，可分为常染色体病和性染色体病两大类。

3. **体细胞遗传病**　是体细胞中的遗传物质改变所引起的疾病。如各种肿瘤的和某些先天性畸形。

（三）遗传方式

1. **常染色体显性遗传**　致病基因在染色体上，其性质是显性的，在等位基因中只要有一个为致病基因，就表现性状。其特点是父母之一为患者，所有子女中有一半发病，没有携带者，如先天性成骨发育不全。

2. **常染色体隐性遗传**　致病基因位于常染色体上，其性质为隐性的。只有当一对等位基因都是致病基因（即纯合子）时才表现出遗传病的性状，杂合子则无症状。父母双方均为致病基因携带者，其表型正常，其子女发病概率为 1/4，携带者概率 1/2，正常子女概率只有 1/4，如苯丙酮尿症。

3. **伴性遗传**　致病基因位于性染色体上，一般在 X 染色体上。临床上以伴性隐性遗传病较为常见。

特点为男性表现症状,女性为携带者,如血友病。伴性显性遗传病较为少见,如低磷性抗 D 佝偻病。

（四）遗传性疾病的预防

1. **遗传咨询** 是医学遗传工作者帮助遗传病患者及其家属了解所患遗传病的预防、发生、遗传方式、治疗及预后等。咨询对象包括：①35 岁以上的孕妇；②怀疑与遗传有关的先天畸形、智力低下者及其家属；③有原因不明的流产史、死胎史及新生儿死亡史的夫妇；④有遗传病家族史的夫妇；⑤有致畸因素接触史的孕妇；⑥近亲婚配者等。

2. **携带者的检出** 遗传携带者指具有隐性致病基因或平衡易位染色体,并且能传递给后代的外表正常的个体。及时检出携带者,并进行婚育指导或产前诊断,可预防和减少遗传病的发生。

3. **产前诊断** 可采用的方法有胎儿成像或造影术(超声波、胎儿镜或 X 线),母血清和羊水染色体检查、基因分析或对其表达产物的测定。

4. **新生儿筛查** 是出生后预防和治疗某些遗传病的有效方法。一般采取婴儿出生后三天脐血或足跟血的纸片进行。

第二节 21- 三体综合征

21- 三体综合征(21-trisomy syndrome)又称先天愚型或 Down 综合征,属常染色体畸变,是人类最早被确定的染色体病。在活产婴中的发生率为 1∶600~1∶1000。临床主要特征为特殊面容、生长发育落后和智力障碍,并多伴有多发畸形。

【病因及发病机制】

1. **病因**

(1) 孕母年龄:发病率与母体的生育年龄有明显关系,可能与母体卵细胞衰老有关。孕母的年龄越大,发病率越高,40 岁以上可高达 2%~5%。

(2) 其他因素:孕期发生病毒感染,接受放射线、同位素照射,接触有毒物质,应用化学制剂等均可使染色体发生畸变。

(3) 遗传因素:父母染色体异常可能遗传给下一代。

2. **发病机制** 本病为常染色体畸变引起,第 21 号染色体呈三体型。根据染色体的异常,可分三种类型。

(1) 标准型:约占本病的 95%,染色体总数为 47 条,核型为 47,XY(或 XX),+21。其发生是因亲代(常见母系)的生殖细胞在减数分裂时染色体不分离使患儿体细胞多一条额外的 21 号染色体所致。

(2) 易位型:占 2.5%~5%,染色体总数为 46 条,其中一条是易位染色体。常见为 D/G 易位,即 G 组 21 号染色体与 D 组 14 号染色体发生着丝粒融合,核型为 46,XY(或 XX),−14,+t(14q21q);另一种为 G/G 易位,即 G 组中的两条 21 号染色体发生着丝粒融合,形成等臂染色体,核型为 46,XY(或 XX),−21,+t(21q21q)。

(3) 嵌合体型:约占 2%~4%,患儿体内有两种以上细胞株(以两种为多见),一株正常,另一株为 21- 三体细胞,形成嵌合体,核型为 46,XY(或 XX)/47,XY(或 XX),+21。其发生是因受精卵在早期分裂过程中 21 号染色体不分离所致。

【临床表现】

1. **智能落后** 大部分患儿有不同程度的智能发育障碍,并随着年龄的增长日益明显。

2. **生长发育迟缓** 患儿出生时的身长及体重均较正常足月新生儿低,生后体格发育及动作发育均迟缓,身材矮小,骨龄落后,出牙晚并且顺序异常,四肢短,关节柔软,可过度弯曲,手指粗短,小指向内弯曲,肌张力低,腹部膨隆。

3. **特殊面容** 出生时既有明显的特殊面容,表情呆滞,眼裂小,眼距宽。双眼外眦上斜,内眦赘皮,鼻梁低平,外耳小,唇厚舌大,硬腭窄小,常张口伸舌,流涎多,头小而圆,前囟大且闭合延迟,颈短而宽。

4. **皮纹特点** 表现为通贯手,atd 角增大。

5. **伴发畸形** 约 50% 患儿伴有先天性心脏病,其次是消化道畸形。免疫力低下,易患各种感染性疾病。先天性甲状腺功能减低症和急性淋巴细胞性白血病的发生率明显高于正常人群。

【辅助检查】

1. **染色体核型分析** 外周血淋巴细胞或羊水细胞染色体核型检查可发现本病患者第 21 号染色体比正常人多 1 条,即 21 号染色体三体,细胞染色体的总数为 47 条。

2. **荧光原位杂交** 以 21 号染色体的相应片段序列作探针,与外周血中的淋巴细胞或羊水细胞进行荧光原位杂交,在患儿的细胞中呈现三个 21 号染色体的荧光信号,可以对 21 号染色体的异常部位进行精确定位。

【治疗原则】

目前尚无有效的治疗方法。应采取综合措施,包括医疗和社会服务,对轻型患儿可以进行长期耐心教育,训练患儿掌握一定生活技能,以提高生活自理能力。可试用维生素 B_6、叶酸、谷氨酸等,以促进儿童的精神活动,改善智商。注意预防感染,如合并有畸形,可考虑手术治疗。

【护理评估】

1. **健康史** 了解家族中是否有类似疾病;父母是否近亲结婚,母亲妊娠年龄,母孕期与有害物质的接触史及感染史。

2. **身体状况** 观察患儿是否有特殊面容、通贯手。测量身高、体重、头围大小。分析染色体核型检查结果。

3. **心理社会状况** 患儿家长常表现焦虑不安、沮丧、忧伤、自责等心理。了解家长是否掌握有关遗传病知识,父母角色是否称职,家庭经济及环境状况等。

【常见护理诊断／问题】

1. **自理缺陷** 与智能低下有关。

2. **有感染的危险** 与免疫力低有关。

3. **焦虑(家长)** 与患儿智力低下有关。

4. **知识缺乏** 家长缺乏对疾病的护理和训练知识。

【护理目标】

1. 患儿能逐步自理生活,从事简单劳动。

2. 患儿家长达到良好的心理适应。

3. 患儿家长掌握有关疾病知识及对患儿进行教育、训练的技巧。

【护理措施】

1. **加强生活护理,培养自理能力**

(1) 细心照顾患儿,协助进食、穿衣,防止意外事故。细心喂养,少量多餐,保证营养。

(2) 保持皮肤清洁干燥,定期洗澡,患儿流涎应及时擦干,保持下颌及颈部清洁,用面油保持皮肤的润滑,以免皮肤糜烂。

(3) 帮助患儿父母亲制定教育计划及训练方案,并进行示范,患儿通过训练能逐步实现生活自理。

2. **预防感染** 保持空气清新,注意室内通风。注意个人卫生,保持口腔、鼻腔清洁,勤洗手,呼吸道感染者接触患儿时需戴口罩,防止交叉感染。

3. **家庭支持** 当家长得知他们的孩子患先天愚型时,会难以接受事实并出现忧伤、自责,医护人员应理解他们的心情并给予耐心开导,帮助他们面对现实,树立信心,提供有关患儿养育、家庭照顾等方面的知识,使他们尽快适应疾病带来的影响。

4. 遗传咨询及健康指导 35 岁以上妇女,妊娠后应作羊水细胞检查。凡 30 岁以下的母亲,子代有先天愚型者,或姨表姐妹中有此类病人,应及早检查子亲代染色体核型。孕期避免接受 X 线照射,勿滥用药物,预防病毒感染。鼓励家长定期随访和遗传咨询。

【护理评价】

1. 患儿是否能逐步自理生活,从事简单劳动。

2. 患儿家长是否达到良好的心理适应。

3. 患儿家长是否掌握有关疾病知识及对患儿进行教育、训练的技巧。

第三节　苯丙酮尿症

苯丙酮尿症(phenylketonuria,PKU)是由于苯丙氨酸代谢过程中酶缺陷所致的遗传性氨基酸代谢障碍性疾病,因患儿尿液中排出大量苯丙酮酸等代谢产物而得名,属常染色体隐性遗传,我国发病率为 1∶11 000。

【病因与发病机制】

本病分为典型和非典型两种,绝大多数患儿为典型病例(约占 99%),是由于患儿肝细胞缺乏苯丙氨酸羟化酶,不能将苯丙氨酸转化为酪氨酸,导致苯丙氨酸在体内蓄积,在血液、脑脊液、组织和尿液内的浓度增高,通过旁路代谢产生大量苯丙酮酸、苯乙酸、苯乳酸等,高浓度的苯丙氨酸及其代谢产物导致脑损伤。非典型苯丙酮尿症是由于四氢生物蝶呤(BH_4)的缺乏,导致苯丙氨酸不能正常氧化成酪氨酸,造成多巴胺、5-羟色胺等重要神经递质缺乏,加重了神经系统的功能损害。

【临床表现】

患儿出生时表现正常,3~6 个月时出现症状,1 岁时症状明显。

1. 神经系统 以智能发育落后为主,可出现行为异常和癫痫发作等,少数呈肌张力增高和腱反射亢进。

2. 皮肤 患儿在出生数月后因黑色素合成不足头发由黑变枯黄,皮肤和虹膜色泽变浅,并常伴有湿疹。

3. 体味 由于尿和汗液中排出较多的苯乙酸,可有明显的鼠尿臭味。

【辅助检查】

1. 新生儿期筛查 新生儿喂奶 3 天后,针刺足跟采集外周血,滴注于专用采血滤纸上,晾干后即送筛查实验室检查,进行苯丙氨酸测定。当苯丙氨酸大于切割值,应进一步检查和确诊。

2. 血苯丙氨酸浓度测定 PKU 患儿血苯丙氨酸浓度增高。

3. 尿三氯化铁试验和 2,4-二硝基苯肼试验 是检测尿中苯丙氨酸的化学呈色试验,一般用于较大儿童的初筛。

4. 尿蝶呤分析 可以鉴别各型苯丙酮尿症。

5. DNA 分析 进行基因突变检测和诊断,可进行产前诊断。

【治疗原则】

一旦确诊,应立即治疗,开始治疗的年龄越小,预后越好。主要采用低苯丙氨酸奶粉治疗,添加辅食以低蛋白、低苯丙氨酸食物为原则,需定期检测血苯丙氨酸浓度,根据具体情况调整食谱。

【常见护理诊断/问题】

1. 成长发展迟缓 与高浓度的苯丙氨酸导致脑细胞受损有关。

2. 有皮肤完整性损伤的危险 与皮肤受尿液和汗液刺激有关。

3. **焦虑(家长)** 与患儿疾病有关。

【护理措施】

1. **调整饮食** 给予低苯丙氨酸饮食(表17-1),原则是既限制苯丙氨酸的摄入,又能保证患儿的生长发育和体内代谢的最低需要,使血中苯丙氨酸浓度维持在0.12~0.6mmol/L。①婴儿可喂特制的低苯丙氨酸奶粉;幼儿添加辅食时,应以淀粉类、蔬菜和水果等低蛋白质食物为主。忌用肉、蛋、豆类等含蛋白质高的食物;②制定周密计划,尽早在3个月以前开始治疗,超过1岁以后开始治疗,虽可改善抽搐症状,但智力低下已不可逆转;③饮食期间应根据年龄定期随访血中苯丙氨酸浓度,同时注意生长发育情况;④低苯丙氨酸饮食至少持续到青春期以后。

表17-1 常用食物的苯丙氨酸含量(每100g食物)

食 物	蛋白质(g)	苯丙氨酸(mg)	食 物	蛋白质(g)	苯丙氨酸(mg)
人奶	1.3	36	藕粉或麦淀粉	0.8	4
牛奶	2.9	113	北豆腐	10.2	507
米	7.0	352	南豆腐	5.5	266
小麦粉	10.9	514	豆腐干	15.8	691
小米	9.3	510	瘦猪肉	17.3	805
白薯	1.0	51	瘦牛肉	19.0	700
土豆	2.1	70	鸡蛋	14.7	715
胡萝卜	0.9	17	水果	1.0	-

2. **加强皮肤护理** 及时更换衣服、尿布,保持皮肤清洁、干燥,减少对皮肤的刺激,发生湿疹时应及时处理。

3. **健康教育**

(1) 提供遗传咨询:宣传优生优育的知识,避免近亲结婚,对有本病家族史夫妇,可采用DNA分析或羊水检测,对胎儿进行产前诊断。推行新生儿筛查,早期发现PKU病例。

(2) 协助制定饮食治疗方案:强调饮食控制与患儿智力和体格发育的关系,从新生儿期开始,应严格控制饮食,给予低苯丙氨酸食物,防止脑损害的发生。

(3) 督促定期复查:定期检测血清中苯丙氨酸的浓度,6个月内每周测苯丙氨酸浓度2次,以后每月测2次。定期评价小儿生长发育及智能发育情况。

案例 17-1

　　患儿,男,1岁,因生长发育落后就诊。患儿生后2个月即出现呕吐、睡眠不安、头发渐黄、尿臭。7个月反复抽搐发作,智力和体格发育明显低于同龄儿。辅助检查:尿三氯化铁实验(+),血浆苯丙氨酸浓度升高。

　　思考:该患儿可能的医疗诊断是什么? 如何进行饮食指导?

(薛松梅)

人体细胞的遗传信息几乎全部编码在组成染色体的DNA(脱氧核糖核酸)上,当染色体数目或结构发生改变,甚至单个基因的变异均可导致遗传性疾病。据统计,在住院患儿中有20%左右患有遗传性疾病,最常见的是21-三体综合征和苯丙酮尿症。前者是由于常染色体畸变,而后者主要是由于先天性酶缺陷所造成的遗传性氨基酸代谢障碍性疾病。目前对大多数遗传病尚无有效治疗方法,为此,遗传性疾病的筛查及预防至关重要,其目的在于早期发现,早期诊断,预防措施包括新生儿筛查、环境保护、携带者的检出和遗传咨询等方面。

复习参考题

1. 一对夫妇生育一21-三体综合征患儿,想要第二个孩子,护士如何进行健康教育?

2. 如何对新生儿进行苯丙酮尿症筛查?

第十八章　感染性疾病患儿的护理

18

学习目标	
掌握	麻疹、水痘、流行性腮腺炎、猩红热、中毒型细菌性痢疾、原发型肺结核、手足口病及结核性脑膜炎的临床表现、护理诊断和护理措施。
熟悉	结核病概述以及上述疾病治疗原则。
了解	上述疾病的流行病学和发病机制。

感染性疾病是指病原微生物感染人体后产生的疾病。感染性疾病包括传染病和非传染病,其主要区别点在于前者具有传染性、流行性、季节性、地方性与免疫性。由于儿童免疫功能低下,是感染性疾病的高发时期,故在儿科护理工作中应予特别重视。

第一节　麻疹

麻疹(measles)是由麻疹病毒所致的儿童急性出疹性呼吸道传染病。以发热、上呼吸道炎症(咳嗽、流涕)、结膜炎、口腔麻疹黏膜斑(又称柯氏斑 Koplik spot)及全身皮肤斑丘疹为主要特征。多见于 6 个月~5 岁儿童,本病传染性强,未接受免疫的儿童接触麻疹后均会发病,病后大多数获得终身免疫。随着麻疹减毒活疫苗的普遍接种,麻疹发病率和病死率已显著降低。

【病原学】

麻疹病毒属副黏液病毒,呈圆颗粒状,直径为 140nm,仅存在一个血清型,抗原性稳定。麻疹病毒在外界生存能力不强,病毒不耐热,含病毒的飞沫在室内空气中保持传染性一般不超过 2 小时,在流通空气中或日光下半小时失去活力,对紫外线和消毒剂均敏感,但耐寒冷及干燥,在低温中能长期存活。

【流行病学】

麻疹患者是唯一的传染源。在前驱期和出疹期,患者口、鼻、咽、气管及眼部的分泌物中均含有麻疹病毒,在咳嗽、打喷嚏、说话时,以飞沫形式传染易感者,经被污染的衣物、食物及用具等间接传染的机会较少。麻疹患者自出疹前 2 天至出疹后 5 天均有传染性,若合并肺炎,传染性可延长至出疹后 10 天。本病传染性极强,人群普遍易感,易感者接触后 90% 以上发病。麻疹一年四季均可发病,以冬春季节多见。

【发病机制】

麻疹病毒侵入易感者的呼吸道黏膜或眼结膜后,在其上皮细胞内复制,并于感染后第 2~3 天通过局部淋巴组织侵入血流,形成第一次病毒血症;此后病毒在全身单核吞噬细胞系统复制活跃,大量病毒再次进入血液,形成第二次病毒血症,侵犯脾、胸腺、肺、肝脏、肾脏、消化道黏膜、结膜和皮肤等,引起全身广泛性损害而出现一系列临床表现。由于免疫反应受到抑制,常并发喉炎、支气管肺炎或导致结核病复发,特别是营养不良或免疫功能缺陷的患儿,可发生重型麻疹或因严重肺炎、腹泻、脑炎等并发症而导致死亡。

【临床表现】

1. 典型麻疹

(1) 潜伏期:大多数为 6~18 天,平均 10 天左右。潜伏期末可有低热、全身不适等。

(2) 前驱期:也称发疹前期,一般为 3~4 天。主要表现类似上呼吸道感染症状:①发热:多为中度以上,热型不一;②上呼吸道感染及结膜炎表现:发热同时出现咳嗽、流涕、喷嚏、咽部充血等卡他症状,与上呼吸道感染不易区分,但结膜充血、流泪、畏光及眼睑水肿是本病特点;③麻疹黏膜斑(Koplik 斑):发疹前 24~48 小时在下磨牙相对应的颊黏膜上,可见直径 0.5~1.0mm 灰白色小点,周围有红晕,常在 1~2 天内迅速增多,可累及整个颊黏膜并蔓延至唇部黏膜,于出疹后 1~2 天迅速消失,具有早期诊断价值;④其他:部分病例可有一些非特异症状,如全身不适、精神不振、食欲减退、呕吐、腹泻等。偶见皮肤荨麻疹,隐约斑疹或猩红热样皮疹,在出现典型皮疹时消失。

(3) 出疹期:多在发热后 3~4 天出疹,体温可突然高达 40~40.5℃,全身毒血症状加重,咳嗽加剧,嗜睡或烦躁不安,甚至谵妄、抽搐。皮疹先出现于耳后、发际、颈部,自上往下蔓延至面部、躯干及四肢,最后达手掌、足底。开始为红色斑丘疹,压之褪色,后融合呈暗红色,疹间可见正常皮肤,不伴痒感。此期肺部可闻及干、湿性啰音,X 线检查可见肺纹理增多或轻重不等弥漫性肺部浸润。

(4) 恢复期:若无并发症发生,出疹 3~4 天后皮疹按出疹顺序开始消退,伴食欲、精神等全身症状好转。

疹退后,皮肤有糠麸状脱屑及棕色色素沉着,一般 7~10 天痊愈。

2. 非典型麻疹

(1) 轻型麻疹:多见于有部分免疫者,如潜伏期内接种过丙种球蛋白、8 个月以下的婴儿,症状轻,皮疹稀疏,无并发症。

(2) 重型麻疹:主要见于营养不良、继发严重感染者,体温持续 40℃以上,中毒症状重,伴惊厥,昏迷,皮疹密集融合,呈紫蓝色,常有黏膜出血,称为黑麻疹,易出现并发症及循环衰竭表现,死亡率高。

(3) 异型麻疹:本病少见,患儿持续高热、乏力、肌痛、头痛伴四肢水肿,表现不典型,临床诊断较困难,麻疹病毒血清学检查有助诊断。

(4) 无皮疹型麻疹:多见于应用免疫抑制剂者。全病程无皮疹,无麻疹黏膜斑,呼吸道症状可有可无、可轻可重。

3. 并发症

(1) 肺炎:是麻疹最常见的并发症,多见于 5 岁以下患儿,占麻疹患儿死因的 90% 以上。由麻疹病毒引起的间质性肺炎多不严重,多随出疹及体温下降后消退。继发性肺炎常见于免疫功能低下的儿童,临床症状较重、体征明显,预后差。病原体多为细菌性,常见于金黄色葡萄球菌、肺炎链球菌等,故易并发脓胸和脓气胸。

(2) 喉炎:麻疹患儿常有轻度喉炎表现。继发细菌感染所致的喉炎,可表现为声音嘶哑、犬吠样咳嗽、吸气性呼吸困难及三凹征,严重者可窒息死亡。

(3) 心肌炎:轻者仅有心音低钝、心率增快、一过性心电图改变,重者可出现心力衰竭、心源性休克。

(4) 麻疹脑炎:发病率为 1‰~2‰,多在出疹后 2~6 天再次发热,临床表现和脑脊液检查与病毒性脑炎相似。脑炎的轻重与麻疹轻重无关。

麻疹患儿应注意与其他出疹性疾病鉴别(见表 18-1)。

表 18-1　儿童出疹性传染病的鉴别要点

疾病	病原	发热与皮疹关系	皮疹特点	全身症状及其他特征
麻疹	麻疹病毒	发热 3~4 天出疹,出疹期体温更高,热退疹渐退	红色斑丘疹,自头面部 - 颈部 - 躯干 - 四肢,疹退后有色素沉着及细小脱屑	呼吸道卡他性炎症,结膜炎、发热第 2~3 天口腔黏膜斑
风疹	风疹病毒	发热半天至 1 天后出疹	斑丘疹,自面部 - 躯干 - 四肢,退疹后无色素沉着及脱屑	全身症状轻,耳后、枕部淋巴结肿大并触痛
幼儿急疹	人疱疹病毒 6 型	高热 3~5 天,热退疹出	红色细小密集斑丘疹,头面颈及躯干部较多,一天出齐,次日开始消退	一般情况好,高热时可有惊厥,耳后枕部淋巴结亦可肿大
猩红热	乙型溶血性链球菌	发热 1~2 天出疹,出疹时高热	皮肤弥漫充血,上有密集针尖大小丘疹,疹退后大片脱皮	高热,中毒症状重,环口苍白圈、杨梅舌、咽峡炎、扁桃体炎
肠道病毒	埃可病毒柯萨奇病毒	不定,发热时或热退后出疹	散在斑疹或斑丘疹,很少融合,1~3 天消退不脱屑,有时可呈紫癜样或水疱样皮疹	发热、咽痛、流涕、结膜炎、腹泻、全身或颈、枕后淋巴结肿大

【辅助检查】

1. 血常规　血白细胞总数减少,淋巴细胞相对增多。如淋巴细胞严重减少提示预后不良。

2. 血清学检查　多采用酶联免疫吸附试验(ELISA 法)检测麻疹病毒特异性 IgM 抗体,有早期诊断价值。

3. 病原学检查　从呼吸道分泌物分离出麻疹病毒或用免疫荧光法检测到麻疹病毒抗原,可早期快速协助诊断。

【治疗原则】

目前尚无特殊治疗,治疗原则是对症治疗、加强护理及预防并发症。

1. 一般治疗　卧床休息,保持室内适当的温湿度,保持水、电解质及酸碱平衡,必要时静脉补液。

2. 对症治疗　前驱期、出疹期患儿体温若未超过 40℃者一般不退热,若体温超过 40℃伴有惊厥或过去有高热惊厥史者可适当降温。烦躁者可适当给予镇静剂。频繁剧咳可用非麻醉镇咳剂或超声雾化吸入。继发细菌感染者可给予抗生素治疗。

3. 并发症的治疗　有并发症者给予相应治疗。

【护理评估】

1. 健康史　了解患儿的年龄,有无与麻疹患儿密切接触以及接触方式,有无接种麻疹减毒活疫苗和接种时间;了解患儿的饮食习惯,对患儿营养情况进行初步评估,是否存在营养不良等情况;了解患儿既往健康状况,近期有无患其他急性传染病。

2. 身体状况　监测体温、脉搏、呼吸、血压等,了解体温增高的程度、热型,有无气促、心率增快;了解皮疹特点包括皮疹出现的顺序、性质、颜色及皮疹间皮肤是否正常,发热与皮疹的关系;出疹前有无发热、咳嗽、喷嚏、畏光、流泪及口腔黏膜改变等;评估患儿有无神志、情绪等改变,是否有肺炎、喉炎、脑炎等并发症的表现。

了解血常规、血清学检查等;有无检测到麻疹病毒特异性 IgM 抗体,或分离出麻疹病毒。

3. 心理社会状况　了解患儿及其家长对疾病的心理反应和应对方式,对疾病的防治态度是否积极主动;了解患儿家庭的居住环境、卫生习惯等,了解家庭及社区对疾病的认知程度和防治态度。

【常见护理诊断／问题】

1. **体温过高**　与病毒血症、继发感染有关。

2. **皮肤完整性受损**　与皮疹有关。

3. **营养失调:低于机体需要量**　与食欲下降、高热消耗增加有关。

4. **有感染传播的危险**　与麻疹病毒经呼吸道或直接接触传播有关。

5. **潜在并发症:**肺炎、心肌炎、脑炎。

【护理目标】

1. 患儿体温在疹退后降至正常。

2. 患儿皮疹消退,皮肤完整、无感染。

3. 患儿住院期间能得到充足的营养。

4. 家长和患儿掌握疾病防治基本知识,密切接触患儿人员无感染发生或得到及时隔离。

5. 患儿不发生并发症或并发症得到及时发现和处理。

【护理措施】

1. 维持体温正常　保持室内空气新鲜,室内温度维持在 18~22℃,湿度为 50%~60%,避免对流风,防止受凉;监测体温的变化,每 2~4 小时测量体温一次,高热时应卧床休息至皮疹消退、体温正常,出汗后及时擦干并更换衣被。如体温升至 40℃以上时,应温水擦浴或遵医嘱使用小剂量退热药,使体温稍降以免惊厥。

2. 保持皮肤黏膜的完整性

(1) 保持床单清洁、干燥、整齐,衣服宽松,盖被轻软,以免皮肤破损。

(2) 保持皮肤清洁,每日用温水擦浴(忌用肥皂)和更换内衣 1 次。及时观察皮疹的变化,如出疹不畅,可用鲜芫荽煎服或外用。脱屑时避免用手搔抓,勤剪指甲或用布包住患儿双手,避免抓伤皮肤引起继发感染。皮肤瘙痒剧烈时,可擦炉甘石洗剂,疹退后皮肤干燥可涂润滑油。

(3) 注意口、眼、耳、鼻部的护理　保持口腔、眼、耳、鼻部的清洁。加强口腔护理,多饮白开水,可用生理盐水或朵贝液漱口。眼部因炎性分泌物多而形成眼痂,应避免强光刺激,并用生理盐水清洗双眼,再滴入抗生素眼药水或眼膏,一日数次,加服鱼肝油预防干眼症,勿用手揉眼部。侧卧位以防止眼泪及呕吐物流入耳道,引起中耳炎。及时清除鼻痂,保持鼻腔通畅。

3. 合理营养

(1) 饮食以清淡、易消化、营养丰富的流食或半流食为宜,常更换食物品种,少量多餐,以增加食欲利于消化。指导家长做好饮食护理,无需忌口。

(2) 鼓励多饮温开水及热汤,以利排毒、退热、透疹,必要时按医嘱静脉补液,补充热量及维生素 A、B、C、D。

(3) 恢复期的患儿逐渐添加高蛋白、高维生素饮食,如肉类、鸡蛋、水果和新鲜蔬菜等。

4. 预防感染的传播

(1) 控制传染源:对麻疹患儿应做到早发现、早报告、早隔离、早治疗。对上呼吸道感染患儿应加强预检,熟悉儿童出疹性疾病的鉴别要点,以免造成误诊。一旦确诊,需隔离至出疹后 5 天,并发肺炎者延长至出疹后 10 天。密切接触的易感儿,应隔离观察 3 周。

(2) 切断传播途径:每天用紫外线消毒(有条件可安装空气循环机)房间或通风半小时,衣物和玩具用后应在阳光下曝晒。减少不必要的探视,预防继发感染。医务人员接触患儿前后应洗手或在日光下、空气流动处停留 30 分钟后再接触其他患儿。

(3) 保护易感人群:采用麻疹减毒活疫苗预防接种,初种年龄国内规定为生后 8 个月,7 岁时复种一次。易感者在接触病人 2 天内若接种疫苗,仍有可能预防发病或减轻病情;此外根据麻疹流行病学情况,在一定范围、短时间内对高发人群开展强化免疫接种。体弱易感儿接触麻疹后应尽早注射免疫血清球蛋白,以预防发病或减轻症状。

5. 密切观察病情,防止并发症发生

(1) 出疹期间出现高热不退、咳嗽加剧、呼吸困难及肺部细湿啰音等为并发肺炎的表现,重症肺炎还可致心力衰竭,应严密观察,及早发现,及时处理。

(2) 观察患儿有无声嘶、气促、吸气性呼吸困难、三凹征等喉炎的表现,必要时做好气管切开的抢救准备。

(3) 观察患儿有无抽搐、嗜睡、脑膜刺激征等脑炎的表现,遵医嘱给予降温、止惊、给氧、给予脱水剂等。

6. 健康教育
麻疹传染性较强,应向家长介绍麻疹的早期症状、病程、隔离时间、并发症和预后等。轻症患儿可在家中隔离,居家隔离期间限制探视,指导家长做好消毒隔离、皮肤护理等,防止继发感染。

【护理评价】

1. 患儿体温能否在疹退后降至正常。

2. 患儿皮疹是否消退,皮肤是否完整、无感染。

3. 患儿住院期间能否得到充足的营养。

4. 家长和患儿是否掌握疾病防治基本知识,密切接触患儿人员无感染发生或得到及时隔离。

5. 患儿是否未出现并发症或并发症得到及时发现和处理。

案例 18-1

患儿,1 岁,因发热、咳嗽、流涕、畏光、食欲差 5 天,皮疹 2 天来院就诊。体格检查:T40℃,精神萎靡,呼吸稍急促,两眼结膜充血,有分泌物,眼睑浮肿,全身皮肤密布红色斑丘疹,疹间皮肤正常,咽部充血,心肺检查无明显异常。实验室检查:血常规白细胞 5.0×10^9/L,中性粒细胞 0.3,淋巴细胞 0.7。

思考:该病例最有可能的临床诊断是什么?需要与哪些出疹性疾病进行鉴别?试述主要的护理措施。

第二节　水痘

水痘（chickenpox varicella）是由水痘-带状疱疹病毒引起的出疹性疾病。其临床特点是皮肤黏膜相继出现和同时存在斑疹、丘疹、疱疹和结痂等皮疹，全身症状轻微。患儿感染后可获得持久的免疫力，但原发感染为水痘，潜伏再发表现为带状疱疹。水痘多见于儿童，而带状疱疹多见于成人。水痘具有较强的传染性，全年均有散发，但以冬春季为多见。

【病原学】

水痘-带状疱疹病毒（varicella-zoster virus，VZV）属疱疹病毒科 α 亚科，仅一种血清型，在外界抵抗力弱，不耐热、不耐酸，对乙醚敏感，在痂皮中不能存活。

【流行病学】

水痘患者是唯一的传染源，病毒存在于患者上呼吸道分泌物及疱疹液中，主要通过飞沫，也可通过接触传播。传染期为出疹前 1~2 天至疱疹结痂，传染性极强，感染水痘后多可获得持久免疫。本病一年四季均可发生，以冬春季为高，主要见于儿童，以 2~6 岁多见。

【发病机制】

病毒通过鼻咽部黏膜侵入机体，在局部黏膜及淋巴组织内繁殖，然后进入血液，形成病毒血症，如患者免疫力不能清除病毒，则病毒可到达单核-巨噬细胞系统内再次增殖后入血，引起各器官病变。主要损害部位在皮肤和黏膜，偶尔累及内脏。皮疹分批出现与间隙性病毒血症有关。皮疹出现 1~4 天后，产生特异性细胞免疫和抗体，病毒血症消失，症状随之缓解。皮肤病变限于表皮棘细胞，由于病变浅表，愈后不留瘢痕。

【临床表现】

1. **典型水痘**　皮疹出现前 24 小时可见低热、不适、厌食等前驱症状，皮疹具有以下特点：①皮疹分批出现，初为红色斑疹或斑丘疹，迅速发展为清亮、卵圆形小水疱，周围有红晕，24 小时后水疱内容物变为浑浊，且疱疹出现脐凹现象，易破溃，2~3 天迅速结痂，在疾病高峰期可见到斑疹、丘疹、水疱、结痂同时存在，皮疹脱痂后一般不留瘢痕；②皮疹呈向心性分布，首发于头、面、躯干，继而扩展到四肢，伴明显瘙痒；③黏膜皮疹可出现在口腔、结膜、生殖器等处，易破溃形成浅溃疡。轻型水痘多为自限性疾病，一般 10 天左右自愈。

2. **重症水痘**　多发生在恶性疾病或免疫功能低下患儿，患儿持续高热和全身中毒症状明显，皮疹融合，形成大疱型疱疹或出血性皮疹，呈离心性分布，四肢多见。常伴血小板减少而发生暴发性紫癜。

3. **先天性水痘**　母亲在妊娠早期感染水痘可致胎儿多发性先天畸形，如肢体萎缩、皮肤瘢痕和白内障等。

4. **并发症**　最常见为皮肤继发感染，如脓疱疹、丹毒、蜂窝组织炎等，少数病例发生水痘肺炎、心肌炎、脑炎等。

【辅助检查】

1. **血常规**　白细胞总数正常或稍低。

2. **疱疹刮片**　刮取新鲜疱疹基底组织或疱疹液涂片，用瑞氏染色可发现多核巨细胞，用苏木素-伊红染色查见核内包涵体，可快速诊断。疱疹液直接荧光抗体染色查病毒抗原简捷有效。

3. **病毒分离**　从疱疹液、血液、咽部分泌物分离出病毒。

4. **血清学检查**　血清水痘病毒特异性 IgM 抗体检查，可早期协助诊断。双份血清特异性 IgG 抗体滴度 4 倍以上升高也可协助诊断。

【治疗原则】

主要是一般治疗和对症治疗。加强护理，皮肤瘙痒时可局部涂以炉甘石洗剂。发热时给予退热剂。

及早使用抗病毒药物,首选阿昔洛韦,在水痘发病后 24 小时内应用效果更佳。水痘患儿不宜应用肾上腺皮质激素,包括软膏。如使用激素治疗其他疾病的患儿,一旦接触水痘患儿,应立即注射较大剂量的丙种球蛋白,如已发生水痘,肾上腺皮质激素类药物争取在短期内递减,逐渐停药。积极治疗并发症,如继发细菌感染时应及早给予抗生素。

【常见护理诊断/问题】

1. 皮肤完整性受损　与水痘病毒和继发细菌感染有关。

2. 体温过高　与病毒血症有关。

3. 有感染传播的危险　与水痘-带状疱疹病毒经呼吸道或直接接触传播有关。

4. 潜在并发症:肺炎、脑炎、败血症。

【护理措施】

1. 减轻皮肤病损,恢复皮肤完整性

(1) 被褥整洁不宜过厚、勤换洗,以免增加痒感;保持床铺整洁、干燥,减少局部刺激。皮肤瘙痒时,如疱疹无破溃,可用温水洗浴、局部涂炉甘石洗剂或 5% 碳酸氢钠溶液,或口服抗组胺药物。

(2) 剪短患儿指甲,戴手套,避免抓破皮疹。如疱疹破溃,有继发感染者,局部用抗生素软膏,或口服抗生素控制感染。

(3) 室内温度适宜,防止患儿体温升高加重皮疹瘙痒而引起不适。保持皮肤清洁、干燥,衣服宽大柔软,内衣以棉质为好,勤换内衣。

2. 维持体温正常　监测体温变化,若体温过高可采取物理或药物降温,发热者忌用阿司匹林,以防增加 Reye 综合征的危险。供给充足的水分和易消化的饮食,做好口腔护理,有黏膜疱疹者可用盐水漱口。

3. 预防感染的传播

(1) 隔离患儿:无并发症患儿多在家中隔离治疗,自出疹前 1~2 天至皮疹全部干燥结痂或出疹后 7 天止。易感儿接触后应隔离观察 3 周。尽量避免易感儿、孕妇与水痘患儿接触,托幼机构应做好晨间检查,防止疾病扩散。

(2) 保护易感儿:免疫力低下或缺陷者,接触水痘患儿后立即使用减毒活疫苗,其保护率可达 85%~95%,并可持续 10 年以上。对正在使用大剂量糖皮质激素、免疫功能受损和恶性病患儿以及孕妇和接触患水痘母亲的新生儿,在接触水痘 72 小时内肌内注射水痘带状疱疹免疫球蛋白,可起到预防作用。

4. 密切观察病情,防止并发症发生　水痘是自限性疾病,偶可发生播散性水痘,并发肺炎、心肌炎,应注意观察及早发现,并给予相应的治疗与护理。

5. 健康教育　无并发症者在家中治疗,护理人员应向家长详细介绍水痘患儿隔离时间,使家长有充分思想准备,以免引起焦虑。指导家长保证患儿足够营养,饮食宜清淡、营养丰富,多饮水。因水痘常引起皮肤瘙痒,患儿的抓挠容易引起皮肤破溃,护理人员要为家长示范皮肤护理方法,继发感染应及时就诊,并提醒家长发热时忌用阿司匹林退热,以免增加 Reye 综合征的危险。为控制疾病流行,重点应加强预防知识教育,如疾病流行期间避免易感儿去公共场所。

第三节　流行性腮腺炎

流行性腮腺炎(mumps, epidemic parotitis)是由腮腺炎病毒引起的急性呼吸道传染病,临床以腮腺肿大及疼痛为特征,可累及其他腺体组织或脏器。多在幼儿园和学校中流行,一次感染后可获得终身免疫。

【病原学】

腮腺炎病毒属副黏液病毒的单股 RNA 病毒,仅一个血清型。人是病毒唯一宿主,存在于患者唾液、血液、尿液和脑脊液中。腮腺炎病毒对物理和化学因素敏感,紫外线照射、加热至56℃达20分钟、甲醛等很容易使其灭活。

【流行病学】

本病全年均可发病,但以冬、春季为主。腮腺炎患儿和健康携带病毒者是本病的传染源,腮腺肿大前6天至发病后5天或更长的时间内均有传染性。主要通过呼吸道飞沫传播,也可经唾液污染食具、玩具等直接接触传播。好发于5~15岁,2岁以下、40岁以上少见。

【发病机制】

腮腺炎病毒通过口、鼻侵入人体后,在局部黏膜上皮组织中生长繁殖并进入血流,播散到全身各器官,由于病毒对腺体组织和神经组织具有高度亲和性,可使腮腺、颌下腺、舌下腺、胰腺、生殖腺等腺体发生炎症改变,若侵犯神经系统,可导致脑膜脑炎等严重病变。

受侵犯的腺体呈非化脓性炎症是本病病理特征,出现间质充血、水肿、点状出血、腺体细胞坏死等,腮腺导管阻塞使唾液淀粉酶排出障碍经淋巴管进入血流,使血、尿中淀粉酶增高。睾丸、卵巢、胰腺等也可发生非化脓性炎症改变。

【临床表现】

潜伏期14~25天,平均18天,大多数无前驱症状。

腮腺肿大为首发体征,通常一侧腮腺肿胀2~3天后累及对侧,也有双侧同时肿大或仅限于一侧。肿大的腮腺以耳垂为中心,向前、后、下发展,边缘不清,局部皮肤紧张发亮、有弹性、灼热和触痛,张口咀嚼或吃酸性食物时疼痛加重。位于上颌第二磨牙对面黏膜处腮腺导管开口早期有红肿,可助诊断。颌下腺、舌下腺也可同时受累。

腮腺炎病毒有嗜腺体和嗜神经性,常侵入中枢神经系统和其他腺体而出现一些并发症。

1. **脑膜脑炎** 是儿童期最常见的并发症,常在腮腺炎高峰时出现,也可在腮腺肿大前或消失后出现,脑脊液和临床症状与其他病毒性脑炎相仿,预后大多良好,少数可遗留耳聋和阻塞性脑积水。

2. **睾丸炎** 是男孩最常见的并发症,多为单侧,常发生在腮腺肿大开始消退时,睾丸胀痛伴剧烈触痛,常合并附睾炎。如双侧睾丸萎缩可导致不育症。

3. **胰腺炎** 严重的急性胰腺炎较少见。常发生于腮腺肿大数日后,出现上腹部剧痛和触痛,伴发热、寒战、呕吐、腹胀等。由于单纯腮腺炎可引起血、尿淀粉酶增高,因此淀粉酶升高不能作为诊断胰腺炎的依据。

4. **其他** 卵巢炎、肾炎、心肌炎、耳聋等。

【辅助检查】

1. **血、尿液淀粉酶测定** 90%患儿血、尿液淀粉酶有轻度和中度增高,2周左右恢复正常,有助诊断。

2. **血清学检查** 多采用酶联免疫吸附法检测患儿血清中腮腺炎病毒特异性IgM抗体,可作早期诊断。双份血清特异性IgG抗体滴度4倍以上升高也可协助诊断。

3. **病毒分离** 早期患儿可在唾液、尿、血、脑脊液中分离到病毒。

【治疗原则】

目前无特殊治疗方法,以对症、支持治疗为主。对高热,头痛及并发睾丸炎者给予解热止痛药物。睾丸肿痛时局部冷敷并用丁字带托起减轻疼痛。发病早期使用利巴韦林每天15mg/kg静滴,疗程为5~7天。重症患儿可短期使用糖皮质激素治疗。中药治疗常用青黛散、紫金锭或如意金黄散局部外敷。

【常见护理诊断／问题】

1. 疼痛 与腮腺炎症肿胀有关。

2. 体温过高 与病毒感染有关。

3. 有传播感染的可能 与病毒排出有关。

4. 潜在并发症:脑膜脑炎、睾丸炎、胰腺炎。

【护理措施】

1. 减轻疼痛　保持口腔清洁,做好口腔护理,饭后用生理盐水漱口,预防腮腺继发化脓性感染。做好饮食护理,根据患儿张口和咀嚼能力,给予易消化、清淡、营养丰富的流质、半流质或软食,避免吃酸、辣、硬等刺激性食物。采用局部冷敷以收缩血管、减轻炎症充血及疼痛,或采用氦氖激光局部照射,减轻局部症状,也可用青黛散调醋或新鲜仙人掌去刺捣烂涂敷于肿痛处。

2. 维持体温正常　保持室内空气新鲜。发热时应限制活动量,卧床休息至热退,定时测体温。鼓励患儿多饮水,以利于降温。根据具体情况选择合适的降温方法,如头部冷敷、温水擦浴、适量退热剂等。

3. 预防感染传播　发现腮腺炎患儿后立即采取呼吸道隔离措施,直至腮腺肿大消退后 3 天。居室应空气流通,对患儿口、鼻分泌物及污染用品都应进行消毒。在流行期间应加强托幼机构的晨检,有接触史的易感儿应观察 3 周。但该病预防的重点是对易感儿进行主动免疫,接种腮腺炎减毒活疫苗后 90% 可产生抗体,潜伏期接种者可减轻发病症状。接种麻疹 - 风疹 - 腮腺炎三联疫苗也具有良好的保护作用。

4. 密切观察病情,防止脑膜脑炎、睾丸炎、急性胰腺炎等并发症发生。

(1) 脑膜脑炎多于腮腺肿大后 1 周左右发生,表现为持续高热、剧烈头痛、呕吐、颈强直、嗜睡、烦躁或惊厥。应密切观察,及时发现,予以相应治疗和护理。

(2) 注意观察睾丸有无肿大、触痛,有无睾丸鞘膜积液和阴囊皮肤水肿。可用丁字带托起阴囊,或局部冰袋或硫酸镁冷敷止痛,或遵医嘱采用药物治疗。

(3) 注意观察有无发热、腹痛、恶心、呕吐、血及尿淀粉酶增高等急性胰腺炎表现,有异常时应禁食,按急腹症患儿处理。

5. 健康教育　单纯腮腺炎患儿可在家隔离治疗护理,指导家长做好隔离、用药、饮食、退热等护理。介绍减轻疼痛的方法,使患儿配合治疗。学会观察病情,在病情恢复过程中患儿体温若再次升高,并伴有并发症相应的表现时,应立即就诊。告知家长学龄前期或学龄期的患儿在患病期间应在家隔离,疾病愈后要增加体格锻炼。做好各种计划免疫,提高机体抗病能力。

第四节　猩红热

猩红热(scarlet fever)是一种由产致热毒素的 A 族 β 链球菌所致的急性呼吸道传染病,其临床以发热、咽峡炎、全身弥漫性红色皮疹及疹退后皮肤脱屑为特征。

【病原学】

病原菌为 A 族 β 型溶血性链球菌,该菌能产生 A、B、C 三种抗原性不同的红疹毒素,均能致发热和猩红热皮疹,还能产生链激酶和透明质酸酶,前者可溶解血块并阻止血液凝固,后者可溶解组织间的透明质酸,使细菌在组织内扩散。细菌的致热性外毒素可引起发热、头痛等全身中毒症状。A 组 β 型溶血性链球菌对热及干燥抵抗力不强,经 55℃处理 30 分钟可全部灭活,也容易被各种消毒剂杀死,但在 0℃环境中可存活几个月。

【流行病学】

病人和带菌者为主要传染源。通过飞沫传播,急性患儿应及时隔离,直接传播机会较少。皮肤脱屑没有传染性。人群普遍易感,多见于 3~7 岁儿童。冬、春季为发病高峰。

【发病机制】

溶血性链球菌从呼吸道侵入咽、扁桃体,引起局部炎症,表现为咽峡及扁桃体急性充血、水肿,可为卡他性、脓性或膜性,并可向邻近组织器官扩散,亦可通过血源播散。炎症病灶处溶血性链球菌产生红斑毒素,可引起真皮层毛细血管充血、水肿、炎症细胞浸润等,形成猩红热皮疹。恢复期表皮细胞角化过度,并逐渐脱落造成脱皮。舌乳头红肿突起,形成杨梅舌。重型患儿可有全身淋巴结、肝、脾等网状内皮组织增生,心肌发生中毒性退行性变。部分患儿于2~3周后出现变态反应,主要表现为肾小球肾炎或风湿热。

【临床表现】

1. **潜伏期**　通常为1~7天,平均为3天。

2. **前驱期**　一般不超过24小时,少数可达2天。起病急骤,以畏寒、高热伴头痛、恶心、呕吐、咽痛为主,婴儿起病时烦躁或惊厥。检查可见咽部炎症,轻者仅咽部或扁桃体充血,重者咽及软腭有脓性渗出物和点状红疹或出血性红疹,可有假膜形成。颈及颌下淋巴结肿大及压痛。

3. **出疹期**

(1) 皮疹:多见于发病1~2天后出现。皮疹从耳后、颈及上胸部,1日内迅速波及躯干、上肢至全身。皮疹特点为全身皮肤弥漫性发红,其上有点状红色皮疹,高出皮面,扪之粗糙,压之褪色,有痒感,疹间无正常皮肤可见,以手按压则红色可暂时消退数秒,出现苍白的手印,此种现象称为贫血性皮肤划痕,为猩红热特征之一。

(2) 帕氏线:在皮肤皱褶处,如腋窝、肘弯及腹股沟等处,皮疹密集成线,压之不退,为猩红热特征之二。

(3) 杨梅舌:前驱期或出疹初期,舌质淡红,其上被覆灰白色苔,边缘充血,水肿,舌刺突起,2~3天后舌苔由边缘消退,舌面清净呈牛肉样深红色,舌刺红肿明显,突出于舌面上,形成"杨梅"样舌,为猩红热特征之三。

(4) 口周苍白:部分病例还可出现口唇周围苍白。

4. **恢复期**　皮疹于3~5天后颜色转暗,逐渐隐退,并按出疹先后顺序脱皮,皮疹愈多,脱屑越明显。轻症者呈细屑状或片状屑,重症者有时呈大片脱皮,以指(趾)部明显,由于目前多为轻症,已难见大片蜕皮者。全身中毒症状及局部炎症也很快消退。此期1周左右。

除上述临床表现之外,还有其他临床表现。

轻型:近年来多见,表现为轻中度发热,咽峡炎轻微,皮疹亦轻,仅见于躯干部,疹退后脱屑不明显,病程短,但仍有发生反应之可能。

中毒型:中毒症状明显,可出现中毒性心肌炎、中毒性肝炎以及中毒性休克等,近年少见。

脓毒型:罕见。主要表现为咽部严重的化脓性炎症、坏死及溃疡,常波及邻近组织,引起颈淋巴结炎、中耳炎、鼻窦炎等。亦可侵入血液循环引起败血症及迁徙性化脓性病灶。

外科型或产科型:病原菌经伤口或产道侵入而致病,咽峡部无炎症,皮疹始于伤口或产道周围,而后蔓延至全身,中毒症状轻,预后良好。

【辅助检查】

1. **血常规**　白细胞总数增加,以中性粒细胞为主,严重者可出现中毒颗粒。

2. **血清学检查**　可用免疫荧光法检测咽拭子涂片进行快速诊断。

3. **细菌培养**　从鼻咽拭子或其他病灶内取标本做细菌培养。

【治疗原则】

1. **一般治疗**　供给充分的营养、热量。发热、咽痛期间可给予流质或半流质饮食,保持口腔清洁,较大儿童可用温盐水漱口。高热患儿,应使用物理或药物降温。

2. **抗菌治疗**　青霉素是治疗猩红热的首选药物,能预防急性肾小球肾炎、急性风湿热等并发症的发生,治疗开始愈早,预防效果愈好。青霉素剂量每日5万U/kg,分2次肌内注射;严重感染者,剂量可加大到10万~20万U/kg,静脉滴注。青霉素过敏者可选用红霉素。

【常见护理诊断/问题】

1. **体温过高** 与毒血症有关。

2. **疼痛** 与炎症反应及皮疹有关。

3. **皮肤完整性受损** 与猩红热皮疹有关。

【护理措施】

1. **维持体温正常** 监测体温变化,高热时可用物理降温,必要时遵医嘱使用退热剂,及时更换汗湿衣物。保持室内空气流通,温湿度适宜。

2. **减轻疼痛** 保持口腔清洁,鼓励患儿多饮水或用温盐水漱口;咽部疼痛明显时,给予富有营养、易消化的流质、半流质或软食,忌酸、辣、干、硬食物。保证患儿有足够的休息时间,可指导患儿通过分散注意力的方式缓解疼痛,如听音乐、看电视等。

3. **皮肤护理** 及时评估患儿出疹情况,保持皮肤清洁,勤剪指甲,勤换衣服。沐浴时避免水温过高,不使用刺激性强的肥皂或沐浴液,以免加重皮肤瘙痒感。告知患儿尽量不要抓挠皮肤,以免抓伤引起继发感染。向患儿及家长讲解疾病的一般临床表现及病程,告知患儿在恢复期脱皮时,应待皮屑自然脱落,不宜人为剥离,以免损伤皮肤。

4. **口、鼻、咽护理** 注意口、鼻、咽的清洁,溶血性链球菌主要侵入上呼吸道黏膜,故应注意口、鼻、咽的清洁。年长儿使用多贝尔液或生理盐水含漱,幼儿生理盐水清洗,多饮白开水。口唇涂液体石蜡油,防止干裂。

5. **预防感染传播** 明确诊断后及时隔离,隔离期限至少为1周。病情不需住院的患儿,尽可能在家隔离治疗。最好在咽拭子培养3次阴性后解除隔离。对密切接触者应严密观察,有条件可做咽拭子培养。对可疑病例,应及时采取隔离措施。

6. **健康教育** 向患儿及家长讲解疾病的相关知识,如疾病的传播方式、主要临床表现等。加强卫生宣教,平时注意个人卫生,勤晒被褥,注意室内空气流通,流行季节儿童避免去公共场所,以杜绝猩红热的暴发流行。

第五节　中毒型细菌性痢疾

中毒型细菌性痢疾(bacillary dysentery,toxic type)简称中毒型菌痢,是急性细菌性痢疾的危重型,临床特征为突发高热、反复惊厥、嗜睡、迅速发生休克、昏迷,而早期肠道症状可很轻或无。以2~7岁体质较好的儿童多见。该病病死率高,必须积极抢救。

【病原学】

病原菌为痢疾杆菌,属志贺菌属,为革兰氏染色阴性杆菌,分A、B、C、D四群(痢疾志贺菌、福氏志贺菌、鲍氏志贺菌、宋内志贺菌),我国以福氏志贺菌多见。痢疾杆菌对外界环境抵抗力较强,耐寒、耐湿,但不耐热和阳光,一般消毒剂均可将其灭活。

【流行病学】

传染源为病人及带菌者。经粪口途径传播,受污染的食物、玩具等也可传播本病,若水源和集体单位的食物等被污染可引起爆发流行,苍蝇是传播媒介之一。易感人群以2~7岁儿童为主,在环境和个人卫生条件差的地区发病率明显增高,一年四季均可发病,以夏秋季为高峰。患病后产生一定免疫力,但维持时间不长。不同菌群间无交叉免疫,故可重复感染。

【发病机制】

痢疾杆菌经口侵入结肠上皮细胞并生长繁殖,产生大量内毒素,形成内毒素血症,引起发热、急性微循环障碍,产生休克和(或)脑病。昏迷、抽搐及呼吸衰竭是中毒型菌痢死亡的主要原因。中毒型菌痢肠道病变轻微,但全身病变重,多脏器的微血管痉挛及通透性增加,突出的病理改变为大脑及脑干水肿,神经细胞变性及点状出血。

【临床表现】

潜伏期多数 1~2 天,但可短至数小时、长至 8 天,起病急骤,发展快,高热甚至超高热,反复惊厥,迅速发生休克、昏迷。肠道症状轻微甚至缺如,常需通过直肠拭子或生理盐水灌肠采集大便,镜下发现大量脓细胞和红细胞。临床按其主要表现分为四型。

1. 休克型(皮肤内脏微循环障碍型) 感染性休克为主要表现。初期面色苍白、四肢厥冷、脉搏细速、血压下降、皮肤花纹、少尿或无尿、不同程度的意识障碍等。随着病情进展,由于微循环淤血、缺氧,出现面色青灰、口唇及甲床发绀、皮肤花纹、血压明显降低或测不出、心音低钝、少尿或无尿。后期可伴心、肺、肾等多系统功能障碍。

2. 脑型(脑微循环障碍型) 因脑缺氧、水肿而发生反复惊厥、昏迷和呼吸衰竭。此型患儿无肠道症状而突然起病,早期即出现嗜睡、呕吐、头痛、血压正常或稍高、心率相对缓慢,很快进入昏迷、反复惊厥、呼吸节律不整、双侧瞳孔不等大、对光反射迟钝或消失,常因呼吸骤停而死亡。

3. 肺型(肺微循环障碍型) 又称呼吸窘迫综合征,以肺微循环障碍为主,常在中毒性痢疾脑型或休克型基础上发展而来,病情危重,病死率高。

4. 混合型 同时具有以上两型或三型的征象,是最为凶险的一种,病死率最高。

【辅助检查】

1. **血常规** 白细胞总数与中性粒细胞增高。当有 DIC 时,血小板数量减少。

2. **大便常规** 有黏液脓血便的患儿,镜检可见大量脓细胞、红细胞,如有巨噬细胞更有助于诊断。怀疑为中毒性痢疾而未排便者,可用冷盐水灌肠,必要时多次镜检大便。

3. **大便培养** 可分离出志贺氏菌属痢疾杆菌。

4. **特异性核酸检测** 可采用免疫荧光抗体等方法检测粪便的细菌抗原,有助于早期诊断,但应注意假阳性。

【治疗原则】

1. **降温止惊** 高热时采用物理和药物降温,必要时采取亚冬眠疗法。人工冬眠疗法系指采用药物和物理降温达到临床治疗目的,能使机体沉睡、降温、代谢率降低、耗氧量减少,保护危重患儿度过危险期,冬眠时间不超过 24 小时。惊厥时可采用地西泮、苯巴比妥钠、10% 水合氯醛等。

2. **控制感染** 为迅速控制感染,通常选用两种痢疾杆菌敏感的抗生素静脉给药,病情好转后改为口服。近年来痢疾杆菌对氨苄西林、庆大霉素等耐药菌株日益增多,故可选用阿米卡星、头孢噻肟钠或头孢曲松钠等药物。

3. **防治循环衰竭** 出现循环衰竭表现的患儿应扩充血容量,纠正酸中毒,维持水、电解质平衡;在充分扩容的基础上应用血管活性药物以改善微循环,常用药物如多巴胺、酚妥拉明等。纳洛酮肌内注射或静脉滴注能有效提高血压和心肌收缩力,必要时可重复使用。

4. **防治脑水肿和呼吸衰竭** 保持呼吸道通畅,给氧。遵医嘱首选 20% 甘露醇静脉快速静脉滴注,每 6~8 小时一次,疗程 3~5 天,或与利尿剂交替使用。也可短期静脉推注地塞米松。若出现呼吸衰竭及早给予机械通气治疗。

【常见护理诊断 / 问题】

1. **体温过高** 与毒血症有关。

2. **组织灌注量不足** 与微循环障碍有关。

3. **潜在并发症**:休克、脑水肿、呼吸衰竭。

4. 有感染传播的危险　与肠道排出致病菌有关。

5. 焦虑　与病情危重有关。

【护理措施】

1. **维持体温正常**　高热时给予物理降温,可采用温水浴、乙醇拭浴、冷盐水灌肠、冰袋等方法,必要时遵医嘱药物降温或采用亚冬眠疗法。监测患儿体温变化,每2~4小时监测体温一次并记录,控制体温在37℃左右。

2. **维持有效血液循环**　密切观察生命体征、神志、面色、肢端温度、尿量等变化,迅速建立有效的静脉通路,注意输液速度。遵医嘱给予抗生素,注意观察药物的副作用。准备好各种抢救药品,遵医嘱进行抗休克治疗。

3. **密切观察病情,防止休克、脑水肿和呼吸衰竭发生**　保持室内安静,减少对患儿的刺激,护理操作尽量集中进行。遵医嘱给予脱水剂、利尿剂、镇静剂等。抽搐患儿注意安全,防止外伤,用纱布包裹压舌板垫于上下牙齿之间,防止舌咬伤。保持呼吸道通畅,遵医嘱给予呼吸兴奋剂,做好气管插管、气管切开、人工呼吸器等物品的准备工作,必要时使用呼吸机辅助呼吸。

4. **合理营养**　给予营养丰富、易消化的流质或半流质饮食,多饮水,促进毒素的排出。禁食易引起胀气、多渣等刺激性食物。密切观察患儿排便次数和大便性状,准确采集大便标本及时送检,注意应采取黏液脓血部分化验以提高阳性率。

5. **预防感染传播**　管理传染源,采取消化道隔离,从事餐饮行业及托幼机构员工应定期做大便培养,及早发现带菌者并予以治疗。切断传播途径,医护人员接触患儿前后要认真洗手。做好三管一灭工作(管水、管粪、管理饮食及消灭苍蝇)。保护易感人群,在菌痢流行期间口服痢疾减毒活菌苗。有密切接触者应医学观察7天。

6. **心理护理**　多与家长及患儿沟通,提供心理支持,帮助其建立信心。由于该病病情危重,难以估计的预后及高额医疗费用对家庭经济造成的压力,会使患儿及其家长感到恐慌、紧张甚至极度悲伤。应注意评估家庭成员对本病的认知程度,并注意了解患儿家庭居住条件、卫生习惯及经济状况,能否承受医疗费用等。

7. **健康教育**　指导患儿注意饮食卫生和规律,不吃生冷、不洁食物,养成饭前便后洗手的良好卫生习惯。向患儿及家长讲解细菌性痢疾的传播方式和预防知识。

第六节　手足口病

手足口病(hand-foot mouth disease,HFMD)是由多种肠道病毒引起的急性传染病,主要表现为发热,手、足、口腔、臀部等部位的斑丘疹、疱疹,少数病例可出现心肌炎、脑膜炎、无菌性脑炎、肺水肿、循环障碍等并发症。多发生于学龄前儿童,尤以3岁以下发病率最高。致死原因主要为脑干脑炎及神经源性肺水肿。

【病因】

引起手足口病的病原型别很多,主要为小RNA病毒科肠道病毒属的柯萨奇病毒、埃可病毒和新肠道病毒。其中以柯萨奇病毒A组16型(CVA16)、肠道病毒71型(EV71)多见,其共同的生物特性是对紫外线和干燥敏感,各种氧化剂(如高锰酸钾、漂白粉)、甲醛、碘都能够迅速将其灭活,75%酒精和5%来苏对肠道病毒没有作用,对乙醚、去氯胆酸盐等不敏感。

【流行病学】

HFMD是全球性传染病,世界大部分地区均有此病流行的报道,一年四季均可发病,以夏秋季多见。

该病流行无明显的地区性,托幼机构等易感人群集中单位可发生暴发。由于人是人肠道病毒的唯一宿主,患者、隐性感染者及带病毒者均为本病的传染源,发病后 1 周内传染性最强。主要通过消化道、呼吸道和密切接触等途径传播。各年龄组均可感染发病,以 5 岁及以下儿童为主,尤其是 3 岁及以下儿童发病率最高。该病传染性强,传播快,在短时间内即可造成大流行。受感染后可获得免疫力,持续时间尚不明确,但病毒的各型间无交叉免疫。

【发病机制】

病毒常从呼吸道或消化道侵入,在局部黏膜或淋巴组织中增殖,继而释放入血形成第一次病毒血症,病毒经血循环侵入机体单核 - 吞噬细胞系统大量增殖导致第二次病毒血症,最终病毒播散至全身各组织器官,如皮肤黏膜、中枢神经系统、心脏、肺、肝、脾等处,并引起相应病变。

【临床表现】

手足口病的临床表现复杂多样,根据临床病情的轻重程度,分为普通病例和重症病例。

1. 普通病例 急性起病,约半数患儿于发病前 1~2 日或发病的同时有发热,体温多在 38℃左右,皮疹主要侵犯手、足、口和臀四个部位。因皮疹不像蚊虫咬、不像药物疹、不像口唇牙龈疱疹、不像水痘,所以称"四不像";临床有不痛、不痒、不结痂、不结疤的"四不"特征。一般口腔黏膜疹出现比较早,皮疹呈斑丘疹、疱疹,疱疹周围可有炎性红晕,疱内液体较少,通常在 1 周内消退,愈后不留痕迹。可伴有咳嗽、流涕、食欲不振等症状。部分病例仅表现为疱疹性咽峡炎。

2. 重症病例 出现神经系统受累、呼吸及循环功能障碍等表现;有手足口病临床表现的同时,伴有肌阵挛、急性迟缓性麻痹、抽搐、昏迷及循环衰竭、肺水肿等;手足口病流行地区的婴幼儿可没有典型表现,但有发热伴肌阵挛、急性迟缓性麻痹、循环衰竭、神经源性肺水肿等。少数病例,特别是 EV71 感染的患儿,病情凶险,可致死亡或留有后遗症。

【辅助检查】

1. 血常规 白细胞计数正常或降低,重症病例白细胞计数可明显升高。

2. 病原学检查 自咽拭子或咽喉洗液、粪便或肛拭子、脑脊液或疱疹液及脑、肺、脾、淋巴结等组织标本中可以分离到肠道病毒或检测到肠道病毒核酸,并鉴定为 EV71、CVA16 或其他肠道病毒。

3. 血清学检验 急性期与恢复期 EV71 等肠道病毒中和抗体有 4 倍及 4 倍以上的升高。

4. 血气分析 呼吸系统受累时,可有动脉血氧分压降低、血氧饱和度下降二氧化碳分压升高和酸中毒。

5. 脑脊液检查 神经系统受累时可表现为外观清亮,压力增高,白细胞计数增多,蛋白正常或轻度增多,糖和氯化物正常。

【治疗原则】

1. 加强隔离,避免交叉感染,适当休息,清淡饮食,做好口腔和皮肤护理。

2. 病因治疗 选用抗病毒药物治疗。

3. 对症治疗 发热、呕吐、腹泻等给予相应处理。

4. 并发症治疗

(1) 合并神经系统受累的病例 应控制输液量、降颅压、镇静止惊、控制体温,维持内环境稳定,危重病例有呼吸衰竭者进行机械通气,加强呼吸管理。

(2) 合并呼吸、循环系统受累的病例 保持呼吸道通畅,吸氧;确保两条静脉通道通畅,监测呼吸、心率、血压和血氧饱和度;呼吸功能障碍时,及时气管插管使用正压机械通气,根据血气分析随时调整呼吸参数;必要时使用血管活性药物、丙种球蛋白等。

【常见护理诊断／问题】

1. 体温过高 与病毒血症有关。

2. 皮肤黏膜完整性受损 与肠道病毒和继发细菌感染有关。

3. 潜在并发症:脑膜炎、肺水肿、呼吸衰竭、心力衰竭。

【护理措施】

1. 维持体温正常 急性期应卧床休息,体温恢复正常,斑丘疹及疱疹消退,再休息一周。高热时鼓励多饮水,减少衣着,保持皮肤清洁干燥。体温超过 38.5℃应采取降温措施,以免体温过高引起高热惊厥。

2. 皮肤黏膜、饮食护理

(1) 口腔护理:保持口腔清洁,多喝水,餐后用温水或生理盐水漱口。不会漱口的可用生理盐水棉球清洁口腔。

(2) 皮疹护理:保持患儿皮肤清洁,衣服、被褥干燥、平整、柔软,衣着宽松,剪短指甲,防止抓破皮疹。保持臀部清洁干燥,手足部皮疹初期可涂炉甘石洗剂,疱疹破溃时可涂聚维酮碘溶液,如有感染应用抗生素软膏。

(3) 合理营养:给予清淡、易消化、高热量、高维生素的流质或半流质饮食,禁食冰冷、辛辣等刺激性食物。

3. 密切观察病情,防止并发症的发生 严密观察是否发生脑膜炎、肺水肿、呼吸衰竭、心力衰竭,一旦出现,及时抢救。当患儿出现以下特征:①持续高热不退;②精神差、呕吐、易惊、肢体抖动、无力;③呼吸、心率增快;④出冷汗、末梢循环不良;⑤高血压;⑥外周血白细胞计数明显增高;⑦高血糖。尤其是 3 岁以下患儿有可能在短期内发展为危重病例,应及时报告医生,积极配合进行抢救。

4. 消毒隔离 流行期间设立专门手足口病病区,室内空气流通,温、湿度适宜,定时空气消毒。护理患儿前后,要严格消毒双手。限制患儿及家长出入,对患儿的生活用品、玩具、呕吐物等用含氯制剂浸泡消毒处理。

5. 健康教育 指导家长和患儿养成环境卫生、饮食卫生、个人卫生以及勤洗手的习惯。洗手是预防肠道传染病的重要环节,是防止病从口入的重要措施。

第七节　结核病

一、概述

结核病(tuberculosis)是由结核分枝杆菌引起的慢性感染性疾病。儿童结核病以原发型肺结核最常见,严重病例可引起血行播散性粟粒型结核或结核性脑膜炎,后者是结核病引起死亡的主要原因。多重耐药性结核菌株的产生,已成为防治结核病的严重问题。我国结核病疫情在全球属于 WHO 认定的 22 个结核病高发国家之一,应予高度重视。

【病因】

结核分枝杆菌属分枝杆菌,为需氧菌、革兰氏染色阳性,抗酸染色呈红色。结核分枝杆菌分 4 型:人型、牛型、非洲型和鼠型,对人有致病力的主要是人型,其次是牛型,感染非洲型甚少,鼠型对人不致病。结核分枝杆菌的抵抗力较强,在室内阴暗潮湿处能存活半年。对酸、碱等有较强的抵抗力,但对湿热敏感,65℃、30 分钟,70℃、10 分钟,80℃、5 分钟,煮沸 1 分钟即可杀死。干热 100℃需 20 分钟以上才能杀死,而痰液内结核菌用 5% 石炭酸或 20% 漂白粉消毒须经 24 小时处理才较为安全。

【流行病学】

1. 传染源 活动性肺结核患者是主要传染源,尤其是痰菌阳性者。家庭内传染极为重要。

2. 传播途径 呼吸道是主要传播途径,若饮用未经消毒的牛奶或进食被结核菌污染的食物可引起消化道传播,经皮肤或胎盘传染者极少。

3. 易感人群 儿童结核病的感染率随着年龄增长而升高,患病率则年龄越小越高。生活贫困、居住拥挤、营养不良、社会经济落后等是人群结核病高发的原因。儿童发病与否主要取决于:①结核菌的毒力及数量;②机体抵抗力的强弱;患麻疹、白血病、艾滋病等儿童免疫功能受抑制和接受免疫抑制剂治疗者尤好发结核病;③遗传因素:与本病的发生有一定关系,单卵双胎儿结核病的一致性明显高于双卵双胎儿;亚洲人发病率最高,白人最低。

【发病机制】

儿童初次接触结核分枝杆菌后是否发展为结核病,主要与机体的免疫力、细菌的毒力和数量有关,尤其与细胞免疫力强弱相关。机体在感染结核菌后,在产生免疫力的同时,也产生变态反应,均为致敏 T 细胞介导的,是同一细胞免疫过程的两种不同表现。

1. 结核病的保护性免疫反应 结核病的保护性免疫反应是宿主对结核分枝杆菌的某些抗原产生应答反应,抵抗、抑制并最终清除结核分枝杆菌感染。保护性免疫反应由细胞介导。巨噬细胞吞噬和消化结核分枝杆菌,并将特异性抗原传递给辅助 T 淋巴细胞(CD4[+] 细胞),巨噬细胞分泌 IL-12,诱导 CD4[+] 细胞向 Th1 细胞极化,分泌和释放 IFN-γ。IFN-γ 增强细胞毒性 T 淋巴细胞和自然杀伤(NK)细胞的活性,溶解已吞噬结核分枝杆菌和受抗原作用的巨噬细胞。保护性免疫反应的结果,在感染的部位形成肉芽肿,限制结核分枝杆菌感染,阻止结核分枝杆菌播散。为防止日后结核分枝杆菌的复发,一些致敏的 T 细胞进入记忆免疫。

2. 结核病的迟发型变态反应 结核分枝杆菌的某些抗原可诱发宿主的免疫应答,造成宿主过量菌负荷、组织坏死和临床症状显现,称为迟发性变态反应(delayed type hypersensitivity,DTH)或免疫病理学。DTH 也是对结核分枝杆菌的免疫反应,通过溶解负载结核分枝杆菌的非活化巨噬细胞及其附近的组织,清除有利于结核分枝杆菌生长的细胞内环境,抑制结核分枝杆菌繁殖,但同时引起干酪性坏死(巨噬细胞及其附近的组织坏死造成)。

机体感染结核后可获得免疫力,90% 的人群可终生不发病;5% 因免疫力低下当即发病,则为原发性肺结核。另 5% 仅于日后机体免疫力降低时才发病,称为继发性肺结核,是成人肺结核的主要类型。

【辅助检查】

1. 结核菌素试验

(1) 试验方法:常用的抗原制品有两种,即旧结核菌素(OT)和结核菌纯蛋白衍生物(PPD),PPD 不产生非特异性反应,试验结果更准确。常用 PPD 制品 0.1ml(含结核菌素 5 单位)注入左前臂掌侧中下 1/3 交界处皮内,使之形成直径 6~10mm 的皮丘。如患儿有疱疹性结膜炎、结节性红斑或一过性多发性结核过敏性关节炎等,宜用 1 个结核菌素单位的 PPD 试验,以防局部过度反应及可能的病灶反应。

(2) 结果判断:48~72 小时后,一般以 72 小时为准观察反应结果。测定局部硬结的直径,以毫米数表示,取横径、纵径的平均值来判断反应强度。如硬结平均直径小于 5mm 为"−",5~9mm 为"+",10~19mm 为"++",20mm 及以上为"+++",除硬结外,还出现水疱、溃疡、淋巴管炎为"++++"。后两者为强阳性反应。

(3) 临床意义

1) 阳性反应 ①接种卡介苗后;②年长儿无明显临床症状仅呈一般阳性反应,表示曾感染过结核分枝杆菌;③婴幼儿尤其是未接种卡介苗者,阳性反应多表示体内有新的结核病灶。年龄愈小,活动性结核可能性愈大;④强阳性反应,表示体内有活动性结核病;⑤由阴性反应转为阳性反应,或反应强度从原来小于 10mm 增至大于 10mm,且增加的幅度超过 6mm,表示新近有感染。

接种卡介苗后与自然感染阳性反应的主要区别(表 18-2)。

表18-2 接种卡介苗后与自然感染阳性反应的主要区别

	接种卡介苗后	自然感染
硬结直径	多为 5~9mm	多为 10~15mm
硬结颜色	浅红	深红
硬结质地	较软,边缘不整	较硬,边缘清楚
阳性反应持续时间	较短,2~3 天消失	较长,可达 7~10 天以上
阳性反应的变化	有较明显逐年减弱倾向,一般于 3~5 年内逐渐消失	短时间内反应无减弱倾向,可持续若干年,甚至终身

2) 阴性反应 ①未感染过结核;②初次感染后 4~8 周内;③机体免疫反应受抑制呈假阴性反应,如重症结核病、麻疹等;④技术误差或结核菌素失效。

2. 实验室检查

(1) 结核分枝杆菌检查:从痰、胃液、脑脊液、浆膜腔液中找到结核分枝杆菌是确诊的重要手段。

(2) 免疫学诊断及分子生物学诊断:可用酶联免疫吸附试验(ELISA)、核酸杂交、聚合酶链反应(PCR)等方法对病人血清、脑脊液、浆膜腔液等进行检测。

(3) 血沉:结核病活动期血沉增快,为结核病活动性指标之一,但无特异性。

3. 影像学诊断 X 线胸片检查是筛查儿童结核病的重要手段,可检出结核病灶的范围、性质、类型、活动、进展情况。定期复查有助疾病鉴别、观察疗效。必要时行 CT 检查。

4. 其他 如纤维支气管镜检查、周围淋巴结穿刺液涂片检查、肺穿刺活体组织检查等。

【预防】

1. 控制传染源 结核菌涂片阳性患者是儿童结核病的主要传染源,早期发现并合理治疗,是预防儿童结核病的根本措施。

2. 卡介苗接种 卡介苗接种是预防儿童结核的有效措施。目前我国计划免疫接种对象是新生儿和结核菌素试验阴性的儿童。下列情况禁止接种卡介苗:①先天性胸腺发育不全症或严重联合免疫缺陷病患者;②急性传染病恢复期;③注射局部有湿疹或患全身性皮肤病;④结核菌素试验阳性。

3. 预防性抗结核治疗

(1) 目的:预防儿童活动性肺结核、肺外结核病发生,防止青春期结核病复燃。

(2) 方法:异烟肼(INH)每日 10mg/kg(≤300mg/d),疗程 6~9 个月;或 INH 每日 10mg/kg(≤300mg/d)联合利福平(RFP)每日 10mg/kg(≤300mg/d),疗程 3 个月。

(3) 适应证:①密切接触家庭内开放性肺结核者;②婴幼儿未接种卡介苗而结核菌素试验阳性者;③结核菌素试验新近由阴性转为阳性;④结核菌素试验阳性伴结核中毒症状者;⑤结核菌素试验阳性,新患麻疹或百日咳的儿童;⑥结核菌素试验阳性且需长期使用肾上腺皮质激素或其他免疫抑制剂者。

【治疗原则】

主要是抗结核药物治疗。治疗目的:①杀灭病灶中的结核分枝杆菌;②防止血行播散。治疗原则:①早期治疗;②剂量适宜;③联合用药;④规律用药;⑤坚持全程;⑥分段治疗。

1. 常用的抗结核药物

(1) 杀菌药:①全杀菌药:异烟肼(INH)和利福平(RFP);②半杀菌药:链霉素(SM)和吡嗪酰胺(PZA)。

(2) 抑菌药:乙胺丁醇(EMB)和乙硫异烟胺(ETH)

几种常见抗结核药物如下(表18-3)。

表 18-3　儿童抗结核药物

药物	剂量(kg/d)	给药途径	主要副作用
异烟肼(INH/H)	10mg (≤300mg/d)	口服(可肌内注射、静脉点滴)	肝毒性、末梢神经炎、过敏、皮疹和发热
利福平(RFP/R)	10mg (≤450mg/d)	口服	肝毒性、恶心、呕吐和流感样症状
链霉素(SM/S)	20~30mg (≤0.75g/d)	肌内注射	Ⅷ脑神经损害、肾毒性、过敏、皮疹和发热
吡嗪酰胺(PZA/Z)	20~30mg (≤0.75g/d)	口服	肝毒性、高尿酸血症、关节痛、过敏和发热
乙胺丁醇(EMB/E)	15~25mg	口服	皮疹、视神经炎
乙硫异烟胺(ETH) 丙硫异烟胺	10~15mg	口服	胃肠道反应、肝毒性、神经毒性、过敏、皮疹和发热
卡那霉素	15~20mg	肌内注射	肾毒性、Ⅷ脑神经损害
对氨柳酸	150~200mg	口服	胃肠道反应、肝毒性、过敏、皮疹和发热

(3) 针对耐药菌株的几种新型抗结核药:①老药的复合剂型:如 rifamate(内含 INH150mg 和 RFP300mg);②老药的衍生物:如利福喷汀(rifapentine)。③新的化学制剂:如力排肺疾(dipasic)。

2. 化疗方案

(1) 标准疗法:一般用于无明显自觉症状的原发性肺结核。每日服用 INH,RFP 和(或)EMB,疗程 9~12 个月。

(2) 两阶段疗法:用于活动性原发型肺结核、急性粟粒性结核病及结核性脑膜炎。①强化治疗阶段:联合 3~4 种杀菌药,长程化疗一般为 3~4 个月,短程化疗一般为 2 个月,目的在于迅速杀灭敏感菌、生长繁殖活跃的细菌和代谢低下的细菌,防止或减少耐药菌株的产生;②巩固治疗阶段:联合 2 种抗结核药物,长程化疗可长达 12~18 个月,短程化疗一般为 4 个月,目的在于消灭持续存在的细菌以巩固疗效,防止复发。

(3) 短程疗法:为结核病现代疗法的重大进展,直接监督下服药与短程化疗是世界卫生组织(WHO)治愈结核患者的重要策略。可选用以下几种 6~9 个月短程化疗方案:①2HRZ/4HR。②2SHRZ/4HR。③2EHRZ/4HR(注:方案中数字表示月数)。若无 PZA,则将疗程延长至 9 个月。

二、原发型肺结核

原发型肺结核(primarypulmonarytuberculosis)是结核分枝杆菌初次侵入人体肺部后发生的原发感染,是儿童肺结核的主要类型,它包括原发综合征和支气管淋巴结结核。原发综合征由肺原发病灶、局部淋巴结病变和两者相连的淋巴管炎组成;支气管淋巴结结核以胸腔内肿大淋巴结为主,两者有时在临床上难以区别,故两者并为一型,即原发型肺结核。

【病理】

肺部原发病灶多位于右侧肺上叶底部和下叶的上部,近胸膜处,基本病变为渗出、增殖、坏死。渗出性病变以炎症细胞、单核细胞和纤维蛋白为主要成分;增殖性改变以结核结节及结合性肉芽肿为主;坏死的特征性改变为干酪样改变,常出现于渗出性病变中。结核性炎症的主要特征是上皮样细胞结节及朗格汉斯细胞。

典型的原发综合征呈"双极"病变,即一端为原发病灶,一端为肿大的肺门淋巴结。由于儿童机体处于高度过敏状态,使病灶周围炎症甚广泛,原发病灶范围扩大到一个肺段甚至一叶。儿童年龄愈小,此种大片性病变愈明显。引流淋巴结肿大多为单侧,但亦有对侧淋巴结受累者。

原发型肺结核的病理转归：①吸收好转：病变完全吸收，钙化或硬结（隐伏或痊愈）此种转归最常见；②进展：产生空洞、支气管内膜结核或干酪性肺炎、结核性胸膜炎等；③恶化：血行播散导致急性粟粒性肺结核或全身性粟粒性结核病。

【临床表现】

症状轻重不一。最轻者可全无症状，仅在胸部X线检查时被发现。稍重者以结核中毒症状为主，一般缓慢起病，有不规则低热、盗汗、食欲缺乏、消瘦、疲乏等结核中毒症状，多见于年龄较大儿童。重者可急性发病，似流感、肺炎或伤寒，多见于婴幼儿。高热可达38~40℃，2~3周后转为低热，可持续很久。但一般情况尚好，与发热不相称，并有明显的结核中毒症状。高度过敏状态儿童可出现结节性红斑和疱疹性结膜炎。若支气管淋巴结高度肿大，可出现压迫症状：支气管分叉处淋巴结肿大可出现类似百日咳的痉挛性双音咳嗽，压迫支气管或支气管穿孔可引起哮喘、呼气性或吸气性呼吸困难甚至窒息；压迫喉返神经引起声音嘶哑；压迫静脉可致一侧或双侧静脉怒张。

体检可见全身浅层淋巴结轻或中度肿大，肺部可无阳性体征。若原发灶范围较大可叩诊浊音，听诊呼吸音减低或有管状呼吸音。婴儿可伴肝脾肿大。

【辅助检查】

1. X线检查　是诊断儿童肺结核的主要方法。原发型肺结核X线胸片最为常见者是支气管淋巴结结核，分两种类型：炎症型和结节型。原发综合征X线胸片呈典型哑铃"双极影"已少见。

2. 结核菌素试验　呈强阳性或由阴性转为阳性，需做进一步的检查。

【治疗原则】

一般治疗及治疗原则见概述。抗结核药物的应用如下。

1. 无明显症状的原发性肺结核　选用标准疗法，每日服用INH、RFP和（或）EMB，疗程9~12个月。

2. 活动性原发型肺结核　宜采用直接督导下短程（DOTS）化疗。强化治疗阶段联用3~4种杀菌药：INH、RFP、PZA或SM，2~3个月后用INH、RFP或EMB巩固维持治疗，常用方案为2HRZ/4HR。

【护理诊断/问题】

1. 营养失调：低于机体需要量　与食欲下降、消耗过多有关。

2. 活动无耐力　与结核分枝杆菌感染、机体消耗增加有关。

3. 有传播感染的可能　与排出病原体有关。

4. 知识缺乏　家长及患儿缺乏隔离、服药的知识。

5. 潜在并发症：抗结核药物副作用。

【护理措施】

1. 合理营养　注意营养，给予高热量、高蛋白、高维生素、富含钙质的食物，如牛奶、鸡蛋、瘦肉、鱼、豆腐、新鲜水果、蔬菜等，以增强抵抗力，促进机体修复能力，使病灶愈合。指导家长尽量提供患儿喜爱的食物，注意食物的色、香、味，以增进食欲。

2. 建立合理生活制度　除严重的结核病应绝对卧床休息外，一般不过分强调绝对卧床，可做适当的室内、外活动。保证充足的睡眠，注意室内空气新鲜、阳光充足，使患儿呼吸新鲜空气，以增强抵抗力。患儿出汗多，须做好皮肤护理，因儿童呼吸道抵抗力差，严防受凉引起上呼吸道感染，尤其是夜间，出汗后应及时更换衣服。

3. 用药护理　采取正确的给药方法，异烟肼和利福平宜在晨起时顿服。密切观察用药后的反应，不断评价用药的安全性，由于抗结核药物大多有胃肠道反应，故要注意患儿食欲的变化。有些药物对肝、肾有损伤，应定期检查尿常规、肝功能。使用链霉素的患儿，尤其要注意有无发呆、抓耳挠腮等听神经损害的现象，有异常应及时和医生联系，以决定是否停药。

4. 预防感染传播　结核患儿应实行呼吸道隔离措施，结核活动期一般不能外出，必须外出时应戴口罩,患儿的呼吸道分泌物应先消毒后弃去,痰具每日消毒,室内保持适宜温、湿度,病室每日通风至少 3 次,空气紫外线消毒每日 2 次,避免与其他急性传染病如麻疹、百日咳患儿等接触,以免加重病情。

5. 健康教育 本病是慢性病,病程和治疗时间长,药物治疗和护理需要家长的配合,应加强患儿和家长的沟通,以了解他们的心理需求,帮助其树立战胜疾病的信心。

(1)向家长和患儿解释营养和休息的重要性,帮助家长掌握结核病的家庭支持方法。

(2)进行疾病的知识教育,如肺结核的病因和传播途径、隔离的目的和方法等,指导家长实施家庭内隔离,避免将疾病传给他人,同时保护患儿不受其他疾病感染。对活动性原发性肺结核患儿,应采取呼吸道隔离措施,并对居室、痰液、痰杯、食具、便盆等进行消毒处理。

(3)告诉家长应用抗结核药物是治愈肺结核的关键,治疗期间坚持全程正规服药的重要性,消除对抗结核药物的恐惧。应密切观察抗结核药物的副作用,特别是治疗时间较长的患儿,如发现病情变化应及时就诊。

(4)注意定期复查,以了解治疗效果和药物使用情况,以便根据病情调整治疗方案。

三、结核性脑膜炎

结核性脑膜炎(tuberculous meningitis)简称结脑,是结核菌侵犯脑膜所引起的炎症,是儿童结核病中最严重的类型。多见于 3 岁以内的婴幼儿,常在结核原发感染后 1 年内发生,尤其是初次感染 3~6 个月内发生,若诊断不及时和治疗不当,病死率及后遗症的发生率较高,故早期诊断和合理治疗是改善本病预后的关键。

【发病机制】

结核性脑膜炎为全身粟粒型结核的一部分,由于儿童神经系统发育不成熟,血脑屏障功能不完善,免疫功能差,入侵的结核分枝杆菌易经血行播散透过血脑屏障而引起结核性脑膜炎或脉络丛血管膜引起;少数由于脑实质或脑膜结核病灶破溃,结核分枝杆菌进入脑脊液或蛛网膜下腔引起;极少数经脊柱、中耳或乳突结核病灶直接蔓延引起,往往见于年长儿。

【病理】

软脑膜弥漫充血、水肿、炎性渗出,并形成许多结核结节,大量炎性渗出物积聚于脑底部;浆液纤维蛋白渗出物的包围挤压引起脑神经损害,常见面神经、舌下神经、动眼神经、展神经障碍的症状;脑部血管病变早期主要为急性动脉炎,后期可见栓塞性动脉内膜炎,严重者可引起脑组织梗死、缺血、软化而致偏瘫;炎症亦可蔓延至脑实质、室管膜、脉络丛、脊髓等出现相应症状。

【临床表现】

典型结脑起病较缓慢,病程大致可分为 3 期。

1. 早期(前驱期) 此期一般持续 1~2 周,主要为患儿性格改变,如少言、懒动、易怒、易倦、烦躁等,同时有低热、食欲缺乏、盗汗、消瘦、呕吐、便秘(婴儿可为腹泻)等,年长儿可诉头痛,多为轻微或非持续性。婴儿则表现为蹙眉皱额、嗜睡,或发育迟滞等。

2. 中期(脑膜刺激期) 此期一般持续 1~2 周,由于颅内压增高,患儿出现剧烈头痛、喷射性呕吐、嗜睡或烦躁不安、惊厥等,患儿脑膜刺激征明显,颈项强直,Kering 征、Brudzinski 征阳性。幼婴则表现前囟饱满、颅缝裂开。此期可出现脑神经障碍,最常见为面神经瘫痪,其次为动眼神经和展神经。部分患儿出现脑炎症状和体征。

3. 晚期(昏迷期) 此期一般持续 1~3 周,上述症状逐渐加重,由意识朦胧、半昏迷进入完全昏迷,频繁惊厥发作。患儿极度消瘦,呈舟状腹,常出现水、电解质代谢紊乱。明显颅内高压及脑积水时,出现呼吸不规则或变慢,婴儿则前囟膨隆,颅缝裂开,头皮静脉怒张,最终可因脑疝死亡。

【辅助检查】

1. **脑脊液检查** 压力增高,外观透明或呈毛玻璃样,静置12~24小时后,可有网状薄膜形成,取之涂片检查,结核菌检出率高。白细胞总数$(50\sim500)\times10^6$/L,分类以淋巴细胞为主,糖和氯化物含量均降低(为结核性脑膜炎典型改变),蛋白量增高。脑脊液沉淀物涂片抗酸染色镜检阳性可达30%。

2. **结核菌抗原检测** 以ELISA法检测脑脊液结核菌抗原,是敏感、快速诊断结脑的辅助方法。

3. **抗结核抗体测定** 结脑患儿脑脊液PPD-IgM抗体和PPD-IgG抗体水平高于血清中的水平。

4. **X线检查、CT扫描或磁共振(MRI)** 约85%结核性脑膜炎患儿的胸片有结核改变,其中90%为活动性病变。脑CT可显示结核病灶的变化,但早期可正常。

5. **结核菌素试验** 阳性有助诊断,但高达50%的患儿可呈阴性反应。

【治疗原则】

抓住两个重点环节,一是抗结核治疗,二是降低颅内高压。

1. **抗结核治疗** 联合应用易透过血脑屏障的抗结核杀菌药物,分阶段治疗。

(1)强化治疗阶段:联合使用INH、RFP、PZA及SM,疗程3~4个月。开始治疗的1~2周,将INH全日量的一半加入10%葡萄糖中静脉滴注,余量口服,待病情好转后改为全日量口服。

(2)巩固治疗阶段:继续用INH、RFP或EMB。RFP或EMB9~12个月。抗结核药物总疗程不少于12个月或待脑脊液恢复正常后继续治疗6个月。

2. **降低颅内压**

(1)脱水剂:常用20%甘露醇快速静脉注入。脑疝时可加大剂量。

(2)利尿剂:一般于停用甘露醇前1~2天加用,可减少脑脊液生成。

(3)其他:急性梗阻性脑积水药物治疗无效者可行侧脑室穿刺引流。若炎症基本控制而梗阻性脑积水无改善者可考虑作脑室、脑池分流术。

3. **糖皮质激素** 早期使用糖皮质激素以减轻炎症反应,降低颅内压,并可减少粘连,防止或减轻脑积水的发生。是抗结核药物有效的辅助疗法,早期使用效果好。一般使用泼尼松,每日1~2mg/kg(<45mg/d),1个月后逐渐减量,疗程8~12周。

4. **随访观察** 复发病例全部发生在停药后4年内,绝大多数在2~3年内。停药后随访观察至少3~5年,凡临床症状消失、脑脊液正常、疗程结束后2年无复发者,方可认为治愈。

【常见护理诊断/问题】

1. 潜在并发症:颅内压增高、水电解质紊乱。

2. 营养失调:低于机体需要量 与摄入不足、消耗增多有关。

3. 有皮肤完整性受损的危险 与长期卧床、排泄物刺激有关。

4. 焦虑 与病情危重、预后差有关。

【护理措施】

1. **密切观察病情,防止并发症的发生**

(1)观察生命体征、神志、前囟、肌张力、瞳孔大小及对光反射等情况,早期发现颅内高压或脑疝,及时采取抢救措施。

(2)患儿应绝对卧床休息,抬高床头,半卧位,保持头部居中,避免一切不必要的刺激,所有治疗、护理操作集中进行。

(3)保证患儿安全,在惊厥发作时齿间应置牙垫,防止舌咬伤。

(4)有呼吸功能障碍的患儿,应保持呼吸道通畅,取平卧位,头偏向一侧,以免仰卧舌根后坠堵塞喉头;松解衣领,及时清除口鼻咽喉分泌物及呕吐物;吸氧,必要时进行人工辅助呼吸;遵医嘱使用糖皮质激素、脱水剂、利尿剂和呼吸兴奋剂;必要时配合医生进行腰穿或侧脑室引流以减低颅内压,并做好术后护理。

（5）控制输液速度，遵医嘱合理使用抗结核药物，注意药物毒副作用。

2. 合理营养　为患儿提供足够热量、蛋白质及高维生素饮食，以增强机体抗病能力。进食宜少量多餐，喂养时需耐心仔细。对昏迷、不能吞咽者，可鼻饲和静脉补液以维持水、电解质平衡，鼻饲时速度不能过快，压力不宜过大，以免诱发呕吐。静脉高营养者要严格操作流程，及时记录出入液量，避免发生意外。

3. 保护皮肤、黏膜的完整性　保持床铺清洁、平整。呕吐后及时清除颈部、耳部残留物，大小便后及时清洗，保持臀部、会阴部皮肤清洁干燥。对昏迷及瘫痪患儿，每 2 小时翻身、拍背一次，避免拖、拉等动作，防止擦伤皮肤。每日温水擦浴按摩受压部位以促进血液循环，骨隆突处可垫气垫或海绵垫，有条件者可使用气垫床。昏迷患儿眼不能闭合者，可涂眼膏并用纱布覆盖，以保护角膜。长期不能自行进食的患儿每日清洁口腔 2~3 次，以免因呕吐致口腔不洁、细菌繁殖或并发吸入性肺炎。

4. 心理护理　结脑病情重、病程长，疾病和治疗给患儿带来不少痛苦。医护人员对患儿应态度和蔼可亲，关怀体贴。护理治疗操作时动作轻柔，及时解除患儿不适，为其提供生活方面的周到服务。家长对患儿的预后尤为担心，护理人员应予以耐心解释和心理上的支持，克服焦虑心理，密切配合治疗护理。

5. 健康教育　指导家长帮助患儿建立合理有序的生活习惯，注意营养和休息。告诉家长及患儿要做好长期治疗的思想准备，坚持早期、联合、适量、规律、全程的治疗原则。避免和开放性结核病患者接触。定期门诊复查，防止复发。应注意观察药物的毒副作用。部分留有后遗症的患儿，对瘫痪肢体可进行理疗、被动活动等功能锻炼，帮助肢体功能恢复，防止肌肉挛缩。对失语和智力低下者，应进行语言训练和适当教育。

（王玉香）

学习小结

通过学习本章能够学会：①麻疹黏膜斑是早期诊断麻疹的重要依据。麻疹最常见的并发症是肺炎以及隔离期一般为疹后 5 天；②水痘是由 VZV 病毒感染，典型水痘表现为同时存在斑丘疹、疱疹、结痂等各类皮疹，应隔离至全部疱疹结痂或疹后 7 天；③流行性腮腺炎临床表现为腮腺非化脓性肿痛，常见的并发症为脑膜炎，饮食以易消化、清淡的流质、半流质为主，避免吃酸、辣、硬等刺激性食物，隔离至腮肿消退后 3 天；④猩红热出疹期具有三大特征：贫血性皮肤划痕、帕氏线、杨梅舌，部分病例可出现口周苍白，隔离期限至少 1 周；⑤中毒型细菌性痢疾是急性细菌性痢疾的危重型，临床特征为突发高热、反复惊厥、嗜睡、迅速发生休克、昏迷。病死率高，必须积极抢救；⑥手足口病是以发热及手、足、口等部位的皮疹或疱疹为主要特征，临床应做好接触隔离和呼吸道隔离，轻症至少 2 周，重症不少于 3 周；⑦结核病是由结核分枝杆菌引起的一种慢性感染性疾病，学会 PPD 试验的方法、结果的判定及阳性结果的临床意义；儿童最常见结核是原发性肺结核，其胸部 X 线的典型表现是哑铃状双极影；结核性脑膜炎分为前驱期、脑膜刺激期、昏迷期三期，护理措施要防止并发症，改善营养状况，保护皮肤、黏膜完整性，做好呼吸道隔离等。

复习参考题

1. 简述典型麻疹临床分期及特点。

2. 水痘皮疹的特点有哪些？

3. 如何缓解流行性腮腺炎患儿的疼痛症状？

4. 手足口病普通病例的主要临床表现有哪些？

5. 简述结核菌素试验的方法及阳性反应的意义。

参考文献

<<<<<< 1　崔焱,仰曙芬.儿科护理学.第6版.北京:人民卫生出版社,2017.

<<<<<< 2　崔焱.儿科护理学.第5版.北京:人民卫生出版社,2014.

<<<<<< 3　洪戴玲.儿科护理学.第3版.北京:北京大学医学出版社,2015.

<<<<<< 4　范玲.儿科护理学.第2版.北京:人民卫生出版社,2013.

<<<<<< 5　费秀珍,王立新.新生儿护理技术.第6版.北京:人民军医出版社,2010.

<<<<<< 6　高凤.儿科护理.第3版.北京:人民卫生出版社,2016.

<<<<<< 7　桂永浩,薛辛东.儿科学.第3版.北京:人民卫生出版社,2015.

<<<<<< 8　梁爽,林素兰.儿科护理学.北京:北京大学出版社,2015.

<<<<<< 9　江载芳,申昆玲,沈颖.褚福堂实用儿科学(全2册).第8版.北京:人民卫生出版社,2015.

<<<<<< 10　黎海芪.实用儿童保健学.北京:人民卫生出版社,2016.

<<<<<< 11　林晓云.儿科护理学.北京:北京大学出版社,2015.

<<<<<< 12　邵肖梅,叶鸿瑁,丘小汕.实用新生儿学.第4版.北京:人民卫生出版社,2012.

<<<<<< 13　申昆玲.儿科学.北京:人民卫生出版社,2016.

<<<<<< 14　王卫平.儿科学.第8版.北京:人民卫生出版社,2013.

<<<<<< 15　薛松梅.儿科护理学.第3版.北京:人民军医出版社,2011.

<<<<<< 16　易著文.小儿临床肾脏病学.第2版.北京:人民卫生出版社,2016.

<<<<<< 17　张玉兰.儿科护理学.第3版.北京:人民卫生出版社,2013.

<<<<< 18　张玉兰.卢敏芳.儿科护理.北京:人民卫生出版社,2016.

<<<<< 19　张玉侠.实用新生儿护理学.北京:人民卫生出版社,2015.

<<<<< 20　王滨有.性健康教育学.北京:人民卫生出版社,2011.

<<<<< 21　国家统计局.中国儿童发展纲要(2011-2020 年).[2011-10-27].

<<<<< 22　茹喜芳,冯琪.新生儿呼吸窘迫综合征的管理欧洲共识指南(2013 版).中国新生儿科杂志,2013,28(5):356-358.

<<<<< 23　中国新生儿复苏项目专家组.中国新生儿复苏指南(2016 年版).中国新生儿科杂志,2016,31(4):241-246.

<<<<< 24　中华医学会儿科学分会呼吸学组.儿童支气管哮喘诊断与防治指南(2016 年版).中华儿科杂志,2016,54(3),168.

<<<<< 25　国家卫生和计划生育委员会.中国卫生和计划生育统计年鉴 2016.北京:中国协和医科大学出版社,2016.

<<<<< 26　国家卫生计生委办公厅.国家免疫规划疫苗儿童免疫程序及说明(2016 年版).[2016-12-06]

<<<<< 27　中国营养学会.中国居民营养膳食营养素参考摄入量(2013 版).北京:科学出版社,2014.

<<<<< 28　全国佝偻病防治科研协作组,中国优生科学协会小儿营养专业委员会.维生素 D 缺乏及维生素 D 缺乏性佝偻病防治建议.中国儿童保健杂志,2015,23(7):781-782.

中英文名词对照索引